발정맥마사지와 족부반사학

FOOT VEIN MASSAGE & REFLEXOLOGY

김수자 · 김정혜 · 이수경 · 김교숙 · 곽경희

부록 : 실기 동영상 CD

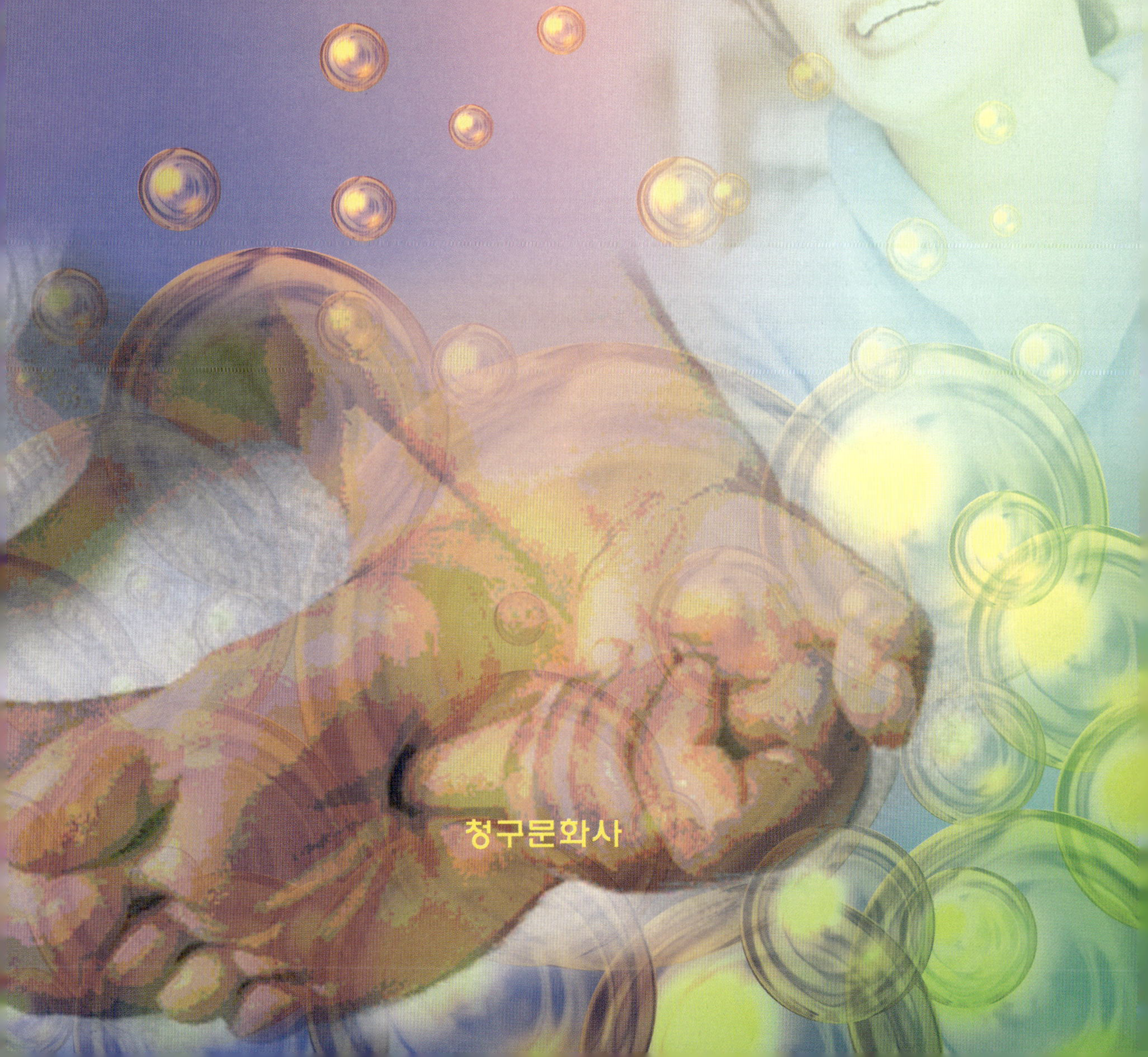

청구문화사

머리말

국민건강증진의 일환으로 1994년도에 김수자 교수가 국내 최초로 발관리 커리큘럼을 개설한 이래 우리나라의 발관리 분야는 오늘날 이 교재에 이르기까지 아주 조금씩 긍정적으로 발전해 왔다. 발관리 커리큘럼을 개설은 발관리사라는 직업을 창출해낸 것을 비롯하여 2006년 현재까지 110여 개의 피부미용과에서의 발정맥마사지와 족부반사학이라는 학문으로 발전한 것은 물론, 간호학 분야에서는 발반사 요법을 특수마사지로, 재활의학 분야에서는 기능회복을 위한 물리치료의 일환으로 도입되어 발전해왔으며, 사회복지학 분야에선 노인케어의 일환으로 발관리 커리큘럼이 도입되는 것을 지켜보면서 이는 발관리학이 21세기가 원하는 새로운 학문의 하나라는 것을 믿어 의심치 않게 되었다.

그러나 이와 같이 다방면에 걸쳐 새롭게 재조명되고 있음에도 불구하고 그동안 발관리 3대 영역에 포괄적으로 적용할 수 있는 교재는 부재하였던 실정이었다. 이런 점에서 정맥마사지에 관한 이론과 실습효과를 충분히 얻을 수 있는 교재출판이 절실히 요구되어 오던 바, 저자들이 그동안의 강의경험과 적절한 교재를 만들기 위해 준비해 오던 자료들을 정리하여 발정맥마사지와 족부반사학이라는 제목으로 3대 영역에 적합한 교재를 출간하게 되었다.

이 책에서는 인체의 구조와 기능에 관련된 기초이론과 인체의 역학구조 및 각 기관의 상호 유기적인 관계를 설명하여 발과 전신과의 관계를 설명한 후 발정맥마사지와 족부반사학 학습에 관한 다양한 그림과 사진을 가능한 많이 넣어 보는 이의 이해를 돕도록 하였으며, 실제의 마사지 테크닉에 관한 이해와 숙련도를 높이기 위해 동영상을 수록한 CD를 부록으로 첨부하였다.

최선을 다해 원고를 정리하였으나 아직 미흡한 점들이 있을 것으로 생각된다. 이러한 점들은 앞으로 여러 선배제현들의 지도편달을 받아 수정・보완해 나갈 것을 다짐하며, 여러분들의 각별한 후의와 애정을 바란다.

끝으로 원고정리에 도움을 주신 많은 분들께 감사를 드리며 출판을 맡아 애써주신 청구문화사 이상태 사장님과 이헌숙 팀장께도 깊은 감사를 드린다.

저자 일동

목 차

제1장 해부학

제2장 발과 연결된 경락

제3장 발관리를 위한 소독

제4장 발의 질환 및 기형

제5장 발 정맥 마사지

제6장 발반사요법

제7장 인체 부위별 발 반사구 위치와 자극순서

제8장 테이핑 요법

제9장 아로마테라피와 발관리

제1장 해부학

제1장 해부학

1. 해부학 용어(Anatomical Terms)

1) 해부학적 자세(Anatomical Position)

인체의 부위와 구조를 위치나 방향이 혼동되지 않도록 정확하고 통일되게 기술하기 위한 표준자세를 해부학적 자세라고 한다.

해부학적 자세는 똑바로 서서 눈은 수평면을 응시한 채 자연스럽게 발을 모으고, 팔을 늘어뜨린 상태에서 손바닥을 펴서 앞을 향하도록 한 자세이다.

해부학 용어는 해부학적 자세를 기준으로 하기 때문에 누워 있어도 항상 머리 쪽이 위쪽(superior)이 된다.

2) 위치와 방향에 관련된 용어(Terms of Position & Direction)

① 시상면(Sagittal Plane)

해부학적 자세에서 인체를 전후방향인 시상으로 절단하여 좌・우로 나누는 면
인체를 좌우 대칭으로 이등분하는 면을 정중면(median plane) 혹은 정중시상면(midsagittal plane)이라고 한다.

② 관상면(Coronal Plane)

인체를 좌우로 나누는 면

③ 횡단면(Transverse Plane)

인체를 지면과 수평이 되게 나누는 면. 수평면(horizontal plane)이라고도 한다.

④ 전(Anterior) ; 인체나 장기의 앞면
후(Posterior) ; 인체나 장기의 뒷면

⑤ 상(Superior) ; 서 있는 자세에서 머리 쪽
하(Inferior) ; 서 있는 자세에서 발 쪽

⑥ 내측(Medial) ; 신체나 장기의 정중면에서 가까운 곳
외측(Lateral) ; 신체나 장기의 정중면에서 먼 곳

⑦ 근위(Proximal) ; 신체의 중심에서 가까운 곳

원위(Distal) ; 신체의 중심에서 먼 곳

⑧ 천(Super Facial) ; 신체나 장기의 표면에서 가까운 곳

심(Deep) ; 신체나 장기의 표면에서 깊은 곳

⑨ 장측(Palmar) ; 손바닥 쪽

배측(Dorsal) : 손등 쪽

⑩ 척측(Plantar) ; 발바닥 쪽

배측(Dorsal) : 발등 쪽

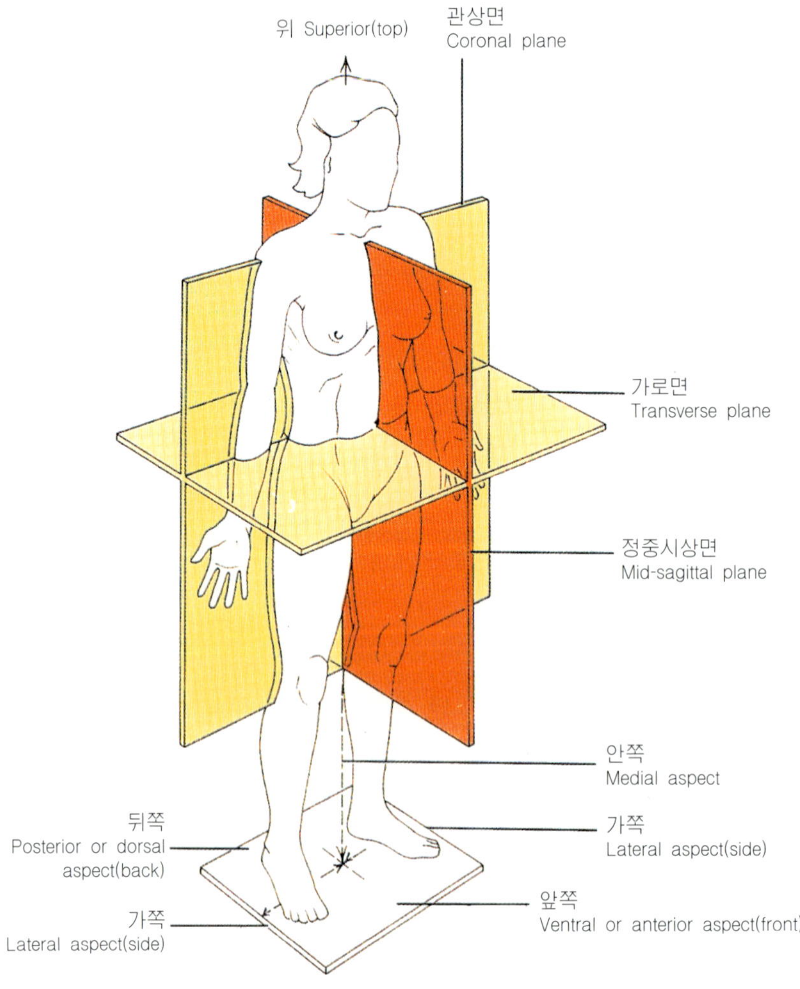

그림 1-1 인체의 면과 방향을 나타내는 용어

2. 인체의 부위(Regions of Human Body)

1) 인체의 부위

인체는 크게 머리, 목, 몸통의 체간(trunk)과 상지 및 하지의 체지(limbs)로 구분하는데, 체간의 몸통은 다시 흉부, 복부, 골반으로 나누며 체지의 상지는 상완, 전완, 손, 그리고 하지는 대퇴, 하퇴, 발로 나눈다.

- 신체(Body)
  - 체간(Trunk)
    - 두(Head)
    - 경(Neck)
    - 몸통(corpus)
      - 흉부(Thorax)
      - 복부(Abdomen)
      - 골반(Pelvis)
  - 체지(Limbs)
    - 상지(Upper Limb)
      - 상완(Upper Arm)
      - 전완(Forearm)
      - 손(Hand) : 손가락(Finger)
    - 하지(Lower Limb)
      - 대퇴(Thigh)
      - 하퇴(Leg)
      - 발(Foot) : 발가락(Toe)

2) 하지의 부위(Regions of Lower Limb)

하지를 세분하면 다음과 같다.

① 둔부(Gluteal region)

천골부 양측의 둔근들이 있는 부위이다.

② 대퇴부(Femoral region)

대퇴골을 중심으로 고관절과 슬관절 사이의 부위를 말한다.

③ 슬부(Region of knee)

무릎, 슬관절 부위로서 전면은 슬개골이 돌출되어 있고, 후면은 슬와가 형성되어 있다.

④ 하퇴부(Crural region)

경골과 비골이 이루는 부위로서 무릎과 발목 사이, 하퇴부 하단의 융기부는 경골의 내과(내측복사뼈)와 비골의 외과(외측복사뼈)로 이루어져 있다.

⑤ 족부(발, foot)

족근부와 중족부 및 족지(발가락)로 구분하며 윗면을 족배(발등, dorsum of foot), 아래면을 족척(발바닥, sole), 발뒤꿈치를 종부(heel)라고 한다.

발가락은 내측으로부터 무지(great toe), 제 2지(2nd toe), 제 3지(3rd toe), 제 4지(4th toe) 및 소지(little toe)라고 한다.

3. 인체의 구조

인체는 다음의 여러 계통(system)으로 구성되어 있다.

① 골격계(Skeletal System)

인체의 기본적인 모양의 틀을 이루는 구조물로서 뼈, 연골, 관절로 구성되어 있으며, 각 장기를 보호해 준다.

② 근육계(Muscular System)

골격근, 심근, 평활근, 근막, 건, 건막, 활액낭으로 구성되어 있으며 신경자극에 의해 수축(contract)과 이완(relax)을 할 수 있는 특수한 성질을 가진 구조물이다.

③ 신경계(Nervous System)

뇌와 뇌신경, 척수와 척수신경 등으로 구성되며 신체의 지각과 내외의 환경적응을 주관하는 계통이다.

④ 감각기(Sensory organ)

피부, 눈, 귀, 코, 혀 등으로 구성되며, 각종 감각의 감수에 관여한다.

⑤ 순환기계(Circulatory System)

심장, 혈액, 혈관, 림프관, 비장, 흉선, 편도 등으로 구성되며, 가스, 영양분, 노폐물 등의 운반과 림프구 및 항체의 생산을 주관한다.

⑥ 소화기계(Digestive System)

입, 식도, 위, 소장, 대장, 항문, 간, 췌장, 담낭, 타액선 등으로 구성되며 음식물의 섭취와 소화 그리고 배설에 관여한다.

⑦ 호흡기계(Respiratory System)

코, 인두, 후두, 기관, 기관지, 폐 등으로 구성되며, 산소와 이산화탄소의 교환 및 배출에 관여한다.

⑧ 비뇨기계(Urinary System)

신장, 요관, 방광, 요도로 구성되며 뇨의 생산과 배설에 관여한다.

⑨ 생식기계(Reproductive System)

난소, 자궁, 난관, 질, 음부, 정소, 정관, 부정소, 정낭, 전립선, 음경 등으로 구성되며, 난자 및 정자의 생산과 배출 그리고 수정란의 성장에 관여한다.

⑩ 내분비계(Endocrine System)

뇌하수체, 갑상선, 부갑상선, 부신, 췌장, 난소, 정소, 송과체 등으로 구성되며, 호르몬의 생산 및 분비에 관여한다.

4. 발과 관련된 인체의 구조

다음에는 주로 발과 관련된 뼈와 근육, 신경, 순환기 부분에 대해 알아본다.

1) 골격계(Skeletal System)

206개의 뼈로 구성된 인체의 골격은 성장, 순응 및 재생이 이루어지는 살아 있는 구조물로 인체 특유의 체격을 형성하고 지지한다. 또한 생명유지에 필요한 기관들을 보호하고 운동을 가능케 하며 골수에서는 혈액을 생산하고 칼슘이나 인 등 무기물의 저장장소로도 이용되고 있다.

(1) 골의 분류(Classification of Bone)

골은 형태에 따라 다음과 같이 분류한다.

① 장골(Long bone)

긴축을 갖고 있는 뼈로서 대퇴골(femur), 상완골(humerus), 요골(radius), 척골(ulna), 비골(fibula), 경골(tibia) 등이 있다. 내면에 골수강을 형성하고 있으므로 관상골(tubular bone) 이라고도 한다.

② 단골(Short bone)

넓이와 길이가 비슷하며 골수강이 없는 짧은 뼈로서 수근골(carpus), 족근골(tarsus) 등이 있다.

③ 편평골(Flat bone)

골수강이 없으며 내외면이 치밀골로 되어 있고 사이에 해면골이 발달된 납작한 뼈로서 해면골에는 적골수(red bone marrow)가 있다. 두개골의 일부와 견갑골, 늑골 등이 이에 속한다.

④ 불규칙골(Irregular bone)

모양이 일정치 않은 뼈로 척추(vertebrae), 관골(hip bone) 등이 있다.

⑤ 함기골(Air bone)

뼈속에 공간을 형성하여 공기를 함유하고 있는 뼈로서 두개골의 일부만이 이에 속한다.

⑥ 봉합골(Suture bone)

개인에 따라 많은 차이가 있는 뼈로서 두개골들의 봉합사이에 있다.

⑦ 종자골(Sesamoid bone)

건(tendon) 속에 있는 작은 뼈로서 식물의 씨앗 모양이기 때문에 종자골 이라고 하며 슬개골(patella)이 이에 속한다.

(2) 하지골(Bones of lower limb)

하지의 골격은 모두 62개의 뼈로 구성되어 있다. 골반(pelvis)을 형성하여 하지를 체간에 연결시키는 좌우 관골을 하지대(pelvic girdle)라고 하며 대퇴골, 슬개골, 경골, 비골, 족근골, 중족골, 지골을 자유하지골(skeleton of free lower limb)이라고 한다.

자유하지골에 대해 자세히 알아보면 다음과 같다.

① 대퇴골(Femur)

인체에서 가장 긴뼈로 길이는 약 40cm정도이며 골체와 상・하단으로 구분한다.
상단의 대퇴골두는 관골구와 더불어 고관절을 형성하며 하단은 내측과와 외측과를 이루어 경골과 관절하고 하단 전면에는 슬개면(patellar surface)이 있다.

② 슬개골(patella)

대퇴 사두근건 속에 형성된 인체 최대의 종자골(sesamoid bone)로 모양은 3각형의 편평골이며 대퇴골의 슬개면에 관절하고 있다.

③ 경골(Tibia)

하퇴의 내측을 구성하는 뼈로 길이는 약 31cm정도이며 골체와 상・하단으로 구분한다.
상단은 양쪽으로 내・외측과를 형성하고 대퇴골과 관절한다. 외측과의 후외측의 비골 관절면은 비골두와 관절한다. 하단의 내측에는 내복사뼈라고 불리는 내과(median malleolus)가 돌출되어 있다.

④ 비골(Fibula)

하퇴의 외측을 구성하는 뼈로서 길이는 약 31cm정도이며 골체와 상단, 하단으로 구분한다. 상단은 비골두로 경골과 관절하고 하단의 외측에는 외복사뼈라고 불리는 외과(lateral malleolus)가 돌출 되어있다.

(3) 발의 뼈

① 족근골(발목뼈, Tarsal Bones)

발목을 구성하는 7개의 뼈로 근위족근골에 속하는 거골(목말골, Talus), 종골(발굽골, calcaneus), 주상골(발배골, navicular bone)과 원위족근골에 속하는 제 1설상골(lst cuneiform), 제 2설상골(2nd cuneiform), 제 3설상골(3rd cuneiform), 입방골(cuboid bone)로 되어 있다.

거골은 종골위에 얹혀져 있고 윗면의 거골 활차(거골 도르래)가 경골과 비골에 관절한다. 종골은 족근골 중 제일 크며 뒤끝은 종골융기가 돌출되어 발뒤꿈치를 형성하고 이곳에는 아킬레스건이 부착되어 있다. 원위족근골인 제 1, 2, 3 설상골은 각각 제 1, 2, 3 중족골과 관절하여 주상골 앞쪽에 나란히 배열되어 있고, 입방골은 제 4, 5 중족골과 관절하여 종골의 앞쪽에 위치한다.

② 중족골(발바닥 뼈, Metatarsal Bones)

발바닥을 형성하는 5개의 발목뼈와 발가락 사이의 길쭉 길쭉한 뼈로서 안쪽에서부터 첫째, 둘째, … 다섯째 중족골이라고 부른다. 첫째 중족골이 제일 굵고, 제 2 중족골이 가장 길며 저부, 체부, 두부로 구분한다.

저부(base)는 원위족근골과 관절하고 체부(body)는 발바닥을 향하여 약간 굽어 있으며 두부(head)는 지골과 관절한다.

③ 지골(발가락 뼈, phalanges)

발가락을 이루는 지골은 무지에만 2개가 있고 나머지는 모두 14개의 작은 마디로 이루어져 있다.

기절골(proximal phalanx), 중절골(middle phalanx), 및 말절골(distal phalanx)로 구분하며, 발톱은 말절골 밑단에 있는 조면(medial longitudinal arch)에 부착한다.

④ 족궁(Arch of the foot)

족궁은 활모양의 arch를 형성하여 걷거나 뛸 때 스프링과 같은 역할을 함으로써 대퇴관절과 무릎관절을 통해 전달되는 몸의 중력을 분산시킨다.

족궁은 발바닥 내측에 있는 높은 내측세로족궁(medial longitudinal arch)과 발외측에 있는 얕은 외측세로족궁(lateral longitudinal arch), 그리고 좌우로 걸쳐 있는 가로족궁(transverse arch)이 있다.

이들 족궁은 인대와 하퇴근의 건이 단단히 고정되어 있으나 뼈의 선천적인 기형이나 인대의 약화, 또는 부적절한 자세나 발에 잘 맞지 않는 신발을 오래 동안 신을 경우 족궁이 낮아져 평발(flat foot)이 될 수도 있다.

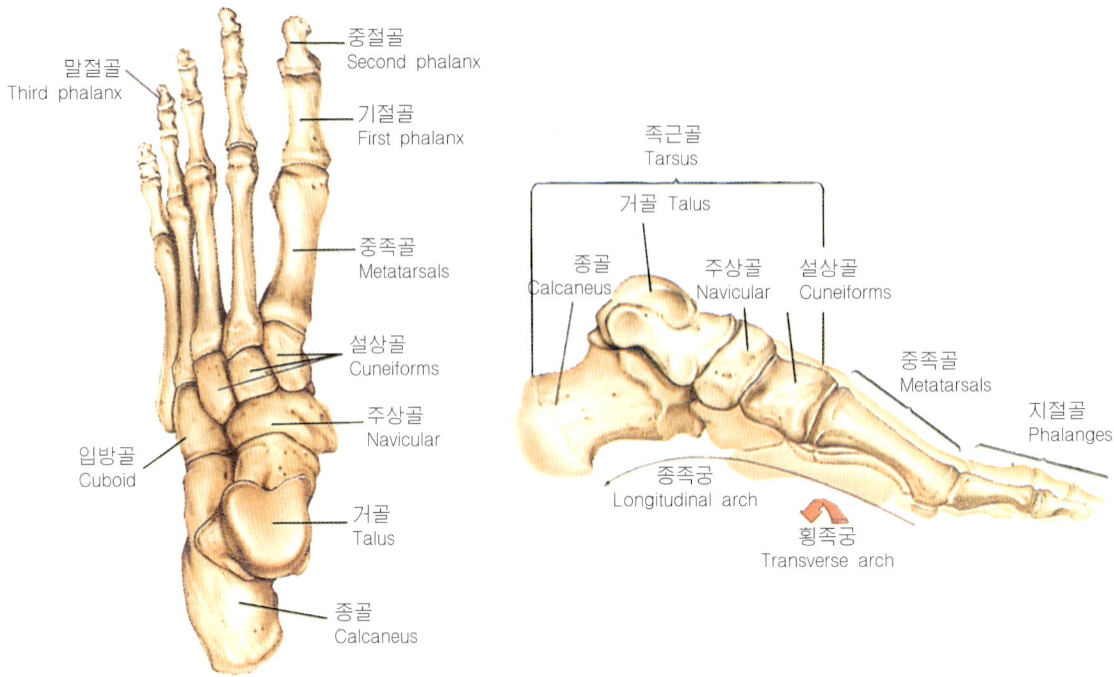

그림 1-2 안쪽에서 본 발의 뼈

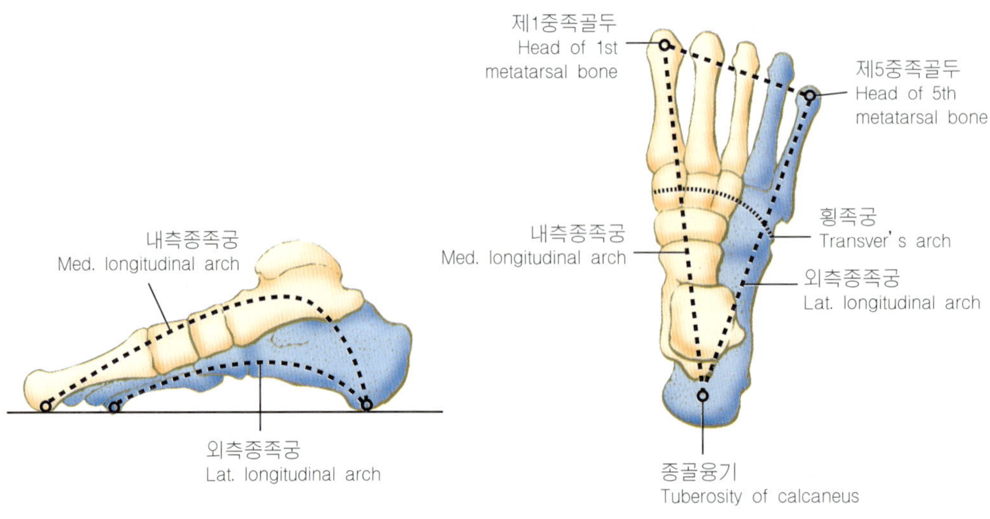

그림 1-3 족궁

2) 관절과 인대

관절(joint)이란 2개 이상의 뼈가 서로 연결되는 것을 말하며, 연결방식에 따라 운동이 가능한 가동성 관절과 불가능한 부동성 관절이 있다.

관절은 분류하는 방법에는 여러 가지가 있으나 관절하는 뼈나 뼈사이에 있는 조직의 종류에 따라 섬유성 관절, 연골성 관절 및 활막성 관절로 구분한다.

(1) 관절의 구분

① 섬유성 관절(Fibrous Joint)

뼈와 뼈사이가 섬유성 결합조직으로 연결되는 부동성 관절이다.

② 연골성 관절(Cartilaginous Joint)

뼈와 뼈가 연골조직으로 연결되며 연골의 유연성으로 인하여 약간의 운동성이 있기 때문에 반관절이라고도 한다.

③ 활막성 관절(Synovial Joint)

일반적으로 관절이라 부르는 것으로 뼈와 뼈 사이에 일정한 공간이 있어 운동이 자유롭다.

관절을 형성하는 양골단을 관절두(articular head), 관절와(articular fossa)라고 하며, 서로 접촉하는 관절면은 관절 연골(articular cartilage)이 덮고 있다.

관절부위의 외층은 섬유성 결합 조직막으로 싸여있고, 내층은 활막으로 된 관절낭으로 싸여 있는데, 이 관절 낭에 싸인 폐쇄강을 관절강(articular cavity)이라 하며, 활막에서 분비된 윤활액(synovial fluid)이 차있어 마찰을 방지한다. 또한 관절의 결합은 관절낭 외에 인대, 근, 피부 등으로 보강되어 유지되고 관절강은 항상 음압을 유지하기 때문에 관절의 결합에 도움을 준다.

인대(ligament)는 결합조직성 섬유막으로 관절낭 밖에서 양뼈를 연결하고 있지만 관절낭과 유착하는 수가 많아 구별이 용이하지 않다. 그러나 고관절이나 슬관절에서는 관절강 속에도 관절내인대가 있어 관절을 보강한다.

(2) 관절의 운동(Movement of Joint)

관절은 종류에 따라서 매우 다양한 운동이 가능하다.

① 활주(Gliding)

활막성관절의 가장 단순한 운동으로 서로의 관절면상에서 미끄러지는 운동을 말한다.

② 회전(Rotation)

장축을 중심으로 도는 운동으로 내측회전과 외측회전이 있다.

③ 굴곡(Flexion)과 신전(Extension)

시상단면에 따라 굽혀져 각이 작아지는 운동을 굴곡, 반대로 시상단면을 따라 펴지며 각이 커지는 운동을 신전이라 한다.
척주는 전방으로 굽히는 것을 굴곡이고, 상완도 전방으로 굽히는 것이 굴곡이다. 해부학적 자세를 지나서 계속되는 신전을 과신전(hyperextension)이라고 한다.

④ 내전(Adduction)과 외전(Abduction)

몸의 장축에 가깝게 혹은 사지를 체간에 가깝게 하는 운동을 내전이라고 하고, 그 반대의 운동을 외전이라고 한다. 손가락에서 장축의 기준은 중지이고, 발가락에서는 제 2지가 기준이 된다.

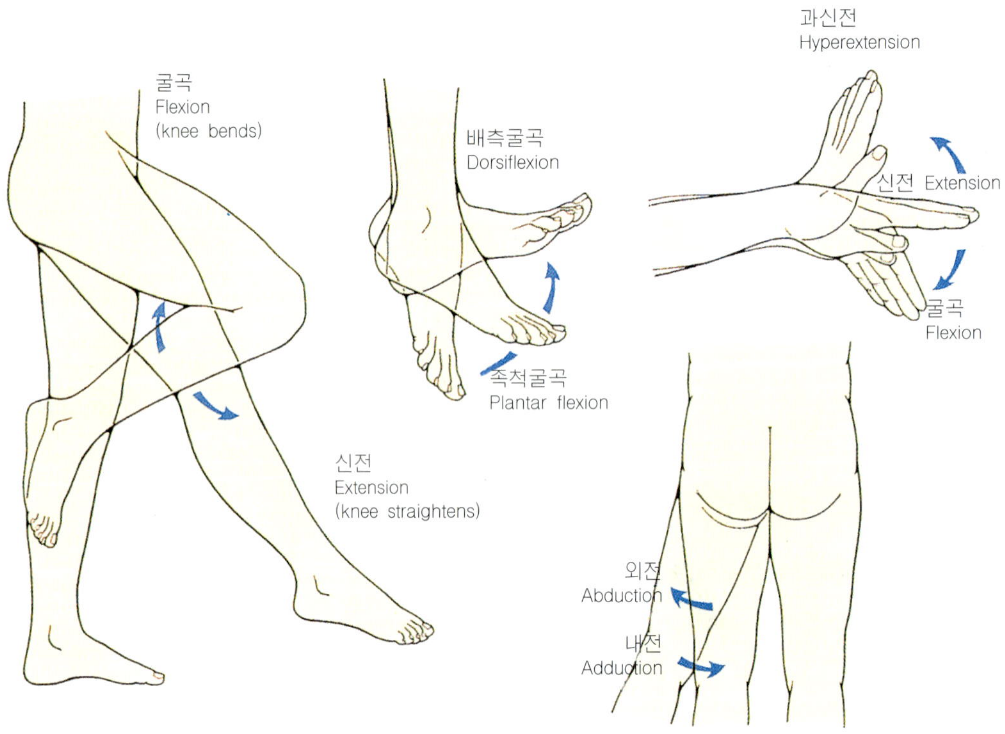

그림 1-4 각 운동

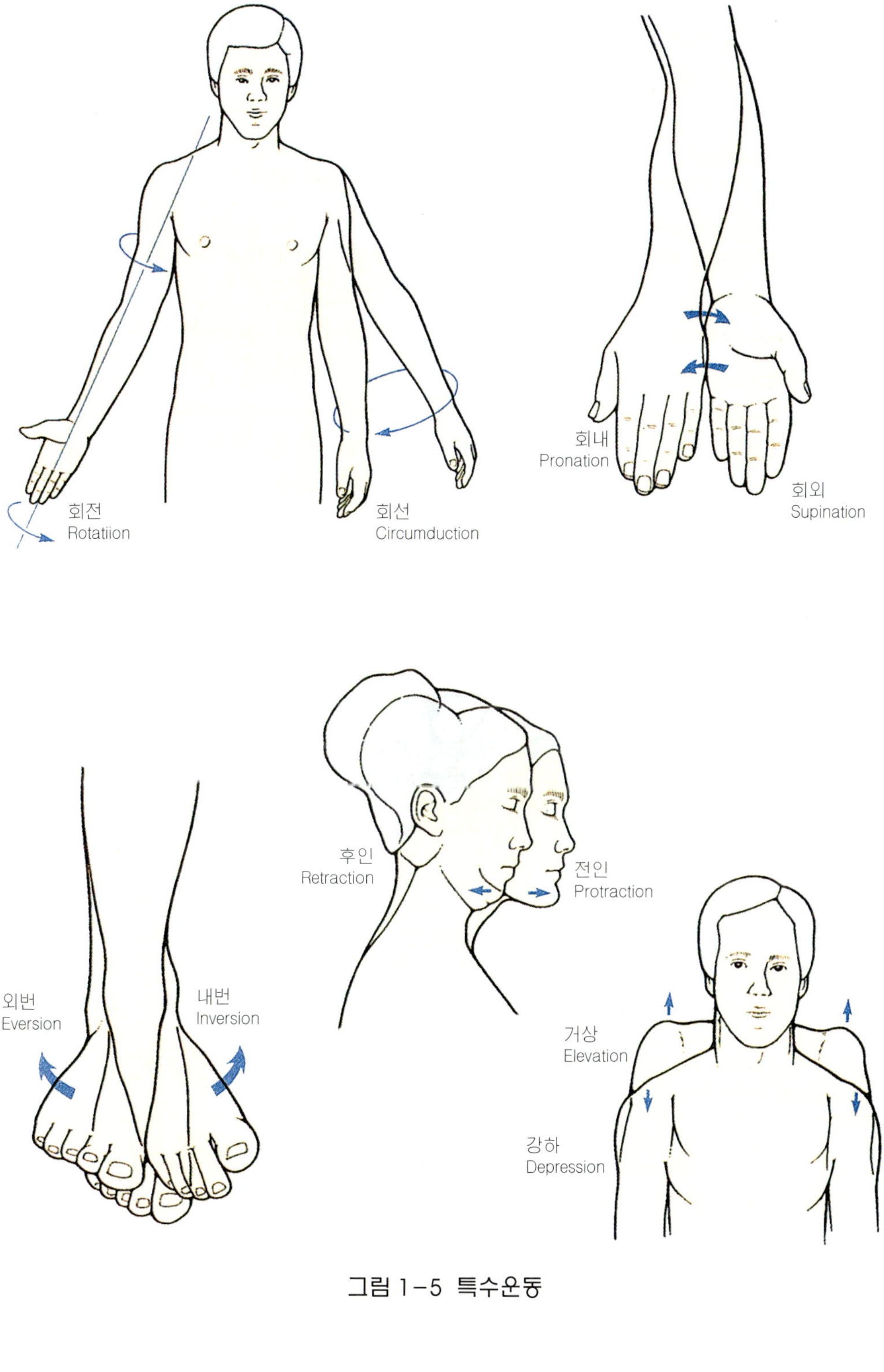
회전
Rotatiion
회선
Circumduction
회내
Pronation
회외
Supination
후인
Retraction
전인
Protraction
외번
Eversion
내번
Inversion
거상
Elevation
강하
Depression

그림 1-5 특수운동

⑤ 회내(Pronation)와 회외(Supination)

전완에서 일어나는 운동으로 손등이 전방을 향하게 하는 내측 회전운동을 회내, 손바닥이 전방을 향하게 하는 외측 회전운동을 회외라고 한다.

⑥ 회선(Circumduction)

굴곡, 신전, 외전, 내전 및 회전운동이 연속된 상태로 장축이 원추를 그리는 운동이다. 즉, 장골(long bone)에서 근위단은 고정되고 원위단이 원을 그리며 돌아가는 운동을 말한다.

⑦ 내번(Inversion)과 외번(Eversion)

발의 운동시 발바닥이 몸의 정중면으로 향하게 하는 운동을 내번, 발바닥이 몸의 외측으로 향하게 하는 운동을 외번이라고 한다.

⑧ 전인(Protraction)과 후인(Retraction)

악관절이나 상지대에서 부위를 앞쪽으로 미는 운동을 전인, 전인되었던 부위를 원위치로 되돌리는 운동을 후인이라고 한다.

(3) 하지의 관절(Joint of Lower Limb)

① 고관절(Hip Joint)

고관절은 구상관절이며, 운동은 굴곡 125°, 신전 10°, 내전 10°, 외전 10°, 외측회전 45° 및 내측 회전 45°가 가능하다.

고관절의 구성인대로는 관골구 절흔을 횡으로 연결하는 관골구 횡인대(transverse ligament of acetabulum)와 가장 강한인대로 하전장골극과 대퇴골을 잇는 장골대퇴인대(iliofemoral ligament), 그리고 좌골체와 대퇴골경을 잇는 좌골대퇴인대(ischiofemoral ligament), 치골상지에서 대퇴골경을 연결하는 치골대퇴인대(pubofemoral ligament)와 관절강내에서 대퇴골두와 관골구를 잇는 대퇴골두인대(ligament of head of femur)가 있다.

② 슬관절(Knee Joint)

대퇴골과 경골의 내측, 외측과 사이에 이루어지는 접번관절로 전면에 슬개골이 부착되며, 운동은 굴곡 140°, 신전 0°이다.

인대는 경골의 과간융기 전방에서 대퇴골 외측과의 내측연을 잇는 전십자인대(anterior cruciate ligament)와 과간융기 후방에서 대퇴골 내측과의 외측연을 잇는 후십자인대(posterior cruciate ligament) 그리고 대퇴사두근의 연장으로 슬개골과 경골조면을 연결하는 슬개인대(patellar ligament)가 있다.

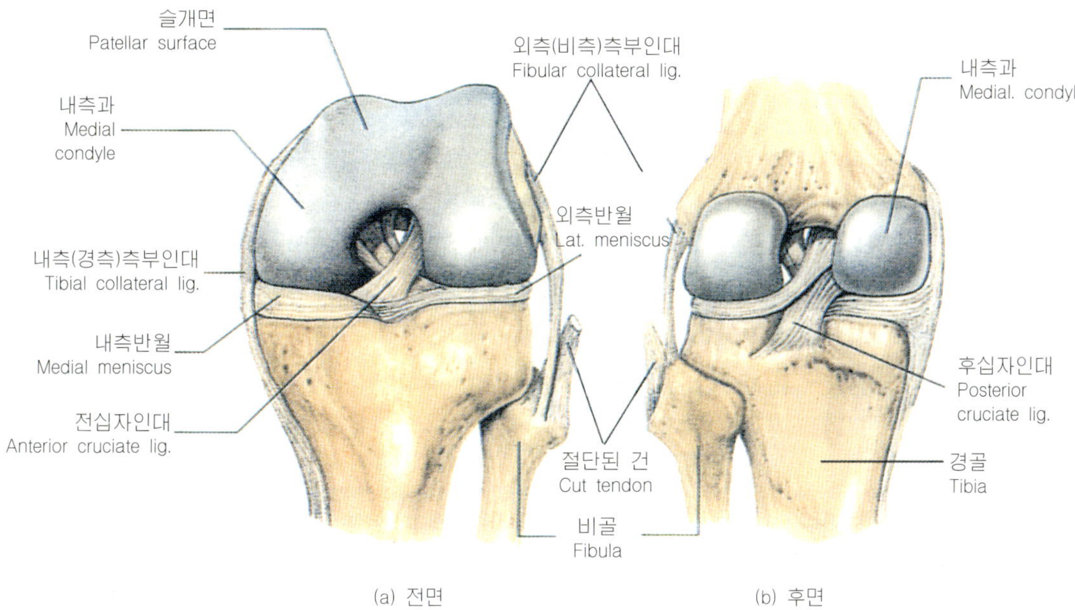

그림 1-6 슬관절

또, 경골내측과 후면에서 대퇴골 외측상과에 이르는 사슬와인대(oblique popliteal ligament), 내측반월과 외측반월을 횡으로 연결하는 슬횡인대(transverse genicular ligament)와 대퇴골 내측상과와 경골의 내측과를 연결하는 내측 측부인대(tibial collateral ligament), 대퇴골 외측상과와 비골두를 연결하는 외측 측부인대(fibular collateral ligament)가 있다.

③ 경비관절(Tibiofibular Joint)

경골과 비골의 연결관절로 상단, 골체 및 하단의 3곳에서 관절한다. 상단의 경골 외측과와 비골두간에 이루어지는 평면관절을 경비관절(tibiofibular joint)이라고 하며, 경골의 외측과와 비골두는 전비골두인대(anterior ligament of head of fibula)가 연결하고, 경골체와 비골체는 질긴 골간막(interosseous membrane)으로 연결되어 있다. 하단은 경골의 비골절흔과 비골 하단간에 관절강이 없는 경비인대결합(tibiofibular syndesmosis)을 이룬다.

④ 발목관절, 거퇴관절(Ankle or Talocrural Joint)

경골과 비골의 하단에 있는 관절면과 거골활차 사이에 이루어지는 접번관절로 체중을 유지하는데 중요한 위치여서 탈구(dislocation)와 염좌(distortion)가 자주 일어난다.

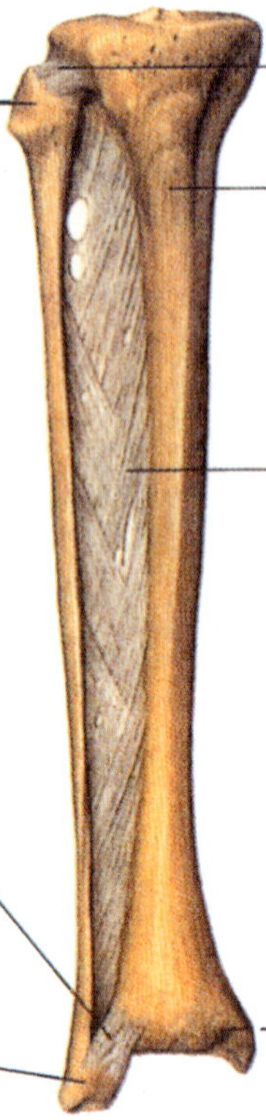

그림 1-7 경비관절

(4) 발의 관절

① 족근간관절(Intertarsal Joint)

7개의 족근골들 사이에 이루어지는 관절로 거골 하면과 종골 상면 사이의 거골 하관절(subtalarjoint), 거골, 종골 및 주상골 사이의 거종주관절(talocalcaneonavicular joint), 종골과 입방골 사이의 종입방관절(calcaneocuboid joint), 제 1~3 설상골과 주상골 사이의 설주관절(cuneonavicular joint) 및 제 3설상골과 입방골 사이의 설입방관절(cuneocuboid joint) 등이 있다.

이들 관절은 종골 배면에서 일어나 2가닥으로 나뉘어 주상골과 입방골에 부착하는 이분인대(bifurcate ligament) 등 많은 인대들이 보강하고 있다.

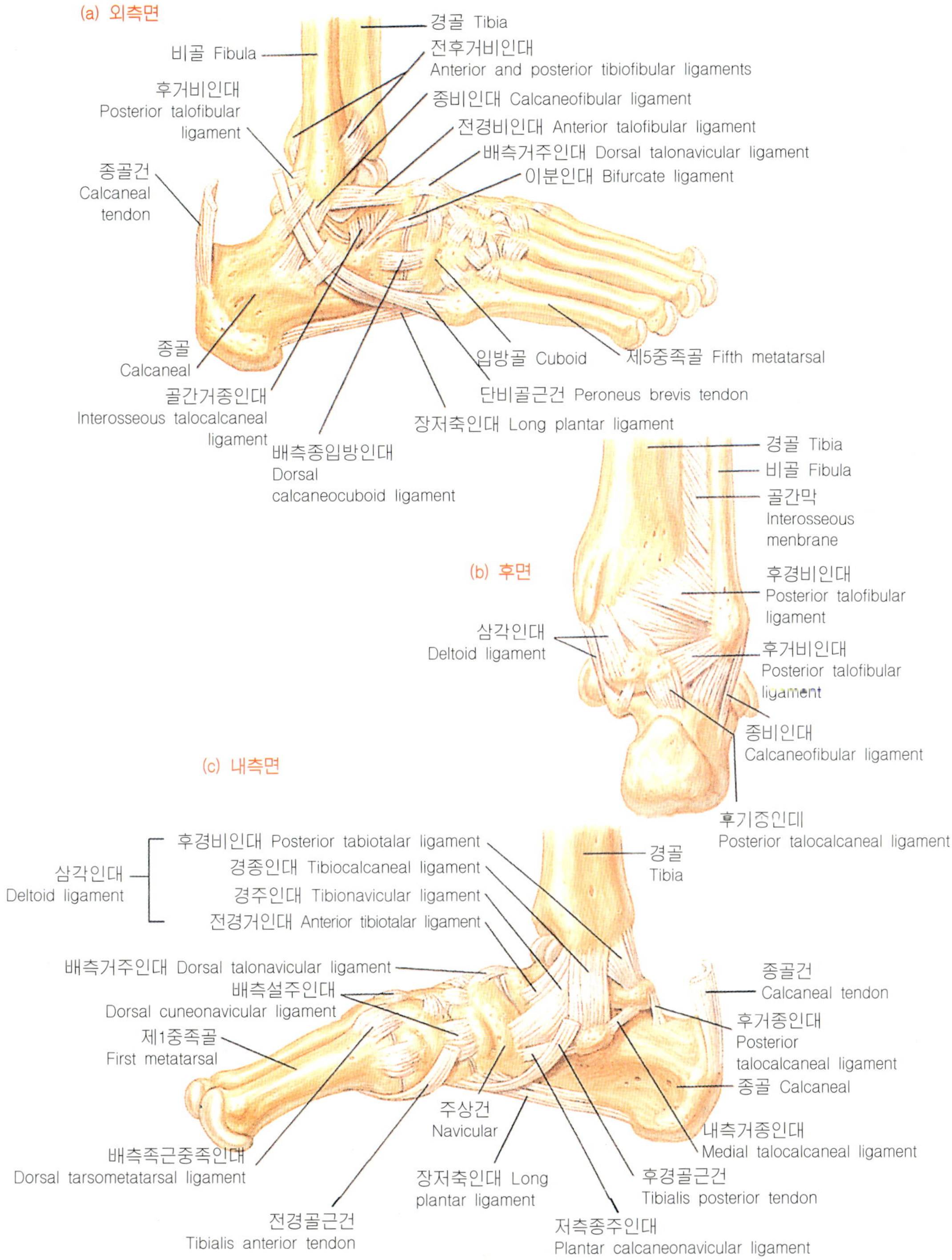

그림 1-8 족근관절을 연결하는 인대

② 족근중족관절(Tarsometatarsal joint)

4개의 원위족근골과 5개의 중족골 저부 사이에 이루어지는 평면 관절이다.

③ 중족간관절(Intermetatarsal joint)

각 중족골 저부가 이웃하는 중족골과 이루는 관절이다.

④ 종족지절관절(Metatarsophalangeal joint)

5개의 중족골두와 5개의 기절골 저부 사이에 이루어지는 관절로 좌우의 측부인대(collateral ligament)와 중족골두를 가로로 잇는 심횡중족인대(deep transverse metatarsal ligament) 등이 보강한다.

⑤ 지절간관절(Interphalangeal joint)

3개의 지절골, 즉 기절골, 중절골 및 말절골 사이에 이루어지는 접번관절로 양측에 질긴 측부인대(collateral ligament) 등이 보강한다.

3) 근육계(Muscular System)

근육은 체중의 약 45%를 차지하고 있으며, 골격이나 피부에 부착하여 인체의 형태를 이루고 장기나 혈관의 벽을 구성한다. 근은 골격을 움직이는 전신적인 운동이나 호흡운동, 심장박동, 혈관이나 각종 선과 도관들의 수축운동 및 내장의 연동운동 등 부착 위치에 따라 매우 다양한 기능을 가진다.

(1) 근육의 종류

근육은 구성 위치에 따라 골격에 부착되어 있는 골격근(skeletal muscle), 심장을 구성하는 심장근(cardiac muscle), 그리고 각종 장기나 혈관의 벽을 이루는 내장근(visceral muscle)으로 분류한다.

그리고 현미경적 구조에 의하여 무늬가 없는 평활근(smooth muscle)과 가로로 무늬가 있는 횡문근(striated muscle)으로 구분하고, 신경지배에 따라 수의근(voluntary muscle), 불수의근(involuntary muscle)으로 구분한다.

(2) 하지의 근(Muscles of Lower Limb)

하지의 근은 몸무게를 유지하고 지상에서 활동하기 적합하도록 발달되어 있고, 위치에 따라 장골부의 근, 둔부의 근, 대퇴의 근, 하퇴의 근 및 발의 근으로 구분한다.

주로 발목과 발가락 운동에 관여하는 근들로서 전하퇴근, 외측 하퇴근 및 후하퇴근으로 구분한다.

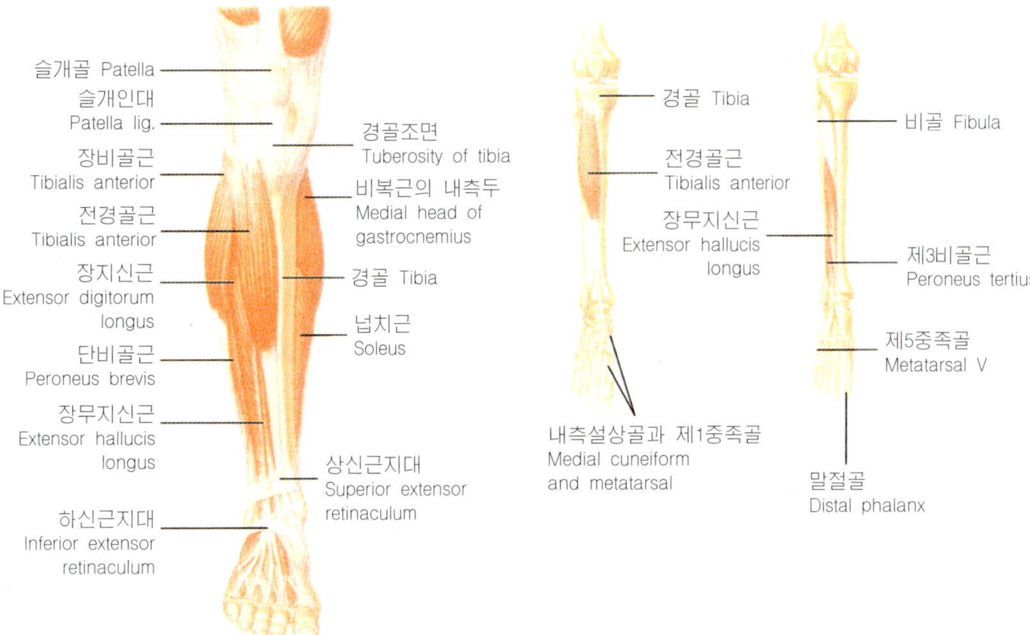

그림 1-9 전하퇴근

① 전하퇴근(앞 종아리 근육, Anterior Crural Muscles)

하퇴의 전외측에 있는 선경골근, 장지신근 긴 발가락 폄근, 제 3 비골근 및 장무지 신근(긴 엄지 발가락 폄근) 등 4개의 근으로 구성되며 깊은비골신경의 지배하에 발목의 운동과 발가락의 펴짐에 관여한다.

전경골근은 발의 등쪽굽힘과 내번에 작용하고, 장지신근은 제 2~5지의 신전, 제 3 비골근은 발의 배굴(등쪽 굽힘), 외번 및 외전, 장무지 신근은 엄지의 펴짐과 발의 배굴에 작용한다.

② 외측 하퇴근(Lateral Crural Muscles)

하퇴의 외측, 즉 비골에서 기시하는 장비골근과 단 비골근은 발목을 굽히거나 젖히는 작용을 한다.

③ 후하퇴근(Posterior Crural Muscles)

하퇴의 후면, 즉 종아리를 만드는 강력한 근육으로 얕은 층의 비복근, 가자미근 및 족척근과 깊은 층의 장지굴근, 장무지굴근 후경골근, 슬와근으로 구성된다.

하퇴세갈래근은 발바닥을 굽히고 발의 뒤축을 올리며, 무릎관절을 굽히는 작용

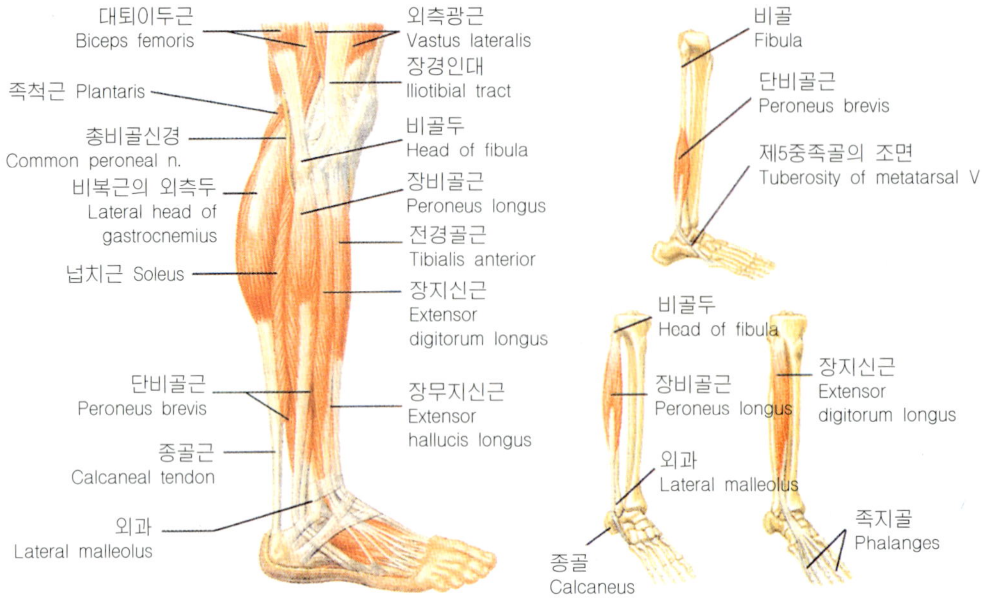

그림 1-10 외측하퇴근

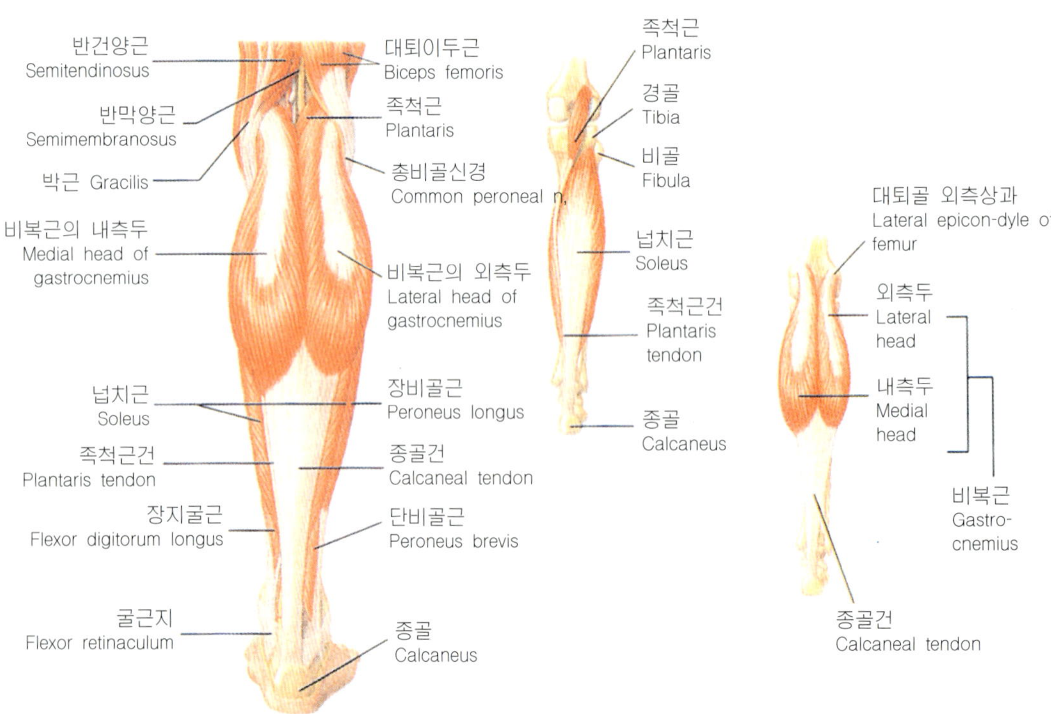

그림 1-11 후하퇴근

을 한다. 비복근은 내측, 외측갈래로 대퇴골의 내측, 외측 상관절 융기에서 기시하며, 가자미근은 경골과 비골의 윗쪽 내측 모서리에서 기시하는데, 이 두 근육의 꼬리는 발꿈치 힘줄(아킬레스 건)이 되어 발꿈치 융기에 부착하여, 발뒤축을 들어올리는 운동과 발바닥을 굽히거나 무릎관절을 구부리는 운동에 관여한다. 아킬레스건은 강한 힘줄이지만 순간적으로 과도한 힘을 주면 끊어지는 경우도 있다.

(3) 발의 근육(Muscle of the foot)

발의 근육은 발등을 이루는 족배근과 발바닥을 이루는 족척근으로 구분되며 발의 근육은 발등보다는 발바닥이 더 발달되어 있고 발바닥 운동에 관여한다.

① 족배근(발등 근육, Dorsal Muscles of Foot)

종골에서 지시하여 기절골에 정지하는 단지신근과 단무지신근이 있으며, 발가락 신전에 관여한다.

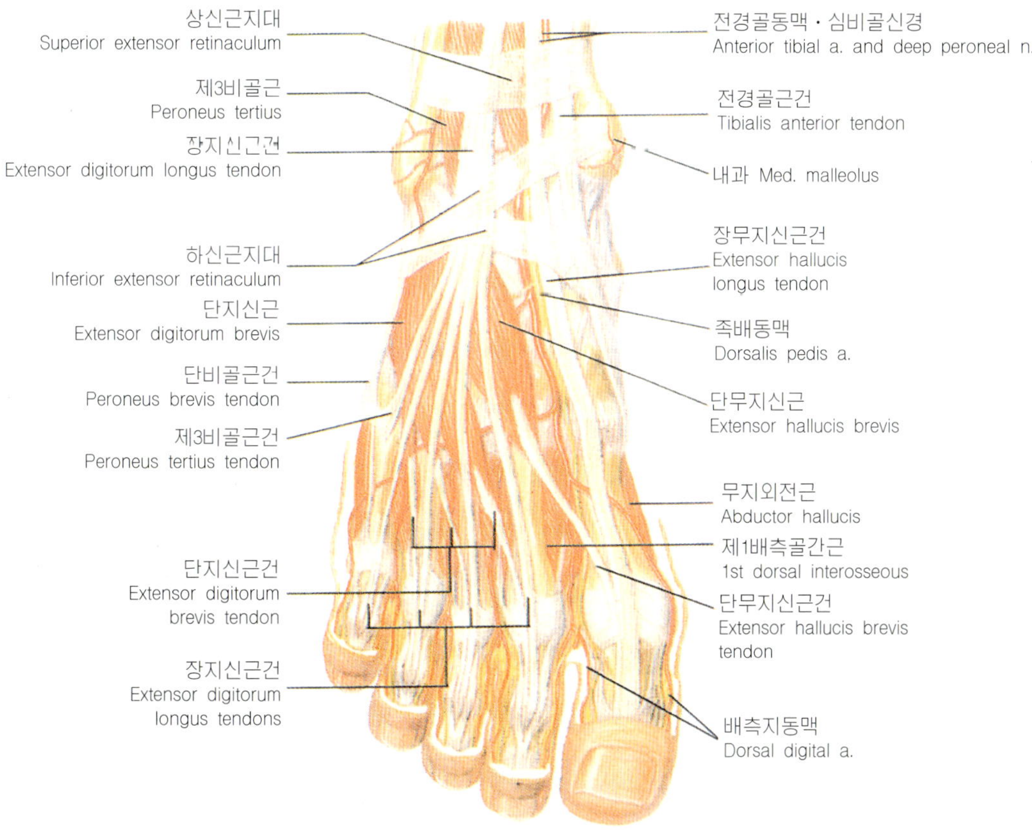

그림 1-12 발등의 근육

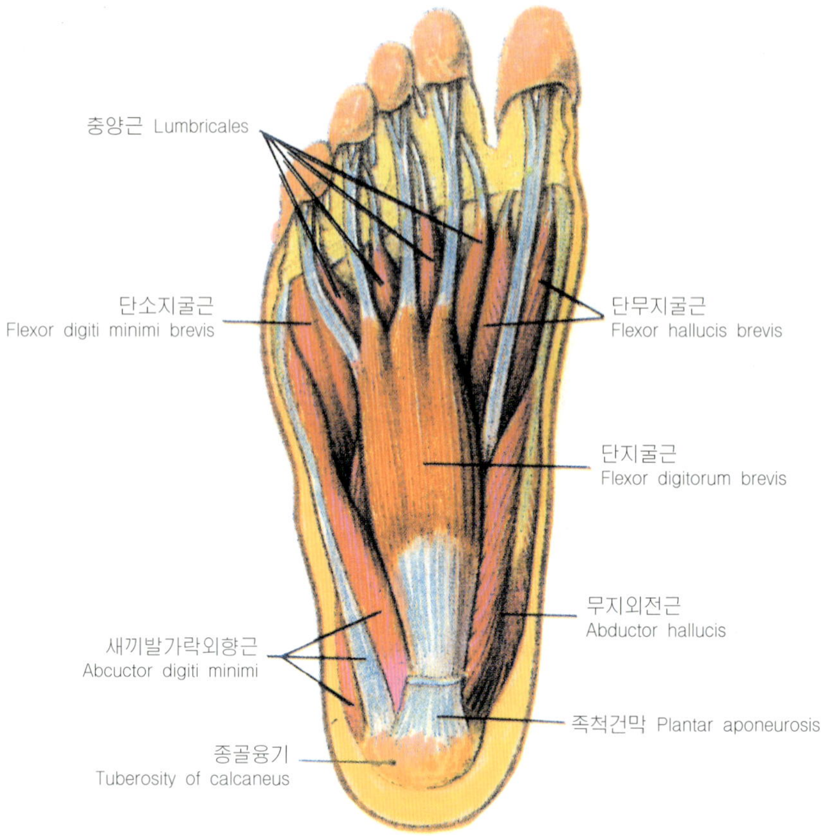

그림 1-13 발바닥의 근육

② 족척근(발바닥 근육, Plantar Muscles of Foot)

발바닥을 이루는 9개의 근으로 엄지두덩근, 새끼발가락 두덩근, 그리고 발바닥 근육무리로 구분된다. 엄지두덩근은 내측에 있는 발바닥 근육으로 엄지발가락의 굽힘, 내향, 외향에 관여한다. 새끼발가락 두덩근은 외측발바닥 근육으로 새끼발가락의 외향과 굽힘에 관여한다.

발바닥 근육무리는 중앙발바닥 근육으로 둘째~다섯째 발가락의 굽힘, 펴짐, 외향, 내향에 관여한다.

4) 신경계(Nervous System)

일반적으로 생체의 세포는 일정한 범위내의 조건하에서만 제 기능을 수행하는데, 이 조건을 생명조건이라 한다.

신경계는 이 생명조건을 유지하기 위해서 신체 내부와 외부에서 일어나는 여러 가지 정보를 받아들이고, 이를 종합, 분석하여 기능이 다른 수많은 세포의 활동을 조절함으로써 신체 활동을 유지하고 상황에 알맞도록 조절하고 통제하는 고도로 발달된 특수 조직계통이다.

(1) 신경계의 구분

신경계는 뇌와 척수로 구성된 중추 신경계(central nerve system)와 여기서 출발하여 신체의 말초 조직에 이르는 뇌신경, 척수신경 및 자율신경으로 이루어진 말초 신경계(peripheral nerve system)로 구분한다.

(2) 척수신경(Spinal Nerve)

척수신경은 척수분절에 대응해서 척수양쪽을 출입하는 31쌍의 말초신경으로 이들은 추간공을 통해서 척주관을 나오는데 경신경(cervical nerve) 8쌍(C_1~C_8), 흉신경(Thoracic nerve) 12쌍(T_1~T_{12}), 요신경(lumbar nerve) 5쌍(L_1~L_5), 천골신경(sacral nerve) 5쌍(S_1~S_5), 미골신경(coccygeal nerve) 1쌍 (C_0)으로 구분한다.

(3) 척수신경의 피부지배

각각의 척수신경은 운동성인 전근(anterior root)과 감각성인 후근(posterior root)으로 구성되는데, 전근과 후근은 추간공속에서는 공동신경간을 형성하지만 추간공을 나온 후에는 다시 전지(anterior ramus)와 후지(posterior ramus)로 나누어진다.

일반적으로 전지는 후지보다 강하며, 그 분포 영역도 넓어서 경부와 체간 앞쪽에서부터 측방, 그리고 상하지의 모든 영역을 지배하고 후지는 그 분포범위가 좁아 주로 척수의 양측의 배근과 그 부위의 피부에 분포한다.

전지는 다시 척주의 외측에서 서로 문합하여 척수신경총(spinal plexus)을 형성하는데, 위치에 따라 경신경총(cervical plexus)(C_1~C_4), 완신경총(brachial plexus)(C_5~T_1), 요신경총(lambar plexus)(T_{12}~L_4) 및 천골신경총(sacral plexus)(L_4~S_5)으로 구분하며 각 척수 신경총에서 출발한 신경섬유는 말초 신경으로서의 고유명칭을 가지고 있고, 그 분지는 근육에 분포하여 운동에 관여하는 근지(muscular branches)와 피부에 분포하여 감각에 관여하는 피지(cutaneous branches)로 구분된다.

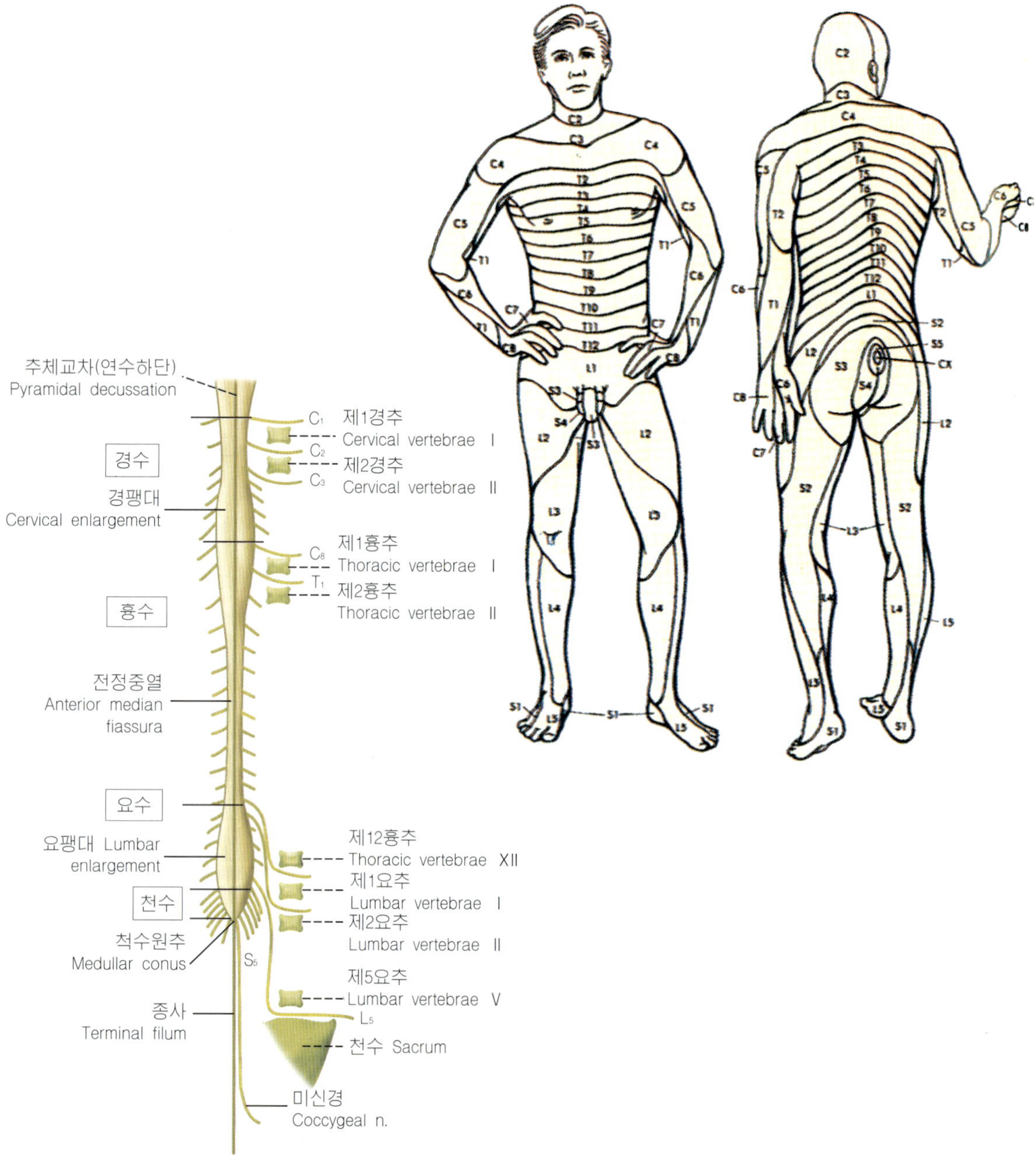

그림 1-14 척수분절과 척수신경의 피부지배

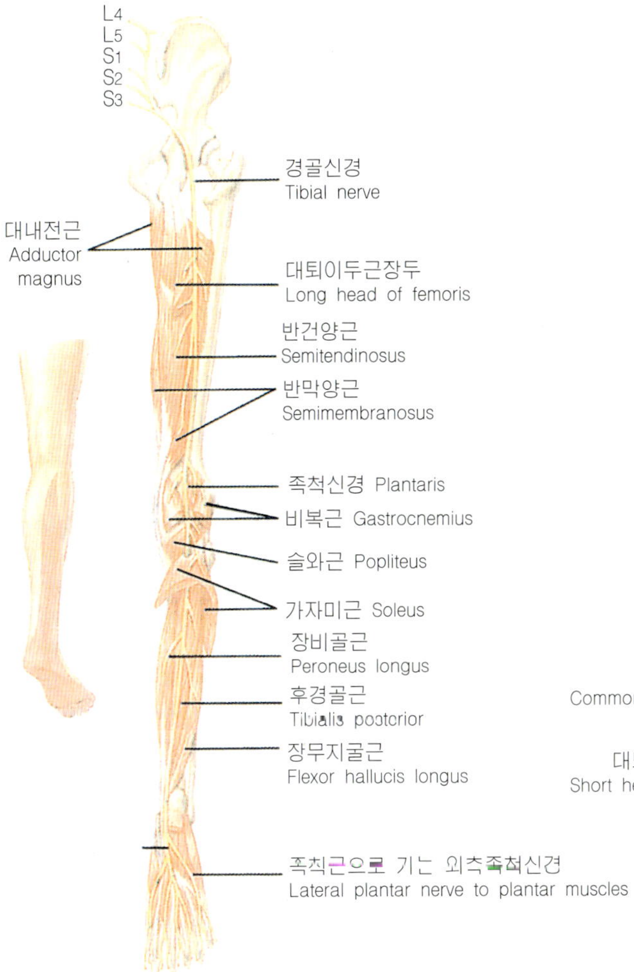

그림 1-15 경골신경

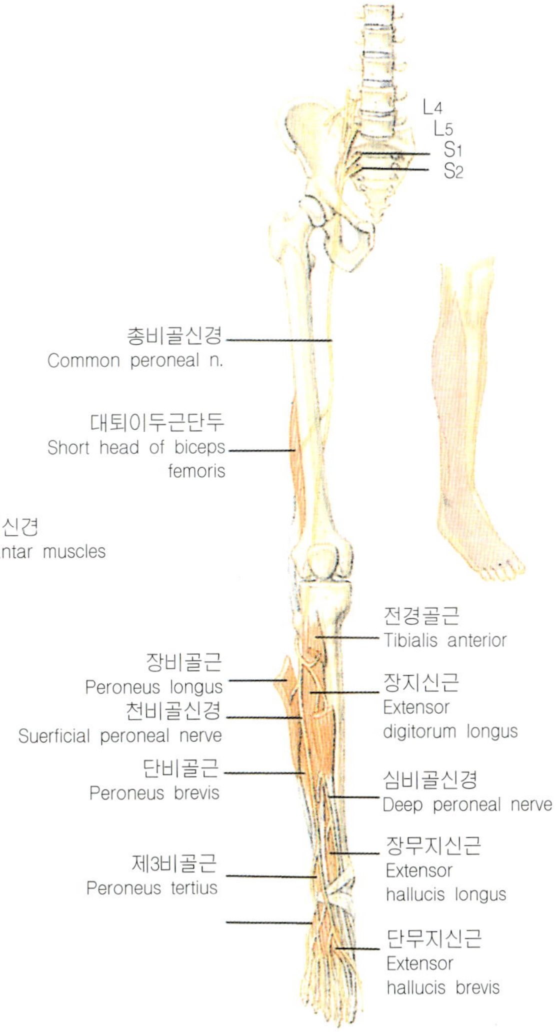

그림 1-16 총비골신경

(4) 천골 신경총(Sacral Plexus)

천골 신경총은 대퇴 전면을 제외한 하지 전체에 분포한다. 그중 좌골신경(sciatic nerve, L_4~S_3)은 전신에서 가장 큰 말초신경으로 골반에서 대퇴 후방으로 나와 무릎 슬와 상방에서 내측의 경골신경과 외측의 총비골신경으로 갈라진다.

경골신경은 하퇴의 후면과 발의 외측면에 분포하고 하지의 모든 굴근과 발바닥의 족척근들을 지배한다.

총비골신경은 하퇴 상최측부에서 비골두를 돌아 나가 천비골신경과 심비골신경으로 갈라진다. 이들은 하퇴외측과 하퇴 발등의 심근을 지배한다.

좌골신경 마비에 의한 운동장애는 골반근과 대퇴굴근들이 마비되기 때문에 대퇴의 외전이나 무릎의 굴곡이 불가능하게 된다. 비골신경 마비는 전경골근과 장지신근 및 비골근 등의 마비로 발의 배측 굴곡이 불가능하게 된다. 경골신경마비는 후경골근, 하퇴삼두근, 장지굴근 등의 통제 상실로 족지의 척측 굴곡이 불가능하게 된다.

5) 피부(Skin)

촉각, 압각, 통각 및 냉・온각 등의 감수기인 피부는 외층의 표피(epidermis)와 내층의 진피(dermis)로 구성되며, 그 아래에는 지방이 풍부한 피하조직(tissue)이 있다.

인체 피부의 표면적으로 약 1.6㎡이고 두께는 평균 1~4㎜지만 손・발바닥에서는 두껍고 안검이나 이개, 음경, 음낭 등에서는 얇다.

(1) 피부의 구성

① 표피(Epidermis)

피부의 가장 외층을 이루는 중층편평상피로 두께는 약 1㎜이며, 손이나 발바닥 같은 두꺼운 부분은 바깥으로부터 각질층, 투명층, 과립층, 기저층의 4층으로 구분된다.

a. 각질층(Horny layer)

생명을 잃은 편평상피세포들이 각질화 되어 있는 두꺼운 층으로서 세포는 핵이 없으며 각질(keratin)로 차 있고, 끊임없이 표면에서 박리, 탈락한다.

b. 투명층(Clear layer)

각질층 아래의 광택이 나는 층으로서 손바닥과 발바닥에만 볼 수 있으며, 세포질 안에는 엘레이딘(eleidin)이라는 반유동성 물질이 차 있다.

c. 과립층(Granular layer)

3~5층의 납작해진 세포로 구성되어 있는 층으로 세포질 안에는 각질유리질상(keratohyaline)의 불규칙한 과립을 가지고 있으며, 핵은 위축되어 퇴행성변화를 일으키고 있다.

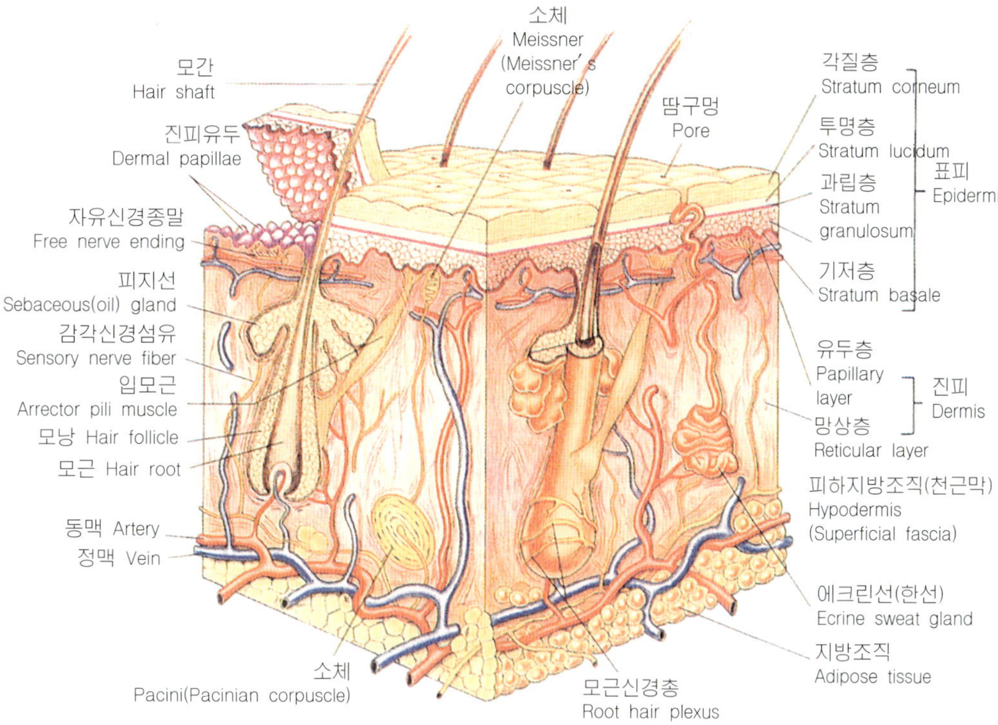

그림 1-17 표피의 구조

d. 기저층(Germinative layer)

상층의 극세포층과 하층의 기저층으로 구성되어 있다. 기저층은 각질화 되어 떨어져 나가는 표층의 세포들을 보충해 주는 표피의 내면 층으로 멜라닌 색소과립도 함유되어 있어 진피내의 색소세포와 더불어 피부색을 결정하는 요소가 된다.

② 진피(Dermis)

표피 아래에 있는 두께 0.3~3㎜ 정도의 강한 섬유성 결합조직층으로 탄력섬유와 함께 혈관과 신경이 풍부하게 분포되어 있다.

이 진피의 표층을 유두층(papillary layer)라 하는데 작은 유두가 돌출해 있어 피부 표면의 굴곡을 주도한다. 특히 손・발바닥에서는 유두가 일정한 배열을 이루고 있어, 피부 표면에 특수한 무늬가 나타나는데, 이 무늬를 손가락에서는 지문(finger print), 손바닥에서는 장문(palmar print), 발바닥에서는 족척문(sole print)이라고 한다.

③ 피하조직(Subcutaneous Tissue)

엉성한 결합 조직으로 풍부한 지방조직이 있는데 신체 부위에 따라 차이가 많다.

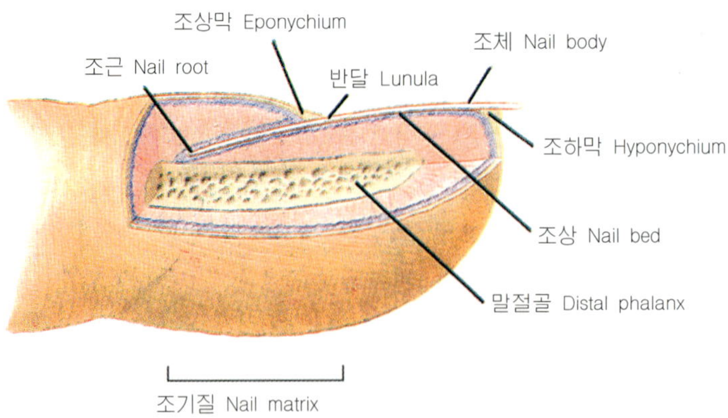

그림 1-18 발톱의 구조

(2) 피지선(Sebaceous Glands)

피부 표면에 피지(sebum)를 분비하여 피부를 보호하는 단일포상선으로 손·발바닥을 제외한 전신에 분포되어 있으며 특히 두피나 안검에 많다.

(3) 한선(Sweat Glands)

한선이란 땀을 분비하는 선을 말한다. 종류로는 대한선과 소한선으로 구분한다.
기능으로는 체온조절작용과 배설작용이 있다. 하루에 약 700~900gn의 땀을 분비하는 분비샘으로 체온조절과 배설작용을 하는 코일 모양의 단순 관상선이다.

(2) 손 · 발톱(Nails)

피부의 부속기관 중 하나로 손·발등의 표피가 각화된 각질판(horny plate) 밖으로 노출되어 있는 부분을 조체(nail body), 피부 속에 파묻힌 부분을 조근(nail root)이라 하며, 이들을 받치고 있는 부분을 조상(nail bed)이라 한다.

조체와 조근의 경계부에 있는 반달 모양의 돌출부를 조반월(lunula)이라고 하는데 이것은 조판과 배아층 사이에 있는 각화섬유로 구성된 것으로 개인에 따라서 혹은 계절과 영양 상태에 따라 차이가 있다.

조상(nail bed)은 표피의 종자층과 진피로 되어있는 연한조직으로 특히 조근부의 아래층을 조기질(nail matrix)이라고 하는데, 손·발톱의 성장 및 재생을 주관하는 곳이다. 따라서 손·발톱이 여러 가지 원인으로 빠진다고 해도 조기질만 상하지 않는다면 재생이 가능하다.

6) 순환기계(Circulatory System)

인체의 모든 조직은 항상 물질 대사를 하므로 이에 필요한 영양분과 산소를 공급하고 대사 산물인 CO_2와 노폐물은 폐와 신장 등을 통하여 체외로 배설시키고 있다.

이런 물질들의 운반을 위하여 일정한 관을 통해 액체를 순환시키는 순환계가 있는데 이는 혈액을 운반하는 혈관계(blood vascular system)와 림프를 운반하는 림프계(lymphatic system)로 구성되어 있다.

(1) 전신의 혈관

신체내를 순환하는 혈관계는 우심실에서 출발하여 폐를 경유한 뒤 좌심방으로 돌아오는 폐순환과, 좌심실에서 출발하여 신체의 모든 부분에 혈액을 공급하고 우심방으로 돌아오는 체순환이 있다.

체순환이란 좌심실에서 나온 동맥혈을 말초 조직으로 보내어 모세혈관을 지나는 사이에 영양분과 산소를 공급하고, 이산화탄소와 기타 노폐물을 받은 정맥혈이 정맥을 통해 우심방으로 들어오는 것을 체순환이라 한다.

(2) 하지에 관련된 혈관계

① 하지의 동맥(Arteries of Lower Limb)

하지에 분포하는 동맥은 대퇴동맥으로부터 시작되어 슬와동맥 → 전·후경골동맥 → 비골동맥 → 족배동맥 및 족척동맥으로 이어진다.

대퇴동맥(femoral artery)은 대퇴 전내측을 하행하여 슬와로 들어간다.

슬와동맥(popliteal artery)은 대퇴동맥의 연속으로 슬와근하면에서 전 및 후경골동맥(anterior & posterior tibial a.)으로 나누어진다.

전경골동맥은 슬와동맥에서 분지되어 하퇴 전면으로 나와 하행하고 발등에 이르러 족배동백이 된다.

후경골동맥은 슬와동맥의 종말지로서 하퇴 삼각 아래를 지나 경골 내과 뒤를 따라 발바닥으로 나와서 내·외측 족척동맥(medial & lateral plantar a.)으로 나누어진다.

하지에서 맥박은 촉지할 수 있는 동맥은 무릎 뒤의 슬와동맥 발등의 족배동맥 발목 안쪽(경골 내과뒤)의 후경골 동맥 등이다.

② 하지의 정맥(Veins of Lower Limb)

발바닥의 족척 정맥궁에서 내측과 외측 족척정맥이 기시하여 후경골경맥(posterior tibial v.)으로 들어가고 발등의 족배 정맥망에서 전경골정맥이 시작되어 후경골 정맥과 합쳐져 슬와정맥(popliteal v.)이 되며 대퇴정맥을 거쳐 서혜 인대 밑을 지나 외 장골 정맥으로 변한다. 이것을 심정맥(deep vein)이라 한다. 피정맥(superficial vein)은 주로 족배정맥궁에서 시작된 대복재정맥과 소복재정맥이 있다.

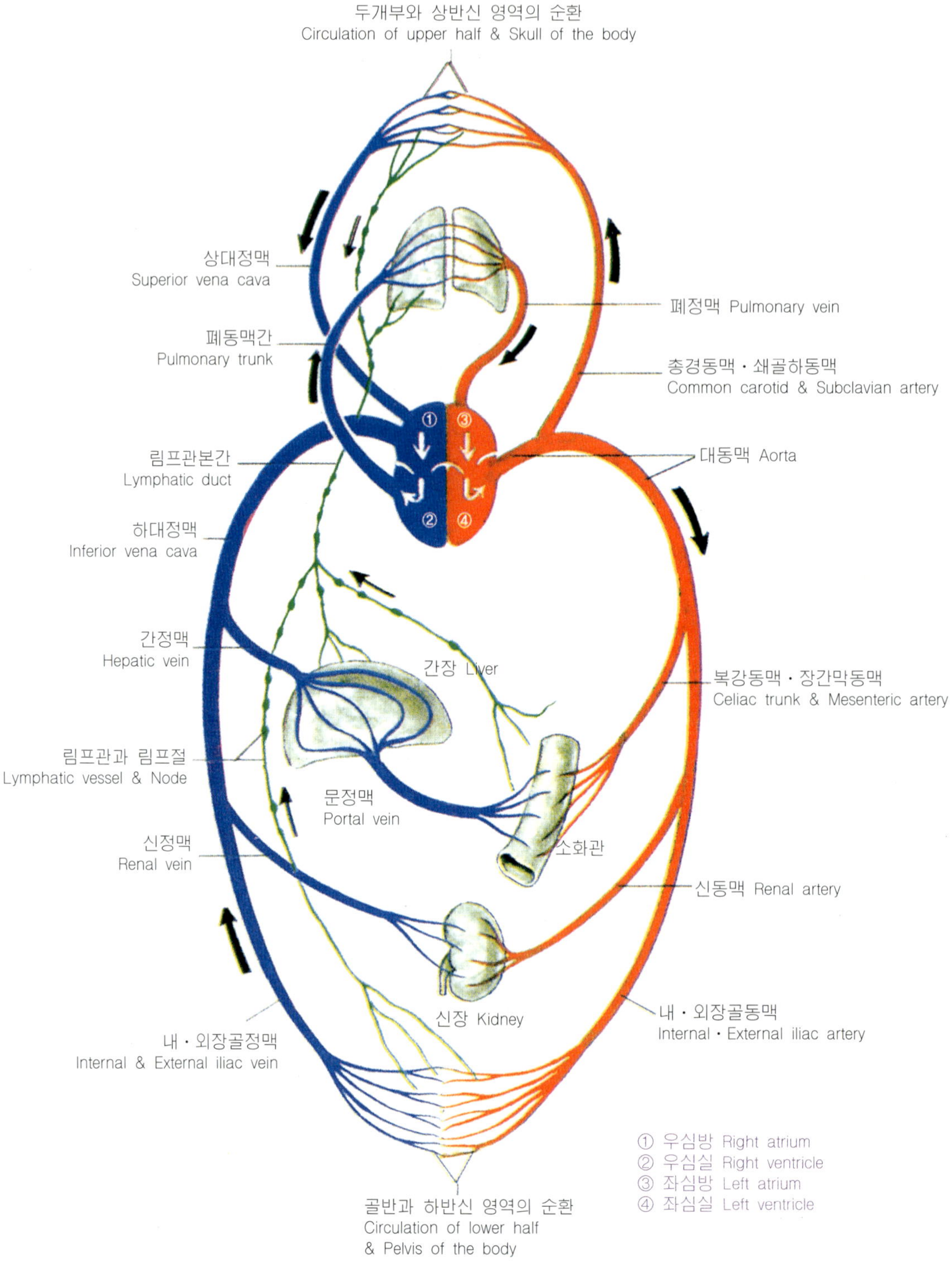

그림 1-19 체순환의 혈류 모식도

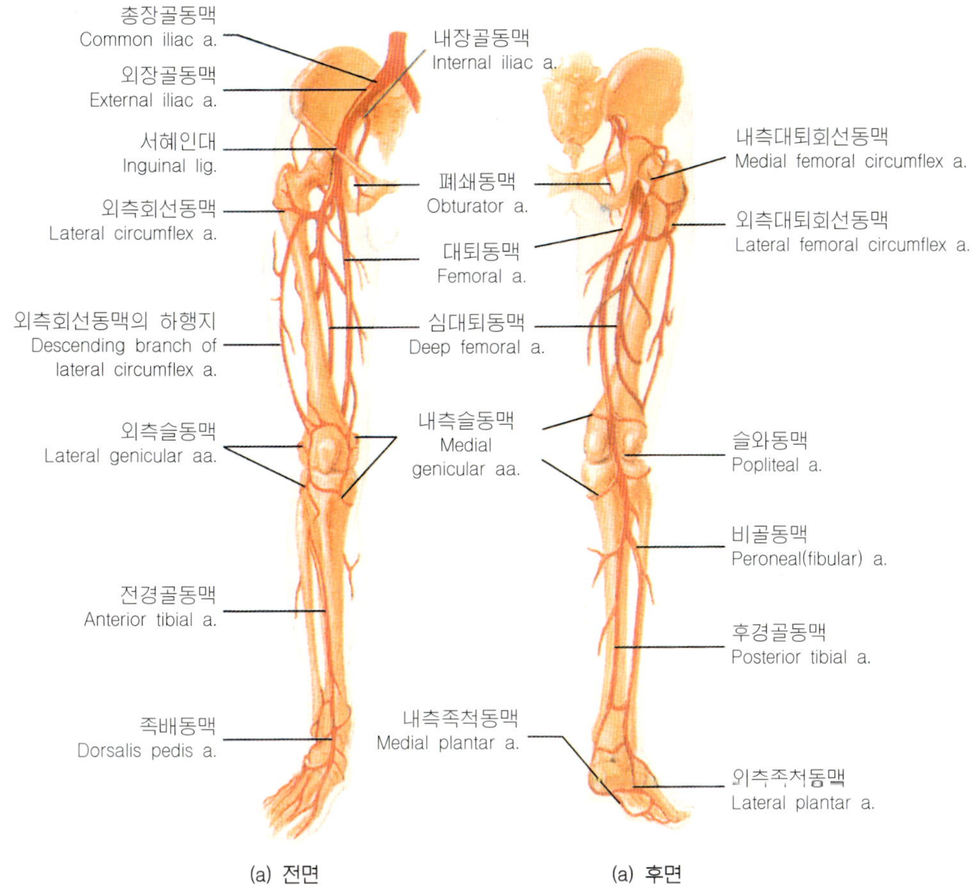

그림 1-20 하지의 동맥

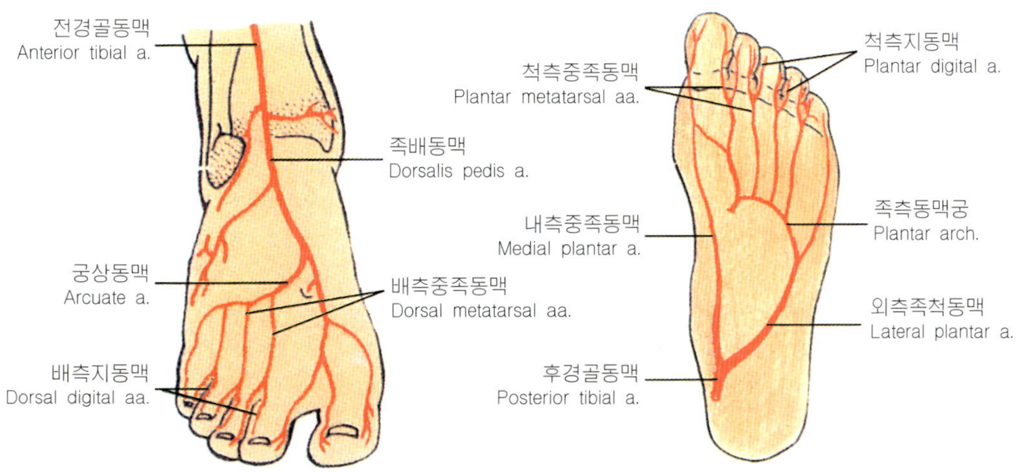

그림 1-21 발의 동맥

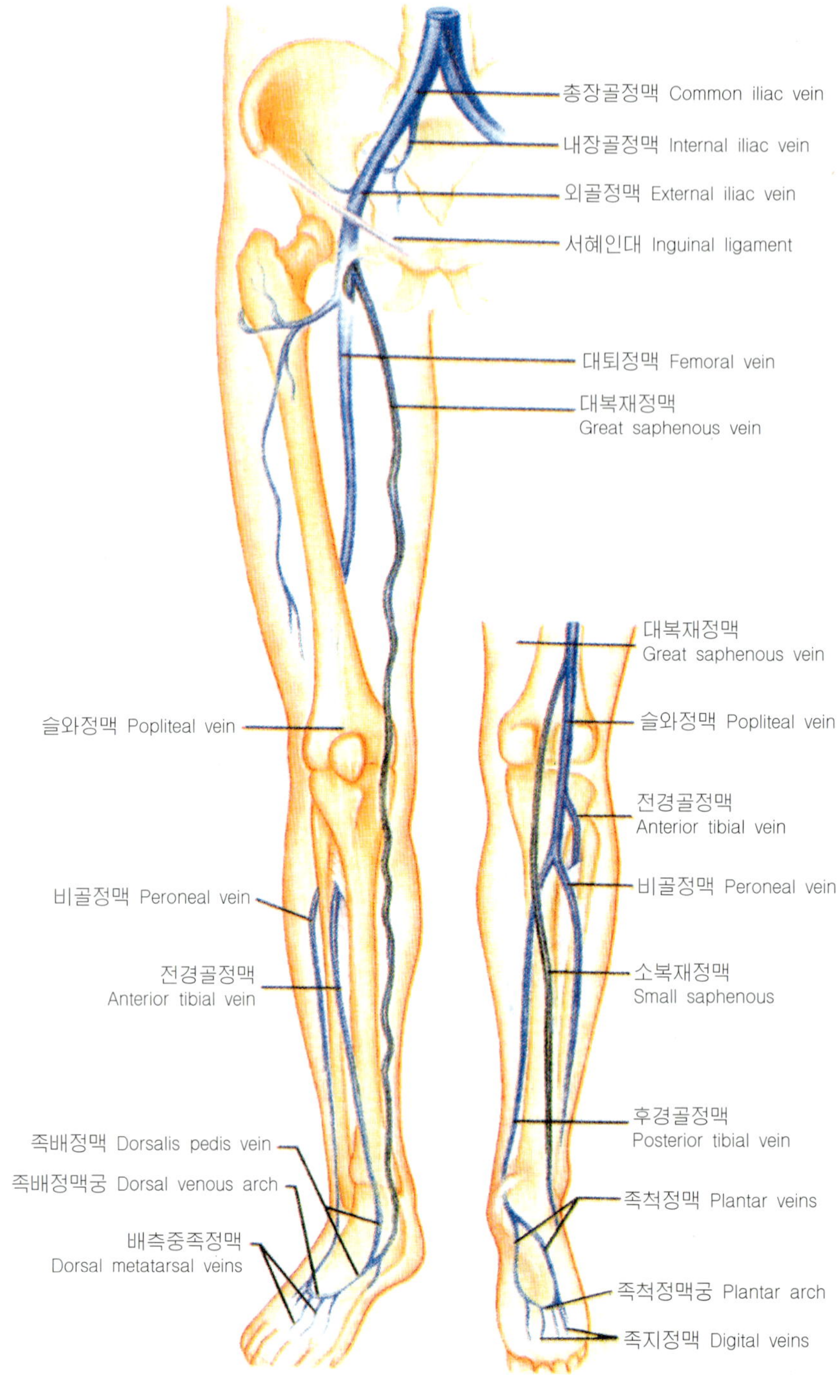

(a) 하지의 전면 (b) 하퇴와 발의 후면

그림 1-22 하지 정맥

(3) 림프계(Lymphatic System)

혈액의 일부는 전신의 모세 혈관을 통하여 조직간극 또는 세포간극으로 들어가서 조직액(tissue fluid)의 기초가 된다.

이 전신 조직액의 일부는 다시 모세 혈관으로 되돌아오지만 나머지 부분은 모세 림프관(lymphatic capillary)으로 들어가며 여러 개가 모여서 모세 림프관(lymphatic duct)이 된다. 림프관은 거의 모든 조직과 기관에 존재하지만 중추신경계, 뇌경막, 연골, 표피, 내이, 안구에는 없다.

림프관 속을 흐르는 림프(lymph)는 물과 같이 맑은 액체로 조직액에서 모세림프관에 스며들어간다. 한편 모세림프관 여러 개가 모여 림프관(lymphatic vessel)이 되고 최종적으로 굵은 본간이 되어 정맥으로 유입한다. 이 경로를 림프계(lymphatic system)라 한다. 따라서 림프계는 혈관계, 특히 정맥과 나란히 달리고 있다.

림프계의 일반적인 기능은 식균작용과 이물질 제거에 의한 신체 방어작용, 특수한 면역작용과 조직액을 혈액으로 되돌리는 작용으로 대별할 수 있다.

① 모세림프관(lymphatic capillary)

조직내에서 맹관(blind-end)으로 시작되는 모세림프관은 그 구조에 있어서 모세혈관과 유사하나 곳곳에 림프의 역류를 방지하기 위한 림프판막(lymphatic valve)이 있다.

② 림프절(lymph node)

림프관을 따라 전신에 산재하고 있는 림프절은 림프가 혈액순환계통으로 순환되기 전에 림프에 존재하는 이물질(antigen)을 제거하는 여과장치이다. 따라서 림프는 반드시 조직에서 흡수된 후 림프절을 거쳐 정맥으로 유입된다.

하지에서 생산된 림프는 서혜인대 하방에 있는 천서혜 림프절(superficial inguinal lymph nodes)과 대퇴 정맥을 따라 있는 심서혜 림프절(deep inguinal lymph nodes)에 모였다가 뇨림프 본간으로 유입된다.

③ 비장(Spleen)

복강 좌상방에 있으며 인체에서 가장 큰 림프 기관으로 림프구 생성, 적혈구 파괴 및 저장, 항체생산, 식작용 등의 작용이 있다.

④ 흉선(Thymus)

흉선은 종격 전부에 있는 림프 상피성 기관으로 주로 림프구를 생산하고 항체 생산에도 관계한다.

⑤ 편도(Tonsils)

편도는 림프구를 생산함으로써 면역에 관여하고 신체방어 역할을 한다.

5. 세포막을 통한 물질이동 (Transport from the cell membrane)

1) 물질 이동 방법

생체에 필요한 물질을 특이동적으로 이동시키고 대사산물을 수송하는 방법은 다음과 같다.

(1) 물리적 이동방법(Physical passive transport)

세포막내에서의 에너지 공급없이 단순한 분자들의 운동에 의한 화학반응의 결과로 발생한다.

① 확산(Diffusion)

분자농도가 높은 쪽에서 낮은 쪽으로 물질 분자가 이동되어 가는 현상이다. 대표적인 것은 폐포에서 공기의 산소분압(PO_2)과 탄산가스분압(PCO_2) 차이에 의한 가스교환인데, 폐포 주위 모세혈관의 산소분압과 탄산가스분압이 서로 차이가 있기 때문에 산소는 모세혈관으로 탄소는 폐포내로 교환이 일어난다.

② 삼투(Osmosis)

생체 내에서 모든 세포는 세포외액과의 사이에서 항상 삼투적으로 평형상태에 있지만 조금이라도 농도차가 생기면 즉시 물의 삼투적 이동이 일어나서 평형을 이룬다.

③ 여과(Filtration)

2개의 구획으로 막을 경계로 하여 막내에 압력차가 있을 때 막을 통해 액체가 이동하는 순물리적인 현상이다. 심박동으로 발생되는 혈압에 의해 모세 혈관내 물질이 밖으로 스며나가는 현상이 하나의 예이다.

(2) 능동적 이동(Active transport)

일명 생리적 이동이라고도 하며 세포 내외막에서 화학반응에 의한 에너지 공급에 의해 일어나는 반응이다.

확산, 여과, 삼투 작용으로 통과될 수 없는 물질이 에너지와 효소에 의해 세포막을 통과하여 세포질 내로 이동하는 현상을 능동적 이동이라 한다.

2) 체액

(1) 세포의 액체 환경

인체는 60~10%가 물, 즉 체액(body fluid)이며, 주로 유기질과 무기질로 구성되어 있다. 체액은 세포와 조직의 생리작용에 의해 그 분리와 성분이 일정하게 유지되고 있으며 세포내의 환경을 안정되게 항상성(homeostasis)을 유지시키고 있다. 체액은 세포막을 경계로 세포막 내의 세포내액과 세포막 밖의 세포외액으로 구분된다.

체액은 다음과 같이 구분된다.

- 체액
  - 세포내액 (40%/체중)
    - 단백질 - 20%
    - 핵산 - 1.1%
    - 유지방 - 5%
    - 탄수화물 - 3~5%
    - 무기질 - 1.5%
    - 비타민・호르몬 기타 - 1.0%
  - 세포외액
    - 혈장 - 5%
    - 간질액 15%

(2) 체액의 이동

신체는 항상성을 유지하기 위하여 세포내・외액을 끊임없이 이동시켜 일정한 체액을 이루고 있다. 또한 세포 내에서는 대사산물이 세포외액으로 배출되며, 호흡기와 비뇨기 및 소화기를 통해 배출되는 것과 매일 섭취한 체액의 양이 거의 같다.

① 모세혈관에서의 이동

모세혈관에서는 압력이 모세혈관 벽을 경계로 하여 혈장과 조직액 사이에서 서로 상반된 방향으로 힘을 나타내기 때문에 액체가 이동한다.

모세혈관은 단층으로 된 얇은 세포가 연결된 작은 관으로 적혈구 3개가 함께 관을 통과할 정도이며, 전신의 모든 조직내에 세밀하게 세망을 이루고 있다.

모세 혈관막에는 작은 구멍(pore)이 있어 이곳을 액체가 출입하게 된다. 그러나 단백질이나 입자가 큰 물질은 통과하지 못하고 각종 삼투압, 액압, 조직압 등에 의해 물질의 이동이 이루어진다.

② 기타 체액의 이동

- 용질의 확산에 의한 이동 ; 용질의 확산에 의한 물질의 교환이 일어나 조직을 일정하게 유지한다. 즉 혈장과 조직액 사이에는 쉬지 않고 물질교환이 일어난다.
- 혈관운동에 의한 이동 ; 혈관운동에 의한 물질 이동이 일어난다. 모세혈관이나 소동맥혈관의 수축으로 압력변화가 생겨 액체의 이동이 일어난다.
- 음세포작용에 의한 이동 ; 음세포작용에 의한 물질이동이 일어난다. 분자량이 큰 단백질은 혈관과 조직 등에서 음세포작용이 일어나며, 고분자단백질로 인한 삼투압이 증가하여 액체이동이 일어난다.
- 세포막을 통한 이동 ; 세포막을 통한 물질의 이동은 앞장에서 설명된 것처럼 삼투압이나 여과, 확산, 능동적운반 등으로 체액의 성분이 이동된다.

(3) 체액의 평형

체액의 수분과 전해질은 적당량의 섭취와 배설에 의하여 언제나 일정한 평형을 유지하고 있다.

물은 세포의 내·외 환경을 일정하게 조성하면서, 생리기능을 주관하는 용매, 용질 등 화학반응을 일으키며, 체내의 삼투압을 유지시키고 영양물질의 흡수와 체액의 순환 그리고 체온조절, 노폐물질의 배설 등 주용한 기능을 갖고 그 평형을 유지한다.

이처럼 물의 섭취와 배설은 항상 평형을 유지하지만 체액량이 많은 상태를 부종(edema), 혹은 양성수지(positive balance)라 하고 반대로 체액량이 부족한 상태를 탈수(dehydration), 혹은 음성수지(negative balance)라고 한다.

(4) 부종(Edema)과 탈수(Dehydration)

① 부종

부종이란 조직액이 과다하여 조직압이 2mmHg보다 높은 상태를 말한다. 즉 혈관과 조직 사이에서 액체이동의 압력의 변화가 있을 때 발생되며, 그 기전은 다음과 같다.

a. 모세혈관내 액압이 상승하거나 신장병 등으로 혈액량이 증가하며 조직압이 상승하게 되며, 따라서 조직 간결에 액체가 점점 많아지고 조직압이 높아지게 된다.

b. 혈장단백질의 감소로 의한 것으로 신장병일 경우 단백질의 손실로 인해 혈장내 단백질량의 감소로 혈장교질삼투압이 떨어지거나, 영양부족일 때에도 단백질 합성 저하로 같은 결과가 온다. 따라서 동맥단에서 더 많은 양의 액체가 조직쪽으로 흘러 들어가고 정맥 단에서는 적은 양의 액체가 정맥으로 흘러 들어간다.

c. 모세혈관의 투과성 증가에 의한 것으로 정상적인 모세혈관은 단백질 분자를 거의 통과시키지 못하나 벌독이나 독성물질의 작용으로 모세혈관의 투과성이 증가하면 혈장단백질이 조직내로 이동하여 조직의 교질삼투압이 증가하게 되어 조직내 액체량이 증가하게 된다.

d. 림프관의 폐쇄에 의한 것으로 조직내의 소량의 단백질의 소림프관을 통한 순환 장애로 조직의 교질삼투압이 증가하고 조직내 액체가 증가하여 부종이 온다.

② 탈수

성인 체액량이 1% 부족이 오면 갈증이라는 현상이 나타난다.

물의 섭취를 제대로 못한 경우, 체액을 다량 손실한 경우, 탈수가 일어나면 체중감소, 산증(acidosis), 체온상승, 맥박증가, 심박출량감소, 피부건조, 주름, 심한 허탈상태로 심하면 생명의 위협을 받게 된다.

제2장 발과 연결된 경락

제2장 발과 연결된 경락

동양의학에서는 사람의 체내에서 기(氣)와 혈(血)이 골고루 유통하기 위한 선(線)을 경락이라고 한다. 경락에는 에너지가 쉬지 않고 흘러 이것이 전신의 활동을 지배한다고 본다. 이 기혈이라 하는 것은 인체가 생명활동을 유지하고 오장육부, 오관 등의 각 기관을 움직이게 하는 원동력이다. 이 기혈의 과·부족에 따라 경락의 변조가 발생하여 몸의 이상을 일으킨다.

주로 쓰이는 경락에는 12개의 정경과 8개의 기경이 있다. 그 중 손발의 말단에 있는 12개의 정경(正經)과 임맥, 독맥에는 각기 고유의 경혈이 있다. 12정경은 전부 음(陰)과 양(陽)으로 나뉘어져 있고, 그 경락과 관련 있는 장부의 명칭이 붙여져 있다. 12경맥은 경락계통 가운데서도 아주 중요한 것으로 오장육부(五臟六腑)와 직접적인 관계가 있어서 열두장부가 십이경맥(十二經脈)을 이루고 있다.

(1) 경락의 작용

① 기혈이 운행되는 통로이다.

② 자극을 전달한다.
경락을 자극하여 멀리서 원하는 부위에 자극을 전달시키는 원격치료가 가능하다.

③ 병리 변화를 반영한다.
경락에 나타나는 압통, 단단하게 굳는 경화, 함몰되거나 변색되는 것, 불룩 나오거나 발진이 생기거나 피부껍질이 벗겨지는 것과 찌릿찌릿한 반응 등은 병리변화의 표현이다.

④ 외부로부터 병균이 침입하는 경로이다.

(2) 십이경맥(十二經脈)의 명칭

12 경맥에서 심포를 포함한 오장(五臟)에 속하는 것은 음경이고 육부(六部)에 속한 것은 양경이다. 음양표리(陰陽表裏)와 관계가 있고 상지에 미치는 것은 수경(手經)이고 하지에 미치는 것은 족경(足經)이다.

① 수태음 폐경 - 중부(中府)에서 시작하여 엄지 손가락 소상(少商)에서 끝난다.

② 수양명 대장경 - 둘째 손가락 손톱 모서리 상양(商陽)에서 시작하여 콧날개옆 영향(迎香)에서 끝난다.

③ 족양명 위경 - 양쪽 눈밑 승읍(承泣) 시작하여 둘째 발가락 발톱모서리 여태(厲兌)혈에서 끝난다.
④ 족태음 비경 - 엄지 발톱 모서리 은백혈(隱白穴)에서 시작하여 겨드랑이 아래 6늑간에 있는 대포(大包) 혈에서 끝난다.
⑤ 수소음 심경 - 겨드랑이 중앙 극천(極泉)혈에서 시작하여 새끼 손톱 모서리 소충(少衝) 혈에서 끝난다.
⑥ 수태양 소장경 - 새끼 손가락 손톱 모서리 소택(少澤)혈에서 시작하여 귀 앞 청궁(聽宮)에서 끝난다.
⑦ 족태양 방광경 - 눈물샘 근처 정명(睛明)에서 시작하여 새끼 발톱모서리 지음(至陰) 혈에서 끝난다.
⑧ 족소음 신경 - 발바닥 용천(湧泉)혈에서 시작하여 쇄골 내측에 있는 유부(兪府)혈에서 끝난다.
⑨ 수궐음 심포경 - 유두외측 천지(天池) 혈(穴)에서 시작하여 중지 손톱모서리 중충(中衝) 혈에서 끝난다.
⑩ 수소양 삼초경 - 약지 손톱모서리 관충(關衝)에서 시작하여 눈썹외측 끝 사죽공(絲竹空) 혈에서 끝난다.
⑪ 족소양 담경 - 눈 바깥쪽 동자료(瞳子髎) 혈에서 시작하여 네 번째 발톱 모서리 족규음(足竅陰)에서 끝난다.
⑫ 족궐음 간경 - 엄지 발톱모서리 태돈(太敦) 혈에서 시작하여 제 6 늑간 기문(期門) 혈에서 끝난다.

위에서 음(陰)은 경맥이 인체상(人体上)흘러가는 부위가 몸의 안쪽인 것을 말하고, 양(陽)은 인체상 외측(外側)으로 흘러가는 것을 말한다.

(3) 기경팔맥(奇經八脈)

기경팔맥은 대부분의 맥(脈)들이 십이경맥에 나온 큰 지맥(支脈)을 말하며 정경(正經)과는 달리 음양표리와 관계가 없고 일정한 소속장부가 없다.

① 독맥 - 머리・목・등의 정중선을 순행하며 전신의 양경을 총괄한다.
② 임맥 - 목・가슴・배의 정중선을 순행하며 전신의 음경을 담당한다.
③ 충맥 - 중요한 길목이라는 의미가 있고 12경맥의 중요한 길목에 있다.
④ 대맥 - 맥을 졸라매는 작용을 하며, 계륵부와 허리를 가로 한 바퀴 돌아가면서 음양의 여러 경을 다 묶었다.
⑤ 음교맥, 양교맥 - 교는 민첩하다는 뜻이며 또 발뒤축이라는 별명으로 이 두맥은 모두 양교맥 발뒤축의 양쪽에서 시작하여 안쪽 복사뼈 위로 가는 것을 음교, 바깥쪽

복사뼈 위로 가는 것을 양교라고 한다. 운동기능을 유지하며 눈을 감고 뜨는 것을 주관하다.

⑥ 음유맥, 양유맥 - 유는 얽어맨다는 뜻으로 모든 음경 사이를 운행하면서 얽어매는 것 을 음유라고 하고, 양경 사이를 운행하면서 얽어매는 것을 양유라고 한다.

(4) 경혈의 작용

경혈이 소재하는 부위에서 보면 어떤 부위에 있는 경혈이라도 그 부위의 병증에 대하여 치료작용을 가지고 있다.

경혈이 소속하는 경맥에서 보면 어떤 경맥의 경혈이라도 그 경맥에 속하는 장부의 병증에 대하여 치료작용을 가지고 있다. 또 사지와 무릎아래, 팔꿈치 아래에 있는 경혈은 머리, 얼굴, 그리고 그 외 장기의 질환을 원격치료할 수 있다.

경혈을 자극하는 방법으로는 침, 뜸의 기구를 사용하는 방법과 기구를 사용하지 않고 손으로 자극하는 방법이 있다. 팔, 다리부분의 자극은 기혈을 소통시켜 순환을 돕는다.

(5) 발과 관련된 6경맥

인체 12개의 경맥 중 발과 관련된 경맥은 족삼음경(足三陰經)과 족삼양경(足三陽經)이 있다. 족삼음경은 발에서 위쪽으로 흐르고 족삼양경은 위에서 발쪽으로 흐르는데 그 순환 경로는 다음과 같다.

1) 족양명위경(Stomach meridian)

위를 중심 장기로 하여 그 흐름에 이상이 생기면 신체의 부조화로 두통 등이 생긴다.

(1) 하지의 경혈

총 45개의 경혈 중 하지에 분포한 경혈은 그림 2-1과 같다.

이 중 상용혈은 복토, 양구, 족삼리, 상거허, 하거허, 풍융, 해계, 내정, 여태 등이다.

(2) 순행부위

눈 아래 → 얼굴 → 흉복부 → 하지 외측전면 → 둘째 발가락 외측

(3) 위의 기능

위는 음식물을 받아 소화시키는 장부로서 받아들인 음식물을 죽과 같은 상태로 변화시키는 부숙(腐熟) 관장의 기능을 갖는다.

(4) 병후

오한이 들고 하품을 잘하며 이마가 검게 된다. 다리, 복토, 슬관절의 바깥쪽 변두리와 발등이 아프며 가운데 발가락을 쓰지 못한다.

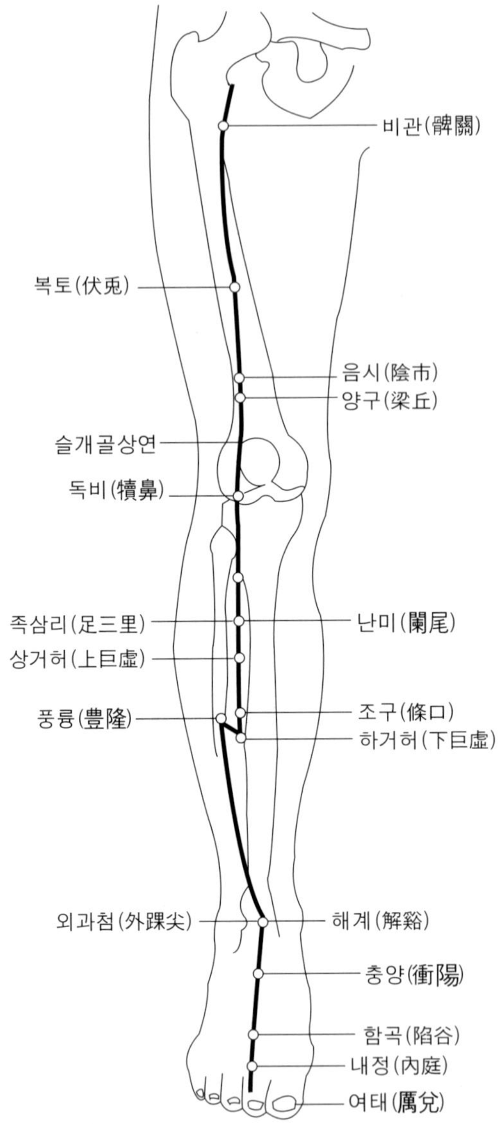

그림 2-1 하지의 족양명위경

2) 족태음비경(Spleen meridian)

비장을 중심으로 소화분비 및 정맥상태를 나타낸다.

(1) 하지의 경혈

총 21개의 경혈중 하지에 분포된 경혈은 그림 2-2와 같다.
이 중 상용혈은 은백, 태백, 공손, 삼음교, 지기, 음릉천, 혈해 등이다.

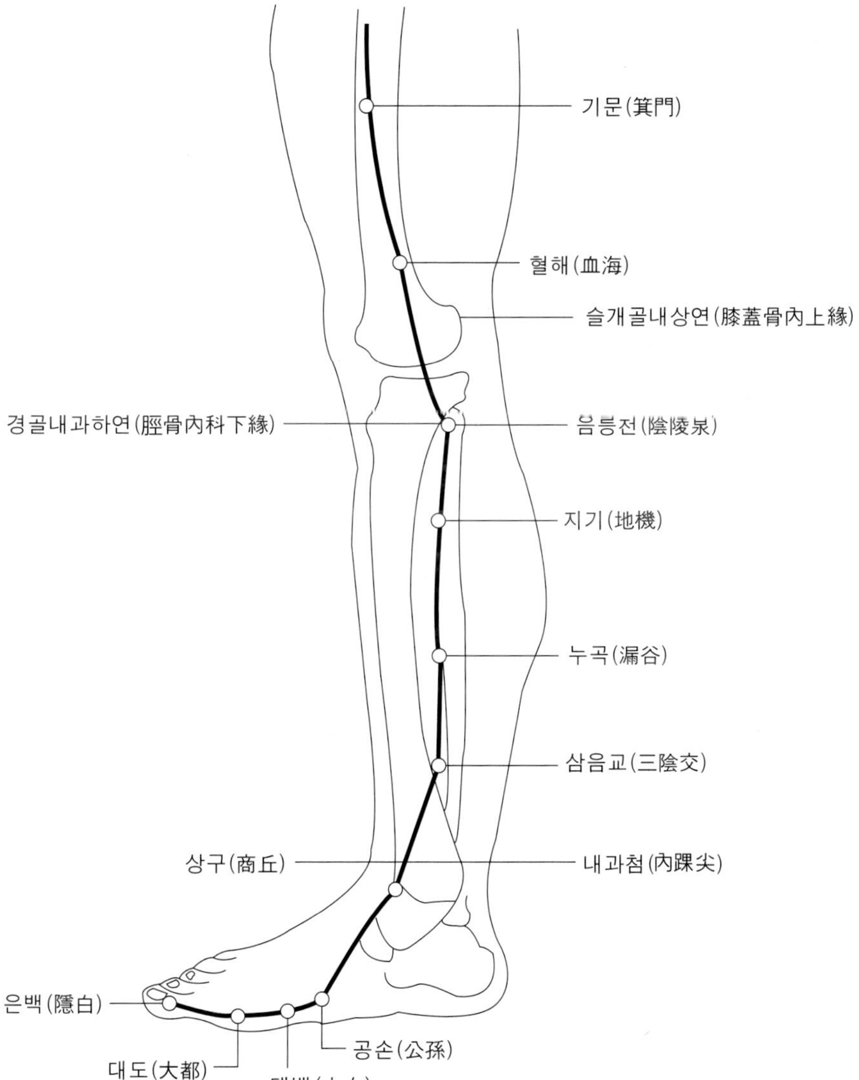

그림 2-2 하지의 족태음비경

(2) 순행부위

엄지발가락 내측 → 경골내측 후면 → 대퇴내측 전면 → 흉복부 → 겨드랑이

(3) 비(脾)의 기능

비장은 음식물의 소화작용과 영양분의 수송을 주관하는 장기이다.

또, 혈액을 주관하고 경맥을 정상 운행하게 하는 비통혈(脾統血)의 기능과 근육에 영양을 공급하며 사지에 양기를 운송하는 것을 주관하는 기능을 갖고 있다.

비장의 정기가 입을 통해서 식욕을 증진시키므로 비장 기운의 정상여부는 입술을 보고 알 수 있다. 입술이 붉고 윤기가 있으면 비의 기능이 정상이나 입술이 희고 윤기가 없거나 창백하면 비의 기능에 이상이 있는 것이다.

비장의 기운이 건전하면 의지활동이 원활해진다.

(4) 병후

혀뿌리가 굳어지고 구역질나며 헛배가 부르고 트림을 많이 한다. 소변보기가 힘들고 황달이 생기며 서기가 힘이 들고 허벅다리와 무릎이 붓고 차며 엄지발가락을 쓰지 못한다.

3) 족태양방광경(Urinary bladder meridian)

방광을 중심으로 방광 및 생식기능과 자율신경과 관계가 깊다.

(1) 하지의 경혈

총 67개의 경혈 중 하지에 분포한 경혈은 그림 2-3과 같다.

이 중 상용혈은 위양, 위중, 승산, 비양, 곤륜, 신맥, 속골, 지음 등이다.

(2) 순행부위

눈의 안측 → 목 뒤 → 요배부 → 하지 외측 후면 → 5번째 발가락

(3) 방광의 기능

방광은 수액이 머물 수 있는 곳으로 진액을 저장하고 신장의 기화작용을 통해 소변을 체외로 배설하는 기능을 갖는다.

(4) 병후

머리는 찌르는 듯이 아프고, 눈과 목이 매우 아프다. 허리가 끊어지는 듯이 아프고 고관절과 슬관절을 구부리지 못하고 오금이 오그라드는 것 같고 종아리가 찢어지는 듯이 아프다. 새끼 발가락을 쓰지 못한다.

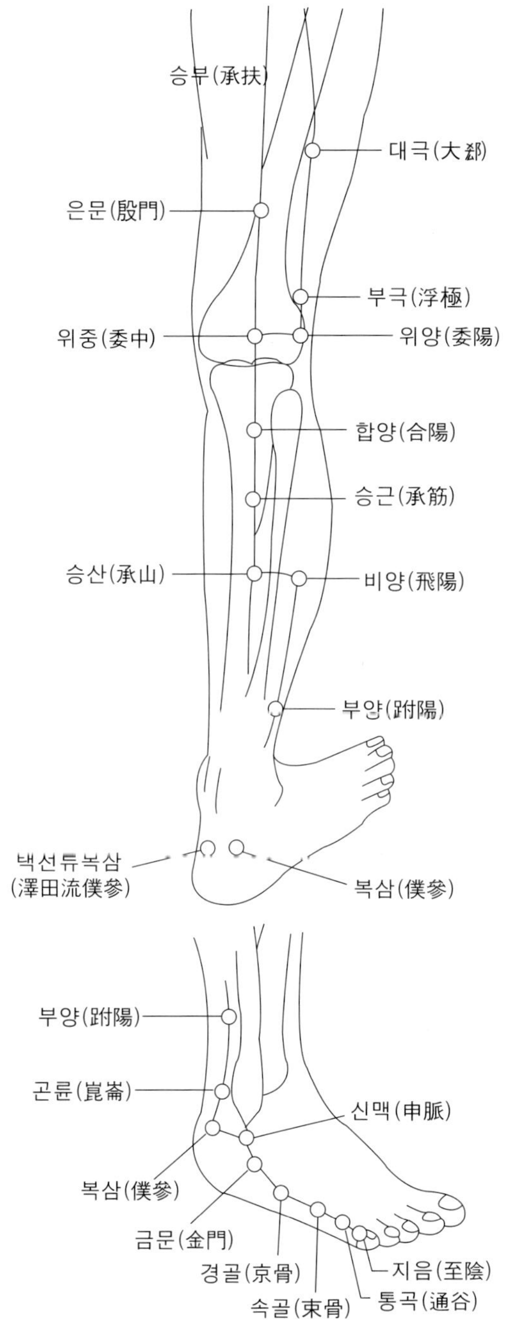

그림 2-3 하지의 족태양 방광경

4) 족소음신경(Kidney meridian)

신장을 중심으로 신장과 부신, 생식선의 증세를 나타내는 경맥이다.

(1) 하지의 경혈

총 27개의 경혈 중 하지에 분포한 경혈은 그림 2-4와 같다.
이 중 상용혈은 용천, 연곡, 태계, 대종, 조해, 복류이다.

(2) 순행부위

발바닥 중심 → 하지 내측 후면 → 흉복부 전면

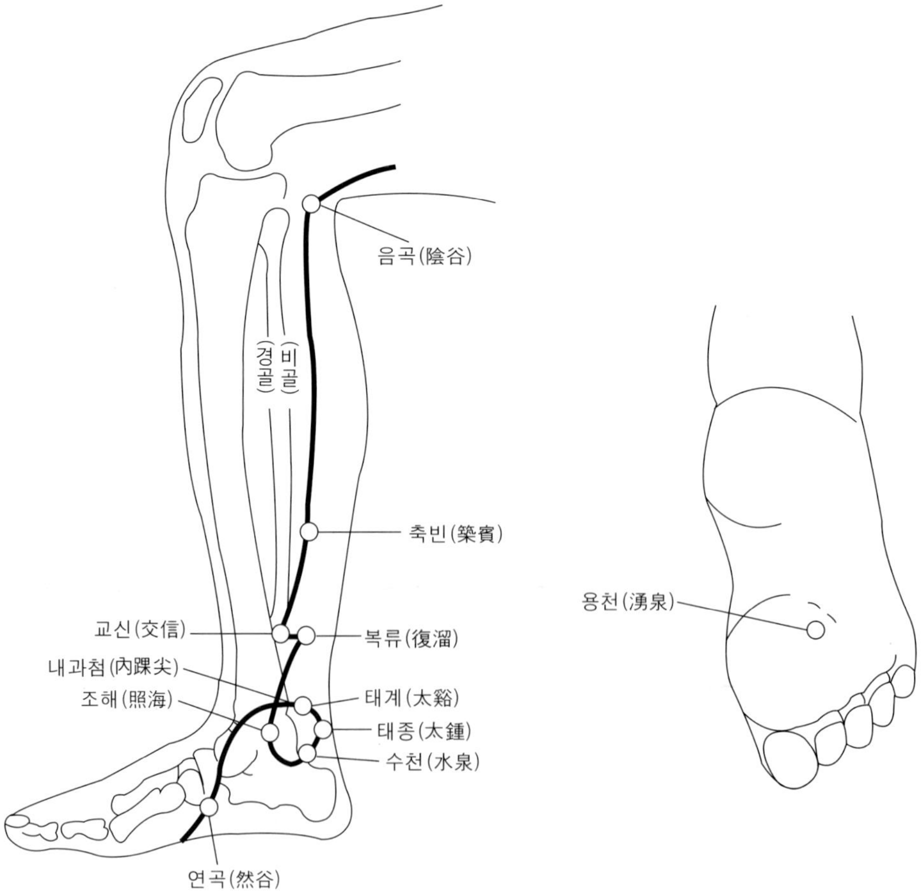

그림 2-4 하지의 족소음 신경

(3) 신(腎)의 기능

신은 정기(精氣)를 받아들여 저장한다.

체내 수액의 평형을 조절하는 기능이 있으며, 신기(腎氣)의 성쇠는 모발에 나타나고 대소변을 원활하게 하는 기능이 있다.

머리카락이 나오는 근원은 신(腎)에 있다. 신의 기가 왕성하면 머리카락이 건실하고 윤기가 나지만 신이 허하면 머리카락이 마르고 빠지거나 희어진다. 또한 신(腎)은 골수를 튼튼하게도 한다. 골격이 약하고 발육이 나쁘거나 뼈가 약해서 골절이 잘 되면 신의 정(精)이 모자란 것이다.

(4) 병후

배가 고프면서도 먹고 싶지 않고 얼굴색이 검고 광택이 없으며 가래에 피가 보이며 잘 놀라고 가슴이 뛴다. 목이 마르고, 가슴이 답답하며, 황달과 이질이 생기고, 척추와 엉덩이의 허벅다리 안과 뒤 변두리가 아프며, 다리에 힘이 없고 차며, 발바닥이 뜨겁고 아프다.

5) 족소양담경(Gall Bladder Meridian)

담경을 중심으로 담낭과 뇌신경 증세를 나타내는 경맥이다.

(1) 하지의 경혈

총 44개의 경혈 중 하지에 분포한 것은 그림 2-5와 같다.

이 중 상용혈은 풍시, 양릉천, 광명, 현종, 구허, 족임읍, 족규음 등이다.

(2) 순행부위

귀의 외곽 → 두부 → 목, 늑골, 요부 → 하지 외측 정중면 → 4번째 발가락 외측

(3) 담(膽)의 기능

담은 인체의 사유활동(思惟活動)에 중요한 역할을 하고 담기(膽氣)에는 인간의 정신 의지가 관련되어 있으므로 결단을 주관한다.

담은 간에서 만들어진 청정한 정즙(情汁)을 저장하며 배설하는 기능을 가지고 있다.

(4) 병후

입이 쓰고 가슴과 옆구리가 아파서 돌아 눕지 못한다. 심하면 얼굴에 기미가 끼고 몸에 기름기가 없으며 발 바깥쪽에서 열이 난다. 허벅다리, 무릎과 정강이 바깥쪽 절골과 외측 목사이뼈와 모든 뼈마디가 다 아프며 넷째 발가락을 쓰지 못한다.

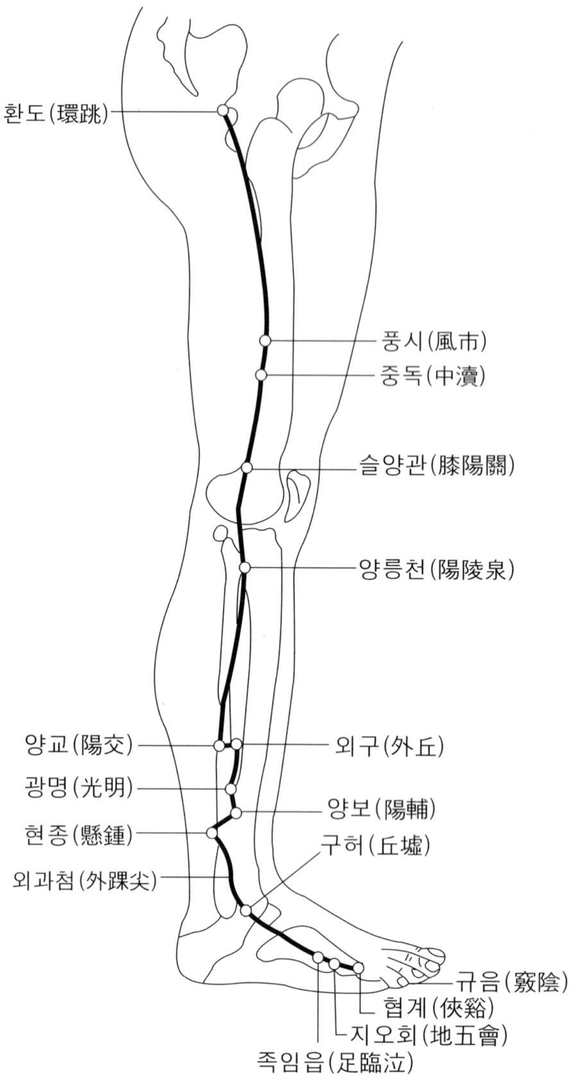

그림 2-5 하지의 족소양 담경

6) 족궐음간경(Liver meridian)

간장을 중심으로 간장 및 근골의 증세를 나타내는 경맥이다.

(1) 하지의 경혈

총 14혈 중 하지에 분포한 경혈은 그림 2-6과 같다.
이 중 상용혈은 대돈, 행간, 태충, 곡천 등이다.

(2) 순행부위

엄지발가락 외측 → 발등뼈측 전면 → 내피부 내측 정중면 → 외음부 → 늑골하

(3) 간(肝)의 기능

간은 혈액을 저장하고 혈량을 조절하는 기능이 있다. 신체의 인대는 간혈(肝血)의 자양(滋養)에 의존한다. 인대는 관절과 근육을 연결한다. 인대와 근육이 잘 수축되고 이완되어야 손발의 관절이 잘 움직일 수 있다.

간은 온몸의 기기(氣機)를 원활하게 하고 혈과 진액을 운행하는 기능이 있다. 간의 기능은 손톱, 발톱에 나타난다. 간혈(肝血)이 충족되어야 손·발톱이 맑고 단단하며 붉게 윤기가 난다. 간혈이 부족하면 손·발톱이 얇아지고 색이 탁해지며 비틀어지고 갈라진다. 간은 눈에 영향을 주며 눈물은 간에 속한다.

(4) 병후

허리가 아파서 굽혔다 폈다를 못하고 목이 마르며, 얼굴에 기미가 끼고 화색이 없어진다.

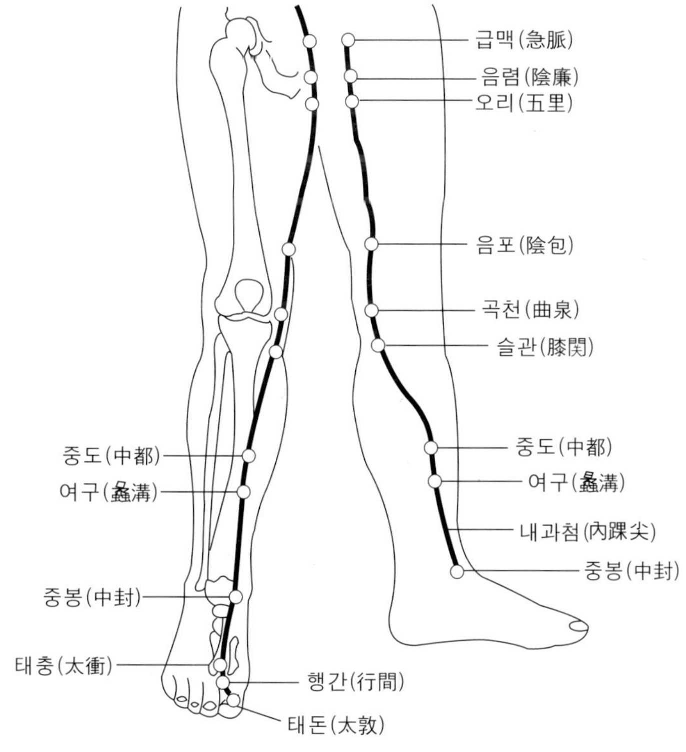

그림 2-6 하지의 족궐음간경

제3장 발관리를 위한 소독

제3장 발관리를 위한 소독

1. 발관리의 소독

발관리의 기본이 되는 발 위생은 영어로 foot hygiene이라고 한다. Hygien은 그리스 건강의 여신인 Hygieia의 이름에서 유래하는 것으로 보건과 건강에 관한 학문을 의미한다. 특히 발관리는 곰팡이균이나 바이러스, 박테리아균 이외에도 피부접촉에 의해서 또는 기구에 의한 간접적인 접촉으로 인하여 전염될 수 있기 때문에 매우 중대한 의미를 지니고 있다.

가장 흔한 예로 접촉성 피부염이나 헤르페스 등을 들 수 있으며 주사기나 상처난 피부를 통한 직접적인 접촉으로는 AIDS나 B형 간염이 전염될 수 있다.

발관리 작업을 할 때는 관리실, 장비나 도구, 작업복, 또한 우리들 자신도 항상 병원균과 접촉하는 위험을 가지고 있다. 따라서 여기서의 위생의 의의는 이런 균의 번식이나 만연을 방지하고 고객 및 우리들 자신을 세균으로부터 지키는 것이다.

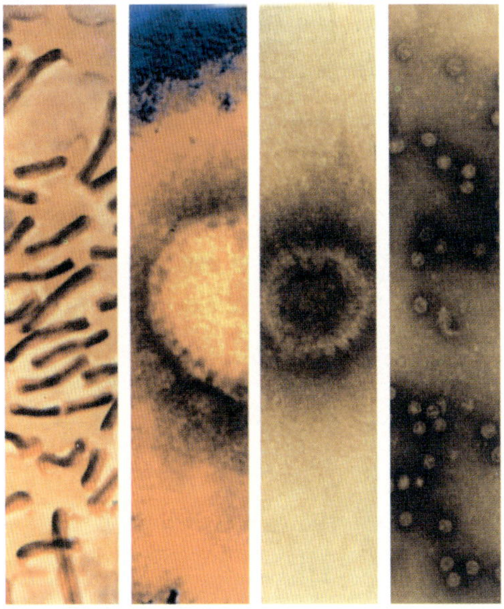

그림 3-1 각종 병원균

1) 균의 확산을 촉진하는 요인

① 불충분한 손 소독
② 작업복 불결
③ 폐기물의 부적절한 처리
④ 멸균이 불가능한 기구의 사용

2) 균의 확산을 막기위한 수칙

① 머리모양은 청결하게
② 일회용 마스크 사용
③ 작업시에는 장신구 제거
④ 위생복을 자주 교환
⑤ 더러워진 타올이나 위생복을 살균 소독
⑥ 기구 청결 보존, 소독 철저히
⑦ 상황에 따라 일회용 장갑 사용

3) 발관리분야의 위생

(1) 살롱내의 병을 일으키는 병원균

① 곰팡이류
② 효모(칸디다)
③ 사상균

위의 것들은 모두 포자를 형성한다. 따라서 이러한 포자는 물리적, 화학적 변화에 강하다. 따라서 균을 멸균시키기가 어렵다.

④ 박테리아
⑤ 바이러스

(2) 발관리사의 개인 위생

① 깨끗한 유니폼을 입는다.
② 1회용 마스크를 한다.
③ 오염된 타올은 뚜껑있는 통에 넣는다.
④ 장비와 도구들은 사용 전에 위생처리한다.
⑤ 깨끗한 용구 서랍에 더러운 기구들을 넣어두지 않는다.
⑥ 서랍, 캐비넷 도구를 깨끗하게 한다.

⑦ 손에 상처가 나지 않게 한다.
⑧ 감기 등의 질환을 앓고 있을 때에는 작업을 중지한다.
⑨ 손씻는 수돗물이 가까이 있어야 한다.

(3) 작업장

① 벽, 천장, 바닥, 장비는 먼지가 없어야 하고 닦을 수 있어야 한다.
② 작업장은 밝고 따뜻하고 환기가 잘 되어야 한다.
③ 배관이 잘 되어야 한다.
④ 모든 쓰레기는 청소 후 뚜껑있는 용구에 담는다.
⑤ 마스크를 착용한다.
⑥ 바닥에 떨어진 물건은 반드시 소독하여 사용한다.
⑦ 발관리에 사용하는 족탕기, 각탕기, 스파 등은 사용후 반드시 소독한다.
⑧ 발판
⑨ 그라인더
⑩ 족문기
⑪ 버퍼
⑫ 손소독, 발소독

4) 소독에 관한 용어

무균상태	균이 없는 상태
방부처리	미생물의 취입·발생·번식을 막아 물체를 썩지 못하게 함
살균	병원체나 비병원균을 사멸함
소독	약물이나 열 따위로 병원균을 죽이거나 약화시킴
멸균	약품이나 열 따위로 모든 균을 완전히 죽임
오염	더럽게 물듬
저항력	인체에 병균이 침투해도 항체 때문에 발병하지 않는 힘
독성	독이 있는 물질

2. 소독이란

1) 오염된 병원체 미생물을 제거하든지 죽여 없애는 것을 말한다.
2) 병원균이나 비병원균 모든 미생물을 일시적으로 소독하는 것을 살균소독이라 하고 병원균이나 비병원균 모든 미생물을 영구적으로 소독하는 것을 무균완전 소독이라 한다.

소독은

① 일시적 소독과
② 완전 소독으로 나뉜다.

3. 소독법의 조건

① 소독작용은 짧은 시간에 확실하고 효과가 있어야 한다.
② 소독하는 사용법이 간편하여야 한다.
③ 물품은 상하지 않아야 한다(농도표시 등 규칙을 준수할 것).
④ 인체에 유해하지 않아야 한다.
⑤ 소독제의 원료는 값이 싸고 풍부해야 한다.
⑥ 소독할 물건과 소독약 사이에 충분한 접촉을 해야 한다.
⑦ 농도 표시를 정확히 알아야 한다.

4. 소독법의 종류

1) 물리적 소독법 : 저온살균법, 자비소독, 증기소독, 쉼멜부시소독, 건열멸균법, 소각화염법, 자외선소독법
2) 화학적 소독법 : 승홍수, 석탄탄수, 크레졸수, 포름알데히드, 알콜, 계면 활성제(비누), 과산화수소

1) 물리적 소독법

(1) 저온살균법

파스퇴르 저온살균법은 프랑스의 세균면역학자 파스퇴르가 고안한 것이며 주로 우유의 살균소독에 이용한다.

① 방법: 63℃~65℃로 30분 동안 습도와 열을 가하면 결핵균, 콜레라균, 연쇄상구균 등 유해한 균들이 사멸한다.

② 장점: 우유의 경우 영양소를 잃지 않으면서 제맛을 낸다.

③ 단점: 비병원성인 부패균을 죽이지 못하므로 부패하기 쉬워서 꼭 냉장고에 보관해야 한다.

(2) 자비소독

① 물 100℃에서 약 6분 동안 끓이면 병원균이 사멸하는 간단한 방법이다.

② 끓여도 상하거나 변하지 않는 물건을 물 속에 담그고 물이 끓은 후 10분 동안이면 소독되지만 멸균에는 100℃에서 30분이 필요하다.

(3) 증기소독

① 유통증기에 의한 방법과 고압증기에 의한 방법 등이 있는데 이것은 증기로 세균을 사멸시킨다.

② 유통증기소독은 끓이는 것으로 적당치 않은 것을 증기를 발생하는 공기 안에 넣고 증기를 끓이면 100℃로 끓이는 것과 똑같은 효과가 있다.
이런 경우 위의 증기는 한쪽으로 빠져나가는 유통증기로 소독 내의 압력을 상승시키지 않는다.

③ 고압증기 소독에서 증기의 온도는 압력이 높을수록 높아진다. 1기압에서는 100℃, 2기압에서는 120℃가 된다.
긴파장 전기를 써서 짧은 시간으로 소독을 실시하는 방법이며 보통 고압 증기솥을 사용하며 120℃에서 20분간 소독한다.

(4) 쉼멜부시소독

① 금속제의 원통상의 뚜껑이 있는 용기로 벽은 이중으로 되어 있으며 외벽을 회전시켜 내벽의 구멍을 여닫을 수 있게 되어 있다.

② 소독할 때에는 내벽의 구멍을 열어서 증기에 의해 소독이 되게 한다.

(5) 건열멸균소독

① 건조한 열에는 160℃에 30분 동안 이라야 멸균이 될 수 있다.

② 건열 멸균기를 사용하여 160℃가 되고 나서 30~40분 동안 그 온도를 유지한다.

표 3-1 독일의 소독의 용재

	발관리사의 손소독, 고객의 발소독	Desmanol® im Wandspender★ Einwirkzeit : 3mL-30Sek
	관리사의 가운소독	Kodan® Tinktur Fortr Einwirkzeit : 2%-1Std. 4%-15Min
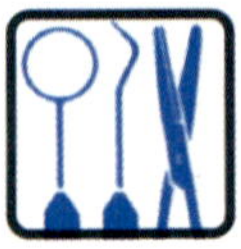	가구소독	Lysetol® Med Einwirkzeit : 2%-1Std. 4%-15Min
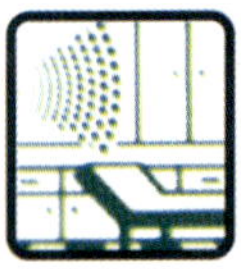	침대 및 장비소독	Sagromed® HBV Pump-Spray Einwirkzeit : 30Sek. SAGROTAN® Med Einwirkzeit : 1%-1Std.
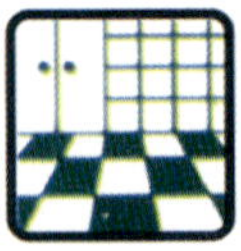	바닥소독	SAGROTAN® MED Einwirkzeit : 1%-1Std.

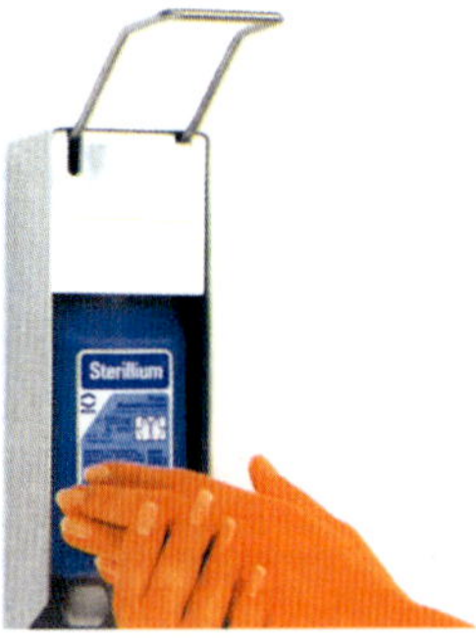

손소독

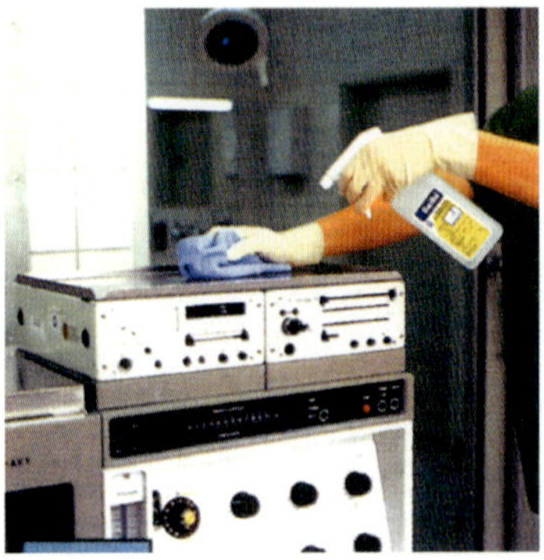
장비소독

(6) 소각화염소독법

① 전염될 우려성이 있는 물건은 태워 버리는 것이 가장 철저한 방법이다.
② 주로 전염병 환자의 대소변, 토사물, 쓰레기 등이다.

(7) 자외선 소독법

자외선 램프를 사용하여 인공적으로 쏘이게 해서 살균한다. 간단하고 편리하다.

2) 화학적 소독법

(1) 승홍법(sublimate solution)

승홍을 소독용으로 1~0.05% 용액으로 소독한다.
① 장점: 강한 소독력이 있고 냄새가 없으며 값이 싸다.
② 단점: 독성이 강하며 금속을 부식시킨다.
③ 사용시 주의점:
- 독성이 강하므로 식기와 장난감, 음료수의 소독은 금한다.
- 금속성 소독은 적합지 않다.
- 단백질은 급히 응고시키므로 내부까지 침투못한다.

④ 소독할 수 있는 물건: 병원체가 발견된 손과 발, 의류, 헝겊, 도자기, 유리, 목재, 가죽 등이다.

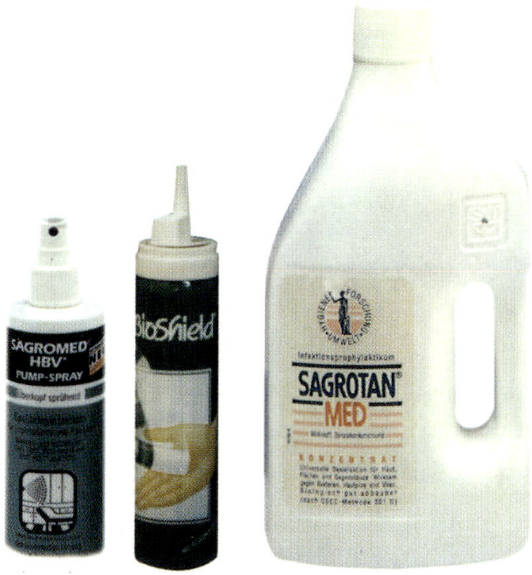

그림 3-2 소독제의 종류

(2) 석탄탄수(페놀수/phenol/C_5H_7O)

① 무색이며 40℃ 이하에서 페놀수라는 것이 결정된다.

② 보통 소독에는 비교적 값싼 소독용으로 사용하며 손소독은 3%, 기물 그 밖의 소독은 5%이다. 이 소독 방법은 거의 모든 경우에 사용하지만 음료수와 서적의 소독에는 쓰이지 않는다.

③ 장점: 값이 비교적 싸고 오래 두어도 화학적 변화가 작으며 단백질을 응고시키지 않는다.

④ 단점:

- 세균에 대하여 소독이 강하나 바이러스균에 대해서는 비교적 약하다.
- 낮은 온도에서는 효력이 약하며 또 냄새가 난다.

(3) 크레졸수

① 3~5%의 크레졸 비누물의 수용액이며 사용의 범위는 석탄탄수와 같다. 1~2%의 크레졸수는 의류, 헝겊, 솔, 가죽, 화장솔 등의 소독에 사용한다.

② 장점: 응용범위가 넓고 여러 가지 세균에 효력이 있으며 소독력이 강하지만 독성이 있다.

(4) 포름알데히드

포름알데히드는 자극성이 있는 무색의 기체로 37%의 용액을 포르말린(formalin)이라 한다.

메틸알콜을 산화하여 만드는 자극성이 강한 냄새를 갖고 있다. 주로 실내, 기구, 밀폐된 방, 차, 서적, 고무, 가죽 등에 사용한다.

① 장점: 넓은 장소의 소독에 적합하다.

② 단점: 냄새가 강하고 피부 점막에 강한 자극을 준다.

5. 소독액의 종류

1) 손 소독액

세균, 피부에 대한 효과는 뛰어나며, 피부감촉이 좋고, 자주 사용해도 알레르기를 일으키지 않는다. 발의 위생을 위한 소독을 할 때, 작은 곳의 소독에 편리하다.

2) 발 소독액

발의 피부진균이나 세균에 대해 효과적인 분무제(가스를 사용하지 않는다). 재감염을 방지하고, 땀을 억제하며, 방취효과가 있다. 발, 양말, 신발 등에 뿌린다.

3) 바닥 소독제

주로 관리실 바닥, 작업테이블, 족대(足臺) 등의 소독에 사용한다. 바이러스, 효모균, 진균에 대해 효과가 있고, 발의 위생용 기구의 소독에도 사용할 수 있다.

4) 만능 소독제

기구 소독에 사용한다. 또 용기에 스프레이해서 발 소독, 살균 등에 사용할 수 있다. 기타, 실내 공기의 정화에도 사용할 수 있다.

5) 기타 소독제

바닥이나 벽등 평면이라면 어디라도 사용할 수 있는 세정 및 소독제로 세균, 피부진균도 죽인다.

6) 멸균법

(1) 모든 미생물을 사멸시켜, 무균상태로 만드는 처리, 대상물에 따라 다음과 같은 방법이 있다.
 ① 기체적 방법
 ② 파기 및 연소가 가능한 물건은 소각한다.
(2) 건조 및 180℃의 열풍으로 열풍멸균기를 사용한 멸균법(10분에 세균은 사멸한다).
(3) 고압증기 멸균법 또는 134℃의 고압증기 멸균기를 사용하는 방법.

6. 소독기 종류

용액을 사용한 소독에 이용하는 겹유리그릇 2개의 높은 통와 덮게용의 낮은 통 1개 세트, 2개의 깊은 통은 물기를 빼기 위한 밑바닥이 철사 손잡이로 집어 올릴 수 있도록 되어 있다. 3개의 소독기는 덮개용의 낮은 걸름통을 위로 하여 빈틈없이 겹쳐질 수 있도록 되어 있다.

1) 크리스탈 멸균기

① 온도표시가 붙어 있다.
② 외벽이 뜨거워지지 않는다.
③ 장시간 사용에 적합하다.

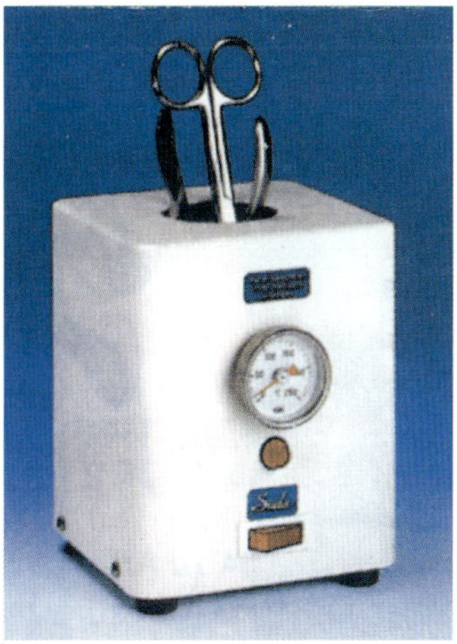

그림 3-3 크리스탈 소독기

용기 안에 크리스탈을 집어 넣고 온도를 약 220~250℃로 가열시켜 이 안에 멸균할 도구를 꽂아두기만 하면 된다. 이때 주의할 점은 기구를 너무 오래 용기 안에 담가 두면 기구가 손상될 수도 있다.

용기 안에 넣어서 소독하는 시간은 예를 들어 Fraser(프레져)는 10초를 넘기지 않도록 유의하여야 한다. Nagel zange(나겔창에)는 30초 정도 담가두면 된다. 이 기구는 15분 후에 가열이 되고 장시간 사용할 때 적합하다. 이 기계에 사용되는 크리스탈은 반영구적으로 쓰이므로 분실하지 않으면 언제나 반복해서 쓸 수 있는 장점이 있다.

2) 열풍멸균기

조작이 간단하고 장소를 차지하지 않는 열풍 멸균기, 금속, 유리, 도기, 석기, 유기질 물체의 처리에 적합하다. 측면벽의 가열관에 의해 내부는 균일하게 가열된다. 180℃의 열풍에 의한 멸균처리를 한다. 타이머가 붙어 있어, 스위치를 켜면 전자동 조작으로 멸균처리가 시작되고, 소독이 끝나면 자동적으로 전원이 꺼진다. 내부 온도는 온도계에 표시되어, 자동온도 조절장치를 돌려 온도를 조절할 수 있다.

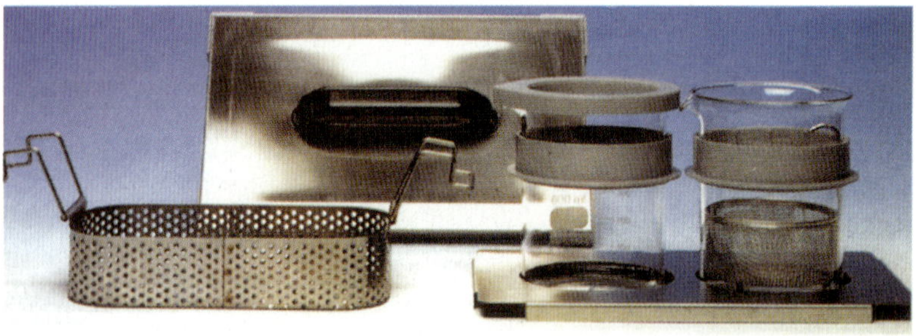

그림 3-4 알콜 소독기

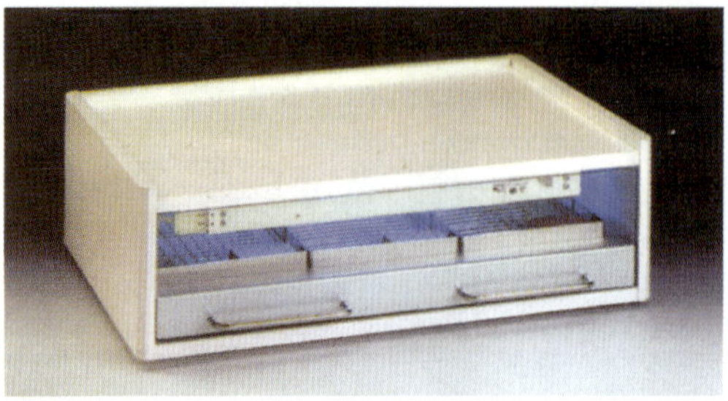

그림 3-5 자외선 살균기

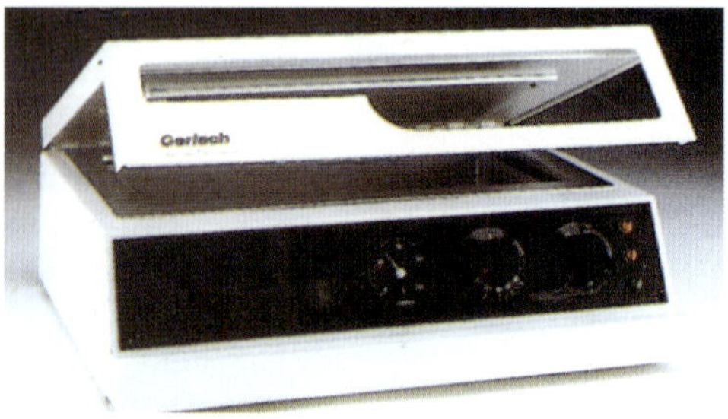

그림 3-6 건열 멸균기

제4장 발의 질환 및 기형

제4장 발의 질환 및 기형

1. 발의 질환

1) Buerger's 질환 (버거씨병, 폐색성 혈전 혈관염 : Thromboangiitis obliterans)

버거씨병 혹은 폐색성 혈전 혈관염이란 말초동맥이나 정맥의 염증으로 인해 국소빈혈이 일어나고, 그 부위에 혈전(thrombus)이 형성되어 결과적으로는 혈관폐색이나 말초순환 부전을 유발하여 궤양과 괴사를 초래하는 질환을 말한다

주로 담배를 많이 피우는 20~40대의 남성들에게서 발병률이 높다.

(1) 원인

흡연과 밀접한 관계가 있으며, 이는 죽상경화증으로 인해 혈전증, 즉 사지의 동맥이나 정맥에 blood-clot(혈액응고 덩어리)을 만들어 혈액순환을 어렵게 하는 증상이나 염증성 진행으로 인해 혈관 변화를 일으키는 경우이며, 흔히 동맥을 침범한다.

(2) 증상

① 버거씨병의 주 증상은 동통(pain)이다.

② 간헐적 파행증(intermittent claudication)이 발목 부위에서 흔히 나타나며, 병이 진행되면서 국소빈혈이 심해지면 밤에 잘 때나 휴식 시에도 심한 동통이 생기는 안정시 동통(resting pain)이 발생한다.

③ 발을 찬 곳에 노출시키면 청색증(cyanosis)과 무감각(numbness), 작열감(burning sensation)이 나타난다.

④ 버거씨병의 말기에는 발가락의 피부는 창백해지고(pallor), 차며(cold), 청홍색으로 변하며, 하지를 올려도 피부색은 변화지 않는다.

⑤ 대퇴동맥과 후경골 동맥, 요골 동맥의 맥박이 없어질 수도 있다. 이런 대상자는 손톱이나 발톱 주위에 궤양이 생겨 잘 치유되지 않으며 괴사되어 심한 동통을 호소하며 심할 경우 절단하는 경우도 있다.

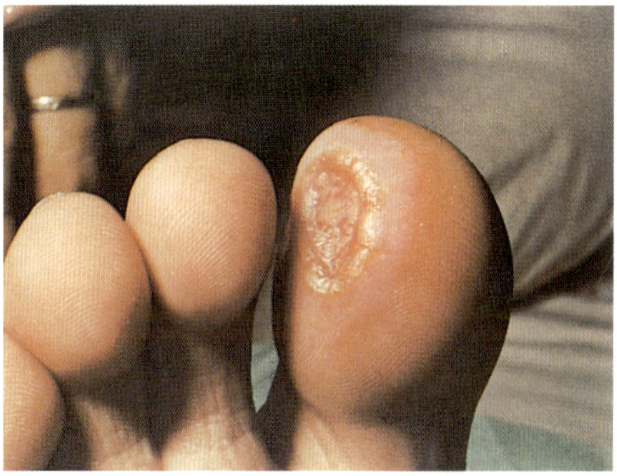

그림 4-1 발가락 궤양

(3) 관리 방법

① 가장 효과적인 치료이자 관리방법은 금연이다. 금연을 하면 혈관 수축을 방지할 수 있기 때문이다.

② 사지의 혈액순환을 증진시키고, 질병의 확산을 예방하며, 팔, 다리를 외상과 감염으로부터 보호해야 한다.

③ 혈관 확장제는 거의 사용하지 않는다. 왜냐하면, 혈관 확장제가 건강한 혈관의 확장만을 초래하여 부분적으로 폐쇄된 혈관 부위의 혈액순환을 오히려 감소시켜 증상을 악화시킬 수 있기 때문이다.

④ 사지의 혈액순환 증진과 동통을 줄이기 위하여, 또한 말초혈관 수축을 감소시키기 위해 교감신경 절제술을 실시한다.

⑤ 발에 괴사가 진행되고 있거나, 염증이 심할 경우에는 하지 절단술을 할 수도 있다. 그러므로 대상자가 금연을 할 수 있도록 도와주어야 한다.

⑥ 발 관리를 받기 전에 질병 관리부터 하도록 한다.

2) 정맥 혈전증(Venous thrombosis)

(1) 원인

혈액의 정체, 정맥혈관의 손상, 혈액응고 장애 등을 원인으로 들 수 있다. 이 세 가지 요인 중 두 가지 요인이 있으면 혈전이 형성된다.

사지마비, 마취, 심부전이나 shock은 혈액의 정체를 유발하며, 골절이나 탈구(dislocation)후의 혈관손상이나 정맥 질환은 정맥 벽의 손상을 초래하고, 경구피임약 복용이나 혈액질환은 혈액응고 장애를 초래한다.

정맥혈전증은 정맥의 어느 혈관에서나 발생하지만 하지정맥에 가장 빈번히 발생한다. 즉 다리의 표재성 정맥에는 복재정맥(saphenous vein)이 가장 흔히 침범되고 심부정맥 중에서는 장골정맥, 슬와정맥, 종아리정맥(calf veins) 등에서 가장 잘 발생한다.

(2) 증상

① 하지의 정맥 혈전증의 50% 정도는 무증상이며, 그 외 증상으로는 정맥의 혈액순환을 방해하여 부종과(edema) 종창(swelling)을 나타낸다.

② 하지에 열감이 있으며, 표재성 정맥은 튀어나온다.

③ 압통(tenderness)이 나타난다. 즉 Homan's sign 이 있다.
발을 힘껏 배굴(dorsal-flexion) 시켰을 때 종아리에 날카로운 동통을 호소하는 Homan's sign이 나타난다.

(3) 관리 방법

관리방법으로는 안정시켜주고, 다리를 높여주고, 탄력스타킹을 착용한다.

① 안정요법(Bed Rest)

정맥 혈전증이 발생한 후 5~7일간 안정을 취하도록 한다. 이 기간은 혈전이 정맥벽에 날라붙는데 필요한 시산이기 때문에, 침상안성을 함으로써 색선(embolus)을 예방하기 위함이다.

② 하지 상승(Leg Elevation)

체위는 환자의 발이나 하지를 심장 높이 보다 높이도록 해야 한다. 왜냐하면 하지상승은 표재성 정맥과 경골정맥(tibial vein)의 혈액이 빠른 속도로 비워지고 시원하게 되기 때문이다. 또한 정맥의 혈류를 증진시키기 위해 장딴지 근육을 이용한 운동을 권한다.

③ 탄력스타킹(Elastic Stocking)

탄력스타킹 착용은 주위를 고르게 압박하고, 하지의 표재성 정맥의 직경을 감소시켜 심부정맥의 흐름을 증가시킨다. 탄력스타킹을 잘못 착용하면 지혈대 역할을 하여 오히려 혈류를 방해하므로 주의해야 한다. 이런 경우에 스타킹은 혈전 예방이 아니라 혈액의 정체를 초래할 수 있다.
탄력 스타킹을 짧은 간격으로 하루에 두 번씩 잠깐 동안 벗었다가 신는다. 탄력스타킹을 벗고 있는 동안 피부자극과 종아리 압통 등을 관찰해야 한다.

3) 하지궤양(Leg ulcers)

(1) 원인

하지 궤양의 가장 흔한 원인은 정맥이나 동맥의 혈관 부전증이다.

염증성 괴사조직이 헐면서 생기는 하지궤양은 약 70%가 정맥류나 정맥염 후에 발생하며, 나머지 30%는 화상, 빈혈, 신경장애 등으로 인해 발생한다.

(2) 증상

일반적인 증상으로는 동통, 피로감, 중압감, 다리의 종창 등이다. 하지궤양 자체는 개방성 상처(open wound)로 보이며, 배액이 있거나 진한 색깔의 딱지(dark crust)로 덮여 있다.

(3) 관리 방법

① 상처 회복

상처 회복을 촉진시키기 위해 상처 부위를 깨끗이 보존한다. 중성 비누와 미지근한 물로 조심스럽게 씻어 낸다.

오염을 예방하기 위해 무균처치를 한다. 다리에 다른 물질이 닿지 않도록 하며 열로 인해 혈관이 확장될 수 있기 때문에 뜨거운 pad, 뜨거운 물병, 뜨거운 물 목욕 등은 피하도록 한다.

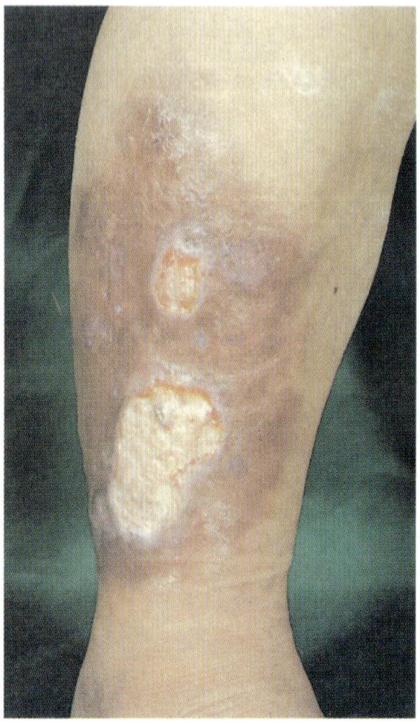

그림 4-2 하지 궤양

② 조기 보행 훈련

보통 초기에는 상처회복을 촉진시키기 위해 신체의 움직임을 제한시킨다. 감염 상태가 좋아지거나 상처회복이 시작되면 점진적으로 조기보행(early ambulation)을 시작하여 서서히 증가시킨다.

③ 적당한 영양 섭취

상처 회복을 촉진시키기 위해서는 고단백, 고비타민, 고철분 식이를 투여한다.

대부분 말초혈관 문제를 갖고 있는 노인들이 대상자들인데, 이들은 빈혈이 많기 때문에 철분섭취가 필요하다. 식단 작성은 대상자와 가족의 생활 양식과 문화적 수준에 따라 다르게 작성되어야 한다.

④ 동통관리

대상자의 운동력을 증진시키기 위해서는 필요시 진통제를 투여한다. 말초혈관 질환의 동통은 흔히 만성적이므로 비마약성 진통제를 사용하여 약물 의존성을 피해야 한다.

진통제는 계획된 운동을 시작하기 전에 투여하여 보다 편안하고 안락하게 운동할 수 있도록 도와준다.

4) 정맥류(Varicose Vein)

(1) 원인

정맥류는 하지정맥이나 복재정맥에서 가장 잘 발생하는데, 정맥판막의 기능부전으로 인해 정맥혈이 정체되어 정맥이 확장되고 비틀려 검은 색으로 돌출 된 상태를 말한다.

하지의 정맥류는 5사람 중 1명 꼴로 나타나며, 남성보다는 여성에게서 많이 나타나고, 특히 오랫동안 서있는 직업을 가진 미용사나 피부관리사, 간호사, 치과의사, 지휘자(conductor) 등에게서 가장 빈번하게 발생한다.

또한 임신이나 비만 등으로 인해 복부의 압력이 증가한 경우에도 잘 발생하며, 선천적으로 정맥벽이 약한 사람도 쉽게 정맥류가 발생하며 가족력이 있다.

(2) 증상

① 표재성 정맥(superficial vein)만 영향을 받았을 경우

외관상 정맥의 확장을 나타내며 둔한 동통(dull pain), 근육경련(muscle cramps), 하지근육의 피로, 발목부종, 하지의 중압감, 야간성 경련(nocturnal cramps)도 흔한 증상이다.

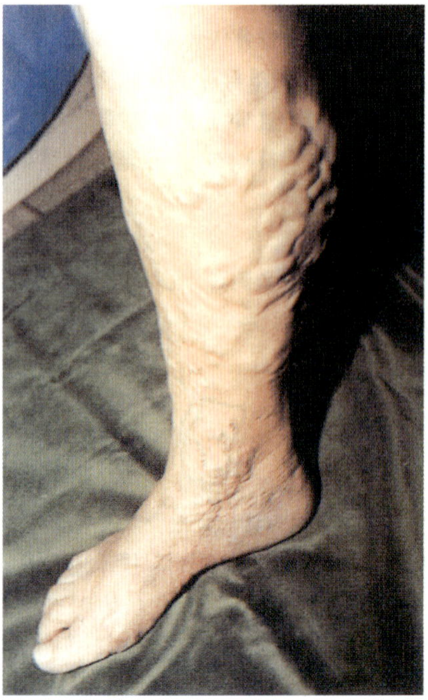

그림 4-3 다리의 정맥류

② 심부정맥(deep vein) 폐색으로 인해 정맥류가 발생한 경우

만성정맥 폐쇄부전증의 증상인 부종, 동통, 색소침착, 궤양 등의 증상이 나타나며 손상과 감염에 대한 민감성이 증가한다.

(3) 관리 방법

① 식이요법

섬유질이 많은 야채를 섭취하여 비만증과 변비를 예방하며, high protein, high vitamin diet를 한다.

② 피부관리

피부는 탄력성을 유지해야 하며, 발은 부드럽게 중성비누로 닦은 후, 문지르지 말고 두드려 말린 후 로션이나 oil을 발의 건조한 부분에 바르도록 한다.

③ 체위(position)

복압을 감소시키고 정맥귀환을 촉진하기 위해서는 오랫동안 앉아 있거나, 서 있는 것을 피해야 한다. 의자에 앉을 때는 두 다리가 바닥에 닿을 수 있도록 하며, 다리를 꼬고 앉지 말고, 슬와 부분에 압력이 가해지는 것을 피하는 자세이어야 한다.

④ 탄력 붕대 착용

꼭 끼이는 옷은 피해야 하며, 탄력붕대(elastic bandage)나 탄력스타킹은 침대에서 일어나기 전에 미리 착용해야 하지로 혈액이 몰리는 것을 예방할 수 있다.

착용 방법은 발끝에서부터 위로 올리면서 신는데, 아래쪽 다리부터 충분하게 지지하면서 점점 무릎, 대퇴, 서혜부 부분으로 압박을 가한다.

발목은 스타킹이나 붕대를 감기 전에 정맥귀환을 촉진하도록 몇 번 운동을 해준다. 대상자는 매시간 잠깐씩이라도 걸어야 하며, 증상에 따라 하루에 4~6번 정도 심장보다 다리를 높게 해주어야 한다.

5) 림프부종(Lymph edema)

(1) 원인

림프부종은 림프관의 폐쇄로 인해 발생하는 림프결절의 종창을 말한다. 이로 인해 림프액의 순환부전이 발생하고, 림프관의 압력이 상승하여 림프액이 역류하게 된다. 또한, 림프관 판막의 손상이 나타나며, 조직에 단백질 농도가 상승하여 부종이 생긴다.

림프부종의 원인은 림프계의 외상, 종양, 림프관염 등의 후천적인 원인과 선천적으로 림프계가 발달되지 않아서 유발될 수 있다.

(2) 증상

① 서서히 증상이 나타난다.

처음에는 하지에 부종이 발생하고 하지를 올리면 부종이 사라진다.

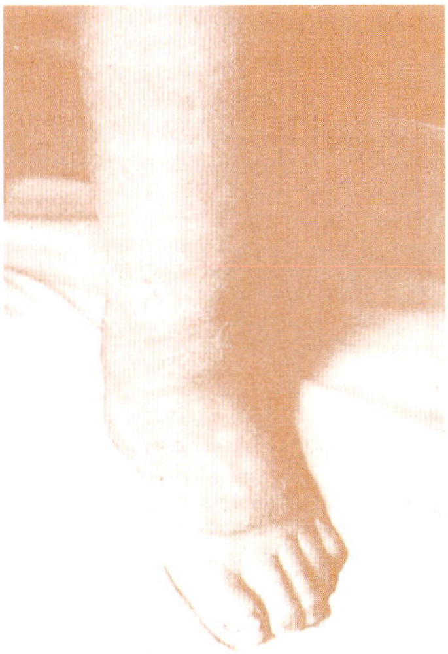

그림 4-4 림프부종

② 후기에는 섬유화가 되어 손가락으로 눌러도 요흔(凹痕)이 생기지 않고, 하지를 올려도 부종은 그대로 남아 있게 된다.

③ 피부는 두껍고 거칠어지며, 단단해지는 상피증(elephantiasis)도 생기게 된다.

(3) 관리 방법

① 이환 된 사지에서 매일 맥박을 재고 피부색의 변화나 피부온도를 사정한다.

② 이환 된 사지는 잠자는 동안은 물론 하루에도 여러 번 상승시키도록 교육한다.

③ 오랫동안 서 있는 자세는 위험하므로 피하도록 한다.

④ 림프배액을 위한 사지의 정확한 마사지 방법을 시범으로 보여주며, 발가락부터 서혜부의 림프결절 방향으로 부드럽게 마사지한다.

⑤ 탄력스타킹은 다리에 꼭 맞는 것을 선택하고, 적절하게 신는 방법도 알려준다.

⑥ 식이요법은 수분이 정체되는 것을 예방하기 위하여 저염식이를 하도록 한다. 또한 부종을 감소시키기 위하여 이뇨제를 투여할 때는 potassium 손실을 보충해 준다. 비만증은 복압을 증가시켜 림프액의 순환을 방해하므로 저 칼로리식이를 한다.

⑦ 이환 된 사지의 피부와 손·발톱의 위생적인 관리가 필요하다. 즉 감염을 유발하는 외상을 피하도록 한다.

⑧ 규칙적으로 운동해야 하며, 자신의 체형변화로 인한 감정을 조절해 주도록 한다.

6) 통풍(Gout)

(1) 원인

통풍이란 엄지발가락의 심한 동통을 호소하는 질환을 말하는데, 이는 요산 결정체의 축적으로 인한 관절의 염증이 원인이다.

① 원발성통풍(primary gout)

요산의 혈중 농도가 높아지는 것으로 남자에게 주로 발생하며 가족력이 있다.

② 속발성 통풍(secondary gout)

백혈병, Hodgkin's 병, 골수종과 같은 세포증식이 빠른 질병에 의한 것이 많으며, 이 외에도 알코올, 기아, 건선, 유육종증(sarcoidosis)이 원인일 수도 있다.

(2) 증상

① 무증상성 고요산혈증

관절 증상이 없으며 통풍결절(tophi)이나 칼슘성분의 신장결석이 형성되며, 약 15%의 환자에게서 통풍성 관절염이 나타난다.

발생은 20~30대에 많고 관절염보다 신장결석이 먼저 나타나는 경우도 있다.

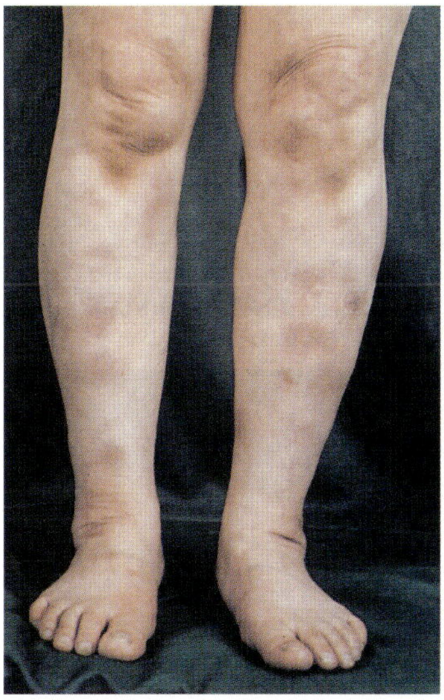

그림 4-5 통풍성 관절염으로 인한 결절성 홍반

② 급성 통풍성 관절염

엄지발가락의 심한 동통을 호소한다. 수술, 과음, 작은 외상 등이 동통을 유발시킨다. 처음에는 야간에 동통이 발생하며, 심한 관절염 증상을 보이다가 나중에는 침구에 눌리는 정도로도 심한 통증을 호소한다.

관절의 부종, 발적, 압통이 심한 다발성 관절염과 발열이 나타난다.

③ 간헐기 동통

급성 통풍 발작후 대부분 1년 이내에 재발하지만, 어떤 경우에는 10여년간 무증상의 간헐기가 지속되기도 하며, 7% 정도는 재발되지 않는다.

두 번째 나타나는 엄지발가락의 동통은 처음보다 더 심하거나 오래 지속되며 열을 수반한다.

④ 만성결석형(tophaceous)통풍

통풍을 치료하지 않은 채 진행시키면, 여러 관절에 "tophi"를 형성한다.

연조직에 발생하는 "tophi"는 희고 요산 나트륨 결정체를 포함하고 있다. 통풍성 관절염의 병력이 있는 환자의 90%가 신기능 부전으로 단백뇨가 나타난다.

(3) 관리 방법

① 엄지발가락 관절의 발적, 압통, 부종, tophi 등은 cradle을 사용하여 침구로 인한 압박을 줄인다. 동통이 심할 때는 휴식을 취하고, 증상완화를 위해 냉온요법을 실시한다.

② 충분한 수액을 공급하며, 비만이 되지 않게 하고, 저 purine식이를 섭취한다.
③ 저 purine 식이요법은 다음과 같다.
- purine을 많이 포함하는 육류나 내장을 제한한다.
- 지방질을 제한한다.
- 알칼리성 식품을 섭취한다.
- 알코올을 금한다.
- 과잉 체중이 되지 않도록 조절한다.
- 심장(Heart), 신장(Kidney)에 이상이 없으면 수분을 매일 2000cc이상 섭취한다.

7) 류마티스성 관절염(Rheumatoid arthritis)

(1) 원인

류마티스성 관절염은 여자 대 남자의 발병 비율이 2:1 또는 3:1로 여자에게 많이 발행하며, 활동이 왕성한 연령층에서 빈번히 나타난다. 류마티스성 관절염은 만성 전신성 질환에 속한다.

질병과정은 대부분 가동관절(diarthrodial joints)의 비화농성 염증이지만 혈관, 폐, 신경계통, 그리고 다른 신체 중요기관의 병변에 의해서 나타난다. 원인은 다음과 같다.

① Virus와 관련된 감염
② 대사(metabolism)요인
③ 면역기전(IgG 면역글로불린이 류마티스성 요인과 상호작용을 일으키는 기전)

(2) 증상

① 초기증상

발열, 체중감소, 피로, 전신이 쑤시는 통증, 그리고 아침 강직(stiffness)증상은 몇 분에서 한시간 또는 그 이상 지속되는 것이 특징적 증상이다.

② 진행된 증상

관절부종, 통통, 발적, 열감, 압통, 섬유조직염 등의 증상들이 초기에 손의 근위지절(proximal interphalangeal)관절과 중수지(meta carpophalangeal)관절 및 발의 중족지골(meta tarsophalangeal)관절에 나타난다.

질병이 진행됨에 따라 손가락은 척골일탈(ulnar deviation) 모양의 특징적인 방추상의 모습이 된다. 원위지 관절의 굴곡과 근위지 관절의 과신전에 의해 Swan neck 기형이 될 수도 있다.

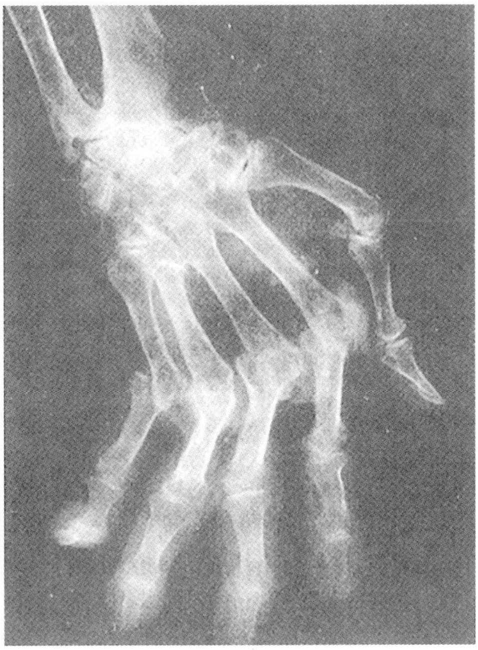

그림 4-6 RA에 있어서 손가락 척골일탈

③ 기타 임상증상

- 류마티스성 관절염은 거의 모든 관절이 영향을 받지만 손, 팔목, 발, 팔꿈치와 무릎 등의 양측에 대칭적으로 나타나며 후에 어깨와 관골이 침범된다. 관절침범은 대칭적으로 나타나며 신체 양측의 같은 관절에 증상을 나타낸다.
- 침범된 관절에 부착된 근육에 경련 증상이 나타난다
- 건초(tendon sheath)의 염증은 특히 팔목부위에서 흔히 나타난다.
- 무통성 피하결절이 관절과 가까운 뼈 돌출부위나 신근(extensor)의 표면을 따라서 발생한다.
- 피로감, 허약, 식욕부진, 체중감소가 나타나며, 만성관절염인 경우에는 빈혈이나 타난다.
- 류마티스성 결절(rheumatoid nodules)이 팔꿈치나 아킬레스건에 나타난다.
- 피부괴저, 다리궤양, 심근경색증, 신경성 병변 증상이 나타날 수 있다.
- 안구건조, 각막과 결막의 병변, 공막염 등이 발생할 수 있다.
- 정신적인 스트레스, 과로, 근심걱정, 수술과 같은 신체적 상해는 모든 증상을 악화시킨다.

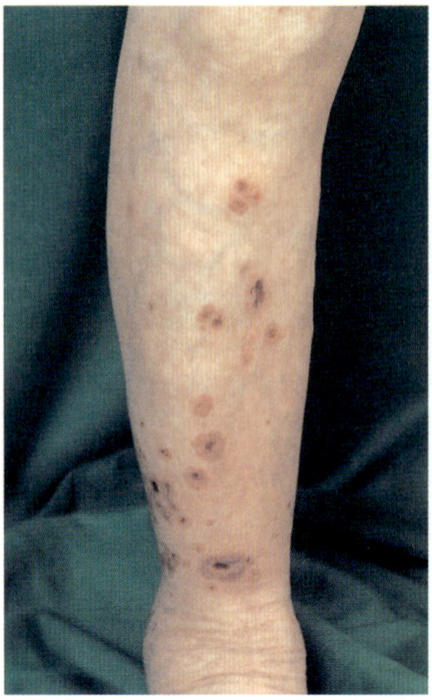

그림 4-7 류마토이드 혈관염

(3) 관리 방법

① 운동요법

류마티스성 관절염을 갖고 있는 대상자들의 근육을 강화하고 보존하기 위해서는 운동요법이 필수적이다. 주의사항은 운동 후 통증이 2시간 이상 지속되는 너무 과격한 운동은 피해야 한다. 급성기에는 하루 2회 정도만 수동적인 관절범위 운동을 한다. 물 속에서는 관절운동이 쉬워지므로 수욕운동(water exercise)이 좋다.

관절범위 운동을 증진시키고 강직을 감소시키기 위해서는 냉온요법을 함께 하면 더욱 더 좋다. 왜냐하면 냉온요법은 통증을 경감시키고 근육경련을 감소시키기 때문이다.

냉요법은 급성통증에 효과가 있으며, 열요법은 아급성, 만성 통증에 더 효과적이다.

② 안정요법

안정(휴식)은 급성과 만성에 모두 꼭 필요한 관리 방법이다. 질병의 급성기에는 관절휴식과 근육이완을 위해 1~2주간 절대 안정을 취해야 한다. 그러나 너무 오랫동안 안정을 취하면 관절경축 등의 영구적인 손상을 가져오므로 환자에게 안정과 운동을 교대로 하게 하며, 낮에는 1~2시간 정도의 안정을 취하고 밤에는 10~12시간의 충분한 수면을 취하도록 한다.

③ 대상자를 위한 교육

류마티스성 관절염을 갖고 있는 대상자의 가장 중요한 건강관리법은 대상자를 위한 교육이다. 이 방법은 대상자 스스로 치료방법을 인식 할 수 있어 치료의 효율성을 높일 수 있기 때문이다. 교육 내용은 다음과 같다.

· 활동과 휴식의 적절한 균형
· 관절보호와 에너지 보존방법
· 치료약의 적절한 사용법(약명, 용량, 투여 시 부작용이나 독성작용)
· 의사나 물리치료사에 의해 계획된 운동 수행
· 열이나 냉찜질의 적절한 사용
· 보행 보조기구나 다른 보조기구의 적절한 사용
· 손상을 예방하기 위한 안전대책
· 부목의 적절한 사용과 관리방법
· 좋은 영양을 갖춘 잘 짜여진 식단 작성에 대한 기본적 지식과 비만을 예방해야만 하는 중요성에 대해서 교육한다.

8) 건선관절염(Psoriatic arthritis)

(1) 원인

건선관절염은 관절염보다는 건선 피부장애가 먼저 나타나며 대부분 관절과 피부간에 상호관련이 있다. 건선증상을 갖고 있는 사람들이 모두 관절증상이 있는 것은 아니지만 건선이 있는 대부분의 대상자들은 관절문제로 진행된다.

건선관절염 진전의 가장 중요한 요인은 유전이며, 환경요인도 영향을 미친다.

(2) 증상

건선관절염의 증상은 대상자마다 다르게 나타난다.

① 말초관절만 침범되기도 하나 불구(deformity), 경직(stiffness), 관절파괴가 나타나는 경우도 있다. 증상이 대칭 또는 비대칭일수도 있고, 척추염, 천장골염, 안과질환 등이 합병되기도 한다. 어떤 경우는 류마티스성 관절염과 함께 합병되기도 한다.

② 다리, 팔꿈치, 머리 등에서 은백색 낙설조각이 떨어지거나 손톱마다 패이는 증상이 나타나는데, 피부병변보다는 손톱변화가 더 흔히 나타난다.

③ 조갑박리증(onycholysis)이 심하게 나타난다.

④ 관절증상으로는 원위치 관절(distal inter phalangeal joint, DIP)의 동통과 부종이 빠르게 진행되며, 엄지발가락에 통풍 같은 증상이 나타나 소시지 모양이 된다.

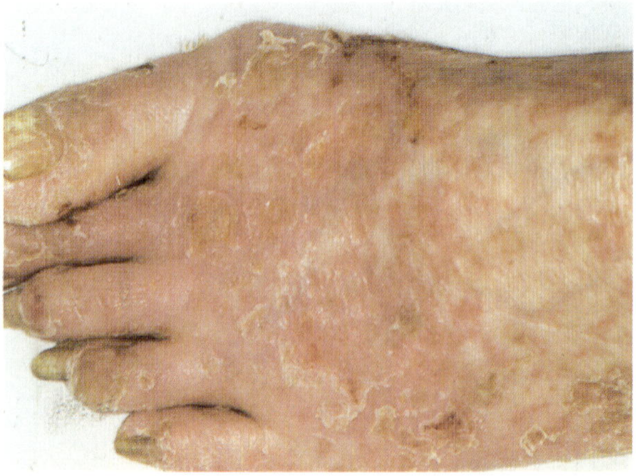

그림 4-8 건선관절염

⑤ 류마티스성 관절염처럼 불구가 되는 현상은 드물다. 때로는 건선관절염의 병력이 있는 가족들에게서 척추염이 나타날 수 있다.

⑥ 간혹 X-ray검사결과 뼈 흡수로 인한 관절파괴가 확인되기도 하며, 손가락이나 발가락의 지골이 짧아져 컵 모양으로 보이며, 드물게는 지골이 전부 파괴되기도 한다.

(3) 관리 방법

관절염과 건선 치료를 함께 해야 한다. 관절염 치료는 내과적인 약물치료와 외과적인 활막절제술과 관절절개술 등의 수술방법이 있으며, 건선의 치료법은 주로 약물요법에 의존한다.

9) 골관절염(Osteo-Arthritis, 퇴행성 관절질환)

(1) 원인

골관절염은 흔히 퇴행성 관절질환이라고도 하며, 가장 흔히 나타나는 관절질환이다. 특히 체중부하를 많이 받는 관절의 연결부에 잘 생기며, 관절면의 뼈가 과밀하거나 과잉증식 됨에 따라 관절간격이 좁아져 점점 신경이 눌리게 된다.

원발성 퇴행성 관절질환은 나이든 성인에게서 많이 생기는 특별한 이상이 아닌 마모(wear and tear)현상이며, 속발성 퇴행성 관절질환은 연령에 관계없이 초래되는 관절의 손상으로 원발성과 속발성의 증상은 같다.

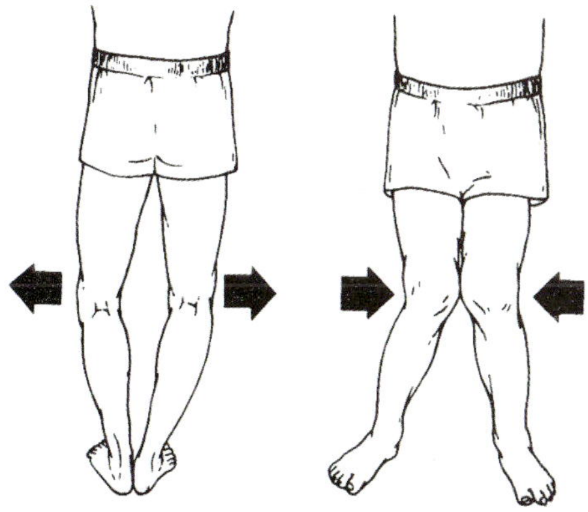

그림 4-9 좌 : 내반슬(Genu varum) 우 : 외반슬(Genu valgum)

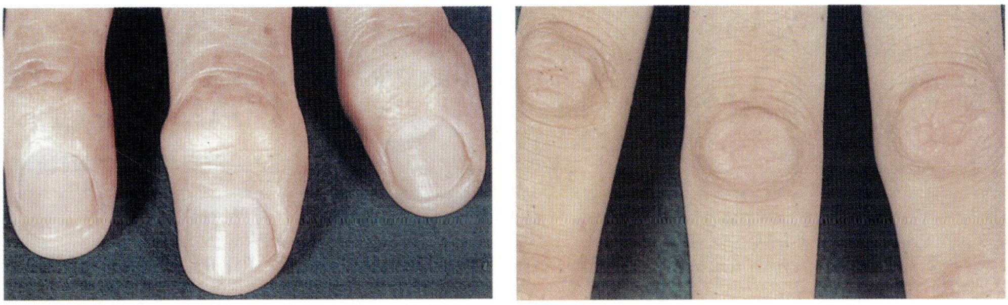

그림 4-10 퇴행성 관절질환에서 손가락에
형성된 Heberden's 결절(좌)과 Bouchard's 결절(우)

(2) 증상

① 골관절염의 주요증상은 동통이다. 이 동통은 점진적으로 진행되며 침범된 관절의 국소적인 동통은 활동을 하면 심해지고 휴식하면 나아진다.

② 초기에는 아침 기상 후 강직과 피로감이 잠깐씩 나타난다.

③ 시간이 경과됨에 따라 관절활동이 제한되며 침범된 관절부위의 근육이 위축된다.

④ 흔히 침범되는 관절로는 원위지관절, 근위지관절, 엄지손가락관절, 경추요추관절, 엄지발가락, 쇄골무릎, 둔부관절 등이다.
무릎관절은 내반슬(varus), 외반슬(valgus), 굴곡(flexion)의 제한 등이 나타난다.

⑤ 관절을 움직일 때 소리가 나며 관절운동 범위의 제한과 주변 근육의 위축이 나타난다.

⑥ 뼈의 과잉증식은 손가락의 원위치 관절에 Heberden's 결절과 근위지 관절에 Bouchard's 결절이 나타난다.

(3) 관리 방법

① 동통완화

동통을 줄이고 염증을 완화시키기 위해 통상 아스피린을 투여하는데, 위장의 자극을 덜기 위해 음식물과 함께 투여하는 것이 좋다. 부수적으로 마사지, 국소적인 진통연고제, 진통제를 사용하여 통증을 감소시키기도 한다.

② 부종감소

부종을 감소시키기 위해 하루에 냉찜질을 10분씩 2~4회 하여 부종을 감소시키고, 더운찜질을 20분씩 하여 근육경련을 줄인다.

③ 관절기능증가 및 근력 증강

등장성 운동으로 근력을 증강시키고 사두근 운동으로 무릎의 기능을 증진시키기 위해서 대상자로 하여금 앉아 있는 자세에서 다리를 뻗어 6초 동안 들고 있는 운동을 5회 정도 반복하게 하며, 탄력붕대나 지팡이, 보행기 등을 사용하여 관절의 부담을 덜어 주도록 한다.

④ 관절운동 방법

능동적인 관절범위 운동과 근력증강을 위한 등장성 운동의 시범을 보여서 가르쳐 주며, 필요할 경우 지팡이, 목발, 보행기 등의 사용방법을 지도해 준다.

체중과다는 고관절, 슬관절 그리고 허리관절에 압박을 주어 급격한 연골파괴를 일으킬 수 있으므로 체중을 감소시켜 부담을 줄이도록 한다.

⑤ 기타

냉요법, 온열요법을 교육해야 하며, 특히 베개를 무릎 밑에 고이면 경축을 일으킬 수 있으므로 사용하지 않도록 교육한다.

10) 당뇨병(Diabetes Mellitus)

당뇨병이란 췌장에서 분비되는 insulin 분비부족이거나 부적절한 insulin 분비 및 기능일 때 발생한다.

(1) 원인 및 증상

당뇨병은 인슐린 의존형 당뇨병(IDDM)과 인슐린 비 의존형 당뇨병(NIDDM)으로 분류한다. 이중 IDDM은 대상자의 10~15% NIDDM은 85~90% 정도의 발생 빈도를 나타낸다.

① 인슐린 의존형 당뇨병(Insulin-dependent diabetes Mellitus, IDDM)

예전에는 소아형 당뇨병(Juvenile-onset diabetes)이라고 불렸으며, 인슐린 생산량이 부족하고, 인슐린 수용기가 제 기능을 못하여 발생될 수 있다. 인슐린이 없으면 혈액내의 포도당은 과잉상태이지만, 포도당이 세포 내로 들어가는 것을 방해받아 세포는 기아상태에 놓인다.

한편 혈액 내에 포도당이 과량으로 존재하는 고혈당(hyperglycemia) 상태는 수분과 전해질의 불균형을 초래하여 전형적인 당뇨증상인 다뇨(polyuria), 다갈(polydipsia), 다식(polyphagia) 증상을 나타낸다.

② 인슐린 비 의존형 당뇨병(Non-Insulin dependent diabetes Mellitus, NIDDM)

인슐린 비의존형 당뇨병은 말초의 인슐린저항과 췌장 β-cell에서의 인슐린 분비장애로 인해 나타난다.

인슐린저항이란 인슐린에 대한 조직의 민감성이 감소하는 것을 말한다. 인슐린 저항을 극복하고 혈액내의 포도당 축적을 막기 위해서는 인슐린의 분비가 증가되어야만 한다.

인슐린 의존형 당뇨병은 30세 이상의 비만인 사람에게 흔히 발생한다. 진행이 느리고(수년이상) 점신적인 포도당 내인성 장애와 관련되어 수년동안 발견되지 않을 수 있다.

증상은 경미하며, 피로감, 불안정, 다갈, 다식, 다뇨, 상처 치유의 지연, 질염, 그리고 포도당 수치가 매우 높은 경우에는 시력장애가 나타난다. 오랫동안 당뇨병을 발견하지 못한 경우에는 진단이 내려지기 전에 이미 당뇨병의 합병증인 안 질환, 말초혈관질환, 말초신경증이 발생하기도 한다.

(2) 관리 방법

당뇨병의 관리방법으로는 크게 식이요법(diet therapy), 운동요법(exercise therapy), insulin요법으로 분류된다.

① 식이요법

대상자의 평소 운동량 및 식이섭취와 인슐린의 균형을 유지시켜 저혈당이나 고혈당과 같은 급성 합병증을 예방하는 방법이다. 인슐린 투여와 식사와 간식 시간이 매일 일정해야 한다. 저혈당을 예방하기 위해서 식사사이의 간격을 길게 해서는 안된다. 어떤 특별한 음식의 제한보다 식사시간, 영양소, 열량을 일정하게 유지하는 것이 혈당조절을 위하여 더욱 중요한 식이요법의 원칙이다.

결론적으로 당뇨병 환자의 바람직한 식이요법은 섬유소가 많은 탄수화물의 증가, 전체 지방의 감소, 특히 포화지방의 감소, 적당량의 단백질 섭취이다.

② 운동요법

운동프로그램은 철저한 신체검진 후 의사의 처방에 의해 실시한다. 이때 운동시간, 각 개인의 심맥관 및 망막상태, 운동에 대한 개인적인 취미와 능력 등을 고려한다.

운동 시 주의사항

- 운동은 근육에서의 포도당 흡수를 자극하여 혈당치를 감소시키고, 인슐린에 대한 신체의 민감도를 증가시킨다.
- 규칙적인 운동은 인슐린 주사 양을 감소시킨다.
- 운동은 인슐린 투여가 적절한 경우에만 혈당치를 저하시킨다.
- 인슐린 의존형 당뇨병 인자는 운동할 때 특별히 주의를 기울여야 한다. 왜냐하면 운동은 투여된 인슐린과 함께 혈당을 감소시켜 저혈당을 발생시킬 수 있기 때문이다. 그러므로 운동 전에 혈당에 맞춰 음식섭취를 증가할 필요가 있다.
- 망막병변(retinopathy) 증상이 있는 경우는 눈의 상태가 안정될 때까지 운동을 제한한다.

③ Insulin 요법

인슐린은 하루에 두 번 정도 주사한다. 식사 후와 밤 동안의 혈당 증가를 조절하기 위하여 각 대상자에게 투여하는 인슐린의 양은 그 대상자의 혈당에 따라 정해지므로 정확하게 혈당을 측정하는 것이 필요하다. 자가 혈당측정으로도 인슐린의 용량을 결정하고 혈당을 효과적으로 조절할 수 있다.

- I 인슐린 의존형인 경우, 인체가 충분한 양의 인슐린을 만들어 내지 못하므로 계속해서 인슐린을 투여한다.
- II 인슐린 비 의존형인 경우에는 식이요법과 경구약물요법에 실패했을 경우에 인슐린을 장기적으로 소량 투여 할 수 있다.

지방섭취를 줄이는 식사법

- 살코기를 섭취하며 많은 양을 먹지 않는다. 하루 섭취량은 육류, 생선, 조류, 치즈, 달걀 등을 합쳐 170g를 넘지 않는다. 가능하면 조류나 생선을 섭취하고 냉동고기, 베이컨, 소시지 등 지방이 많은 육류는 피한다.
- 버터 대신 마가린과 식물성 기름을 사용한다.
- 가능한 수소 첨가 지방이나 고형 쇼트닝 대신 식물성기름을 사용한다.
- 지방을 제거하거나 감소시킨 탈지 분유나 저지방 치즈 같은 유제품을 사용하고 유지방이 포함된 음식을 피한다. 크림이나 마요네즈 대신 요구르트를 사용한다.
- 달걀이나 간과 같이 콜레스테롤이 많은 음식은 제한한다.

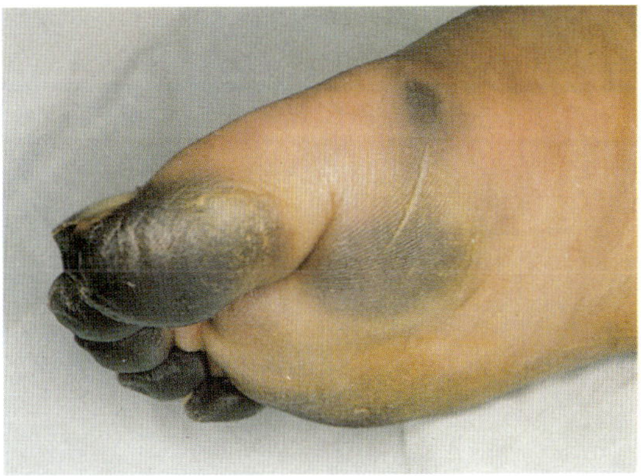

그림 4-11 당뇨병성 괴저

(3) 합병증 관리방법

하지를 절단하는 대상자의 50~75%가 당뇨병 합병증으로 인한 것이다. 발의 감염위험을 증가시키는 당뇨병 합병증으로는 신경병변, 말초혈관병변, 면역손상의 세 가지이다.

① 신경병변(neuropathy)

감각신경의 병변은 통증과 압력에 대한 감각을 없애고 자율신경의 병변은 땀의 분비를 감소시켜 발을 건조하게 하고 갈라지게 한다.

② 말초혈관질환

하지의 혈액순환이 불충분하여 괴저(gangrene)가 잘생기고 상처도 잘 낫지 않는다.

③ 면역손상

고혈당증은 박테리아를 파괴하는 특정 백혈구의 능력을 손상시키기 때문에 감염에 대한 저항력을 감소시킨다.

(4) 발과 다리의 합병증 관리방법

① 당뇨병성 발 궤양(diabetic foot ulcer)환자

당뇨병성 발 궤양(diabetic foot ulcer)은 발의 연조직(soft tissue) 상처로 시작된다. 이 상처들은 뜨거운 것과 접촉하였거나 화학물질과 접촉하여 화상을 입은 경우, 또는 외상이나 너무 꼭 끼는 양말이나 신발을 신고 오래 걸었을 때 초래된다.
대상자는 발의 감각이 예민하지 못하므로 매일 발의 상처나 갈라진 틈을 세심히 관찰해야 한다.
당뇨병성 발궤양의 치료법은 침상안정과 항생제, 그리고 변연절제술(debridement)이다.

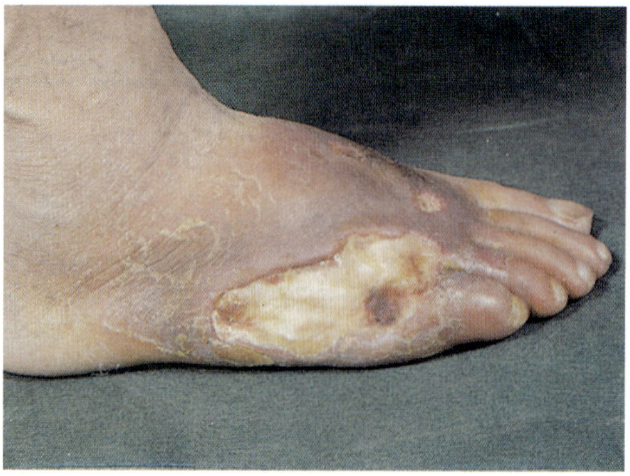

그림 4-12 당뇨병성 발 궤양

② 말초혈관질환 환자

말초혈관질환을 가진 대상자는 산소와 영양분 그리고 항생물질이 손상받은 조직에 잘 전달되지 않아 잘 낫지 않을 수도 있다. 따라서 감염이 더 퍼지는 것을 차단하기 위해 절단술(amputation)을 실시 할 수도 있다.

③ 발 감염 확률이 높은 환자

발 감염을 일으킬 위험이 높은 대상자에게는 발을 진단하고 관리하는 방법에 대한 교육이 중요하다. 발병률이 높은 사람은 다음과 같다.

- 10년 이상 당뇨병인 사람
- 40세 이상인 사람
- 흡연한 적이 있는 사람
- 말초맥박이 저하된 사람
- 감각기능이 저하된 사람
- 해부학적 기형이나 압박을 받는 부위가 있는 경우(티눈, 피부경결)
- 발 궤양이나 절단 등의 과거력이 있는 사람

(5) 발관리(foot care) 방법

① 매일 발에 발적이나 물집, 갈라진 틈, 피부경결, 궤양 등이 있는지를 관찰한다. 시각장애가 있거나 관절 가동성이 감소된 대상자(특히 고령환자)는 발 바닥을 관찰하기 위한 거울이 필요하다.

② 신발 안에 거친 면이나 이물질이 있는지를 살핀다.

③ 규칙적으로 검진을 받아야 하며, 매일 눈과 손으로 검진해야 한다.
④ 신발은 발에 잘 맞아야 하며 앞이 막혀야 한다. 새 신발은 처음에는 1~2시간 정도만 신고, 차차 그 시간을 늘려 나가는 방법으로 천천히 길들여서 발에 물집이 생기지 않도록 한다.
⑤ 맨발로 걷거나 발에 지나친 압박을 가하는 깔개를 사용하는 것, 앞이 트인 신발을 신는 것, 피부굳은살(calluses)을 깎아 내는 것 등은 피해야 한다.
⑥ 발톱은 양끝을 둥글게 깍지 말고 직선으로 다듬는다. 대상자가 시각장애가 있거나, 발톱이 두꺼운 경우에는 의사가 발톱을 깎아 주도록 한다.
⑦ 말초혈관 질환을 유발하는 흡연이나 높은 혈중 콜레스테롤치와 같은 위험요인들을 줄일 수 있도록 격려한다.
⑧ 혈당을 조절하여 당뇨병성 신경병변을 피하고 감염에 대한 저항력이 낮아지는 것을 예방해야 한다.

11) 아토피성 피부염(Atopic dermatitis)

(1) 원인

아투피성 피부염은 알러지성 유전경향이 있는 사람에게서 재발하는 수양성 피부염증을 말한다. 이 질환은 만성적이며 주로 면역결핍에 의해 발생하며, 유아기나 유년기에 처음 나타나지만 보통 청년기나 성인기까지 계속된다.

아토피성 피부염은 고초열, 천식, 알러지성 비염과 관계가 있으며 증상은 몇 가지 인자에 의해 악화될 수 있다.

인자로는 흡인물, 깃털, 동물의 털, 베개, 화장품 등과 돼지고기, 계란, 우유, 어류 같은 음식물, 그리고 개인적 스트레스인 불안, 초조, 좌절, 분노, 적개심 등은 재발을 유발시키는 중요한 요인이다.

(2) 증상

흔히 슬와 부위(popliteal), 족관절 부위(antecubital), 목, 얼굴 등에 소양감, 피부건조, 표피박리, 홍반, 태선화가 발생한다. 또한 이 부위는 포도상구균이나 연쇄상구균에 의해 세균감염이 잘 일어난다.

(3) 관리 방법

① 증상완화요법(소양증 원인제거)

소양감을 완화시키기 위해서는 항히스타민제를 사용하거나 전분목욕을 실시한다. 또한 광선요법도 증상완화에 도움이 된다.

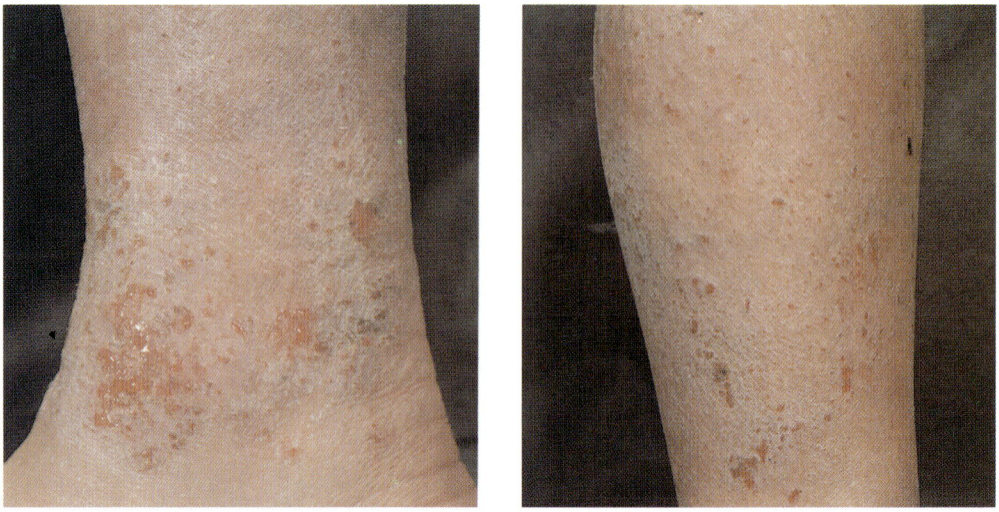

그림 4-13 아토피성 피부염

② 염증반응억제

염증반응을 억제하기 위해서는 항생제 투여나, corticosteroid를 투여한다.

③ 피부관리

피부관리로는, 피부건조를 막기 위해 연화제 혹은 기름을 바르도록 하며, 피부는 긁지 않도록 보호하고, 목욕 시 비비거나 닦는 일은 삼가 하고, 삼출물이 배출되면 Buro'w 용액으로 습포 또는 침수를 하면 효과적이다.

12) 봉와직염(cellulitis)

(1) 원인

그람음성균이나 그람양성균에 의해 발생하며, 깊은 피하조직까지 침투하는 비교적 흔한 감염이다.

(2) 증상

대부분의 경우 궤양, 욕창, 창상, 피부염 등으로 발전한다.

① 그람양성균으로 인한 병변

따뜻하고 약간 붉으면서도 갈색 부종이 생긴다.

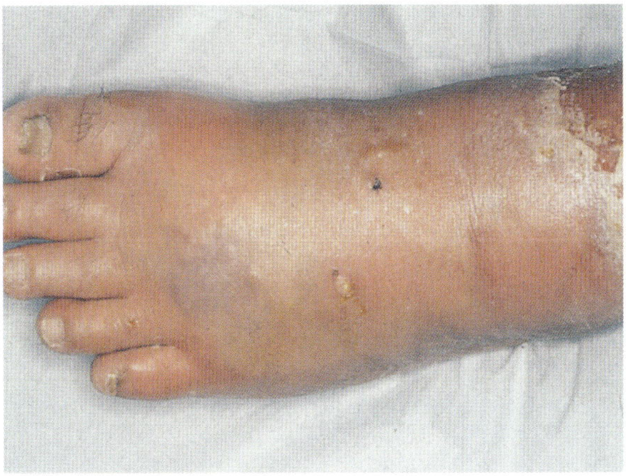

그림 4-14 봉와직염

② 그람음성균으로 인한 병변

피부의 불쾌감, 발열, 오한 등을 나타내며, 봉와직염은 림프결절이 커지는 증상을 나타낸다.

(3) 관리 방법

원인균에 대한 항생물질을 전신적으로 투여한다. 농(pur)이 있을 경우 외과적으로 농을 배출시키며, 가장 중요한 관리는 휴식을 취하여야 하는 것이다.

13) 사마귀(Verrucae, Warts)

(1) 원인 및 증상

사마귀는 양성의 피부종양으로 연령과 관계없이 발생하지만 대개 12~16세 때에 가장 많이 발생하며 접촉을 통해서, 혹은 자가접종으로 퍼져 나간다. 대부분의 경우 국소피부 증식과 각질화를 나타낸다. 사마귀의 지속기간은 짧아 한정적으로 몇 주, 몇 달 또는 몇 년이 내에 저절로 퇴화된다.

(2) 관리 방법

일반적인 각질의 용해 요법으로 병소에다 salicylic acid와 lactic acid 혼합액을 발라 주며, 한랭 수술을 하는 경우도 흔히 있으나 흉터가 생기는 치료는 피하는 것이 좋다.

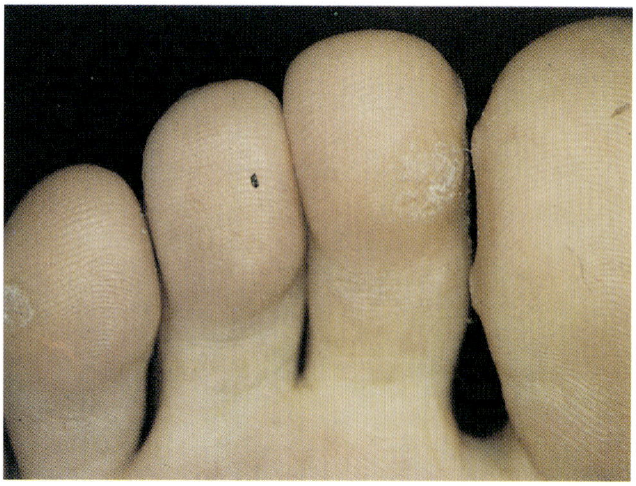

그림 4-15 심상성 사마귀

(3) 사마귀의 종류

① 심상성 사마귀(verrucae, vulgaris)

견고한 구진, 증식된 각질표면으로 손, 손가락, 무릎 등에서 발생한다.

② 족저 사마귀(verrucae, plantaris)

발바닥 사마귀는 발바닥에 융기되지 않고 판을 형성하거나 구진이나 결절형태로 걸어다닐 때 통증이 심하게 나타나는 경우를 말한다.

종종 외상을 수반하기도 하며, 거친 각질 과잉성 표면을 가진 작은 구진과 반점이 분리되는 증상이 나타나고, 압박되는 부위에 많이 발생하며, 특히 발바닥 통증을 많이 호소한다.

족저 사마귀는 습하고 계속적인 마찰이 가해지는 피부 부위에 발생하므로 늘 건조하게 관리해야 한다.

14) 백선(Tinea, Ringworm)

(1) 원인 및 증상

백선의 원인균은 microsporum, trichophyton, epidermophyton 등이다. 모든 백선 감염의 증상은 염증 반응을 수반하면서 통증과 소양증을 호소한다.

(2) 관리 방법

외용 항진균 용액이나 크림으로 피부의 가장 표재성인 진균감염을 치유해야 한다. 각질 용해제와 합성 항진균제인 tolnaftate(Tinactin)를 병용해서 치료하며 널리 퍼지거나 빠르게 진전되는 감염이나 치료불능성 병소(모발, 손톱) 또는 재발성 병소에 대해서는 griseofulvin(Grivin)을 전신적으로 투여하는 것이 효과적이다.

(3) 백선의 종류

① 두부백선(t. capitis)

두부백선은 전염성이 높으나 사춘기 이후에는 발생빈도가 낮다. 모발의 손실과 모간(shafts)의 파괴를 수반하며 인설의 반점이 나타난다.

두부백선은 전염성이 있기 때문에 머리 빗을 혼자만 따로 사용하도록 하며, 모발은 짧게 깎고 자주 감으며, 잠잘 때는 모자(stockinet)를 쓰고 자도록 한다.

② 체부 백선(t. corporis)

체부 백선은 어린이에게서 발생빈도가 높으며 얼굴, 팔 등과 같이 노출된 영역에 흔히 염증성 윤상의 반점이 나타난다. 대상자는 깨끗한 의복과 수건을 사용하여 청결을 유지하도록 하며, 접힌 부분(관절주위) 피부에 습기가 남아 있지 않도록 충분히 건조시킨다.

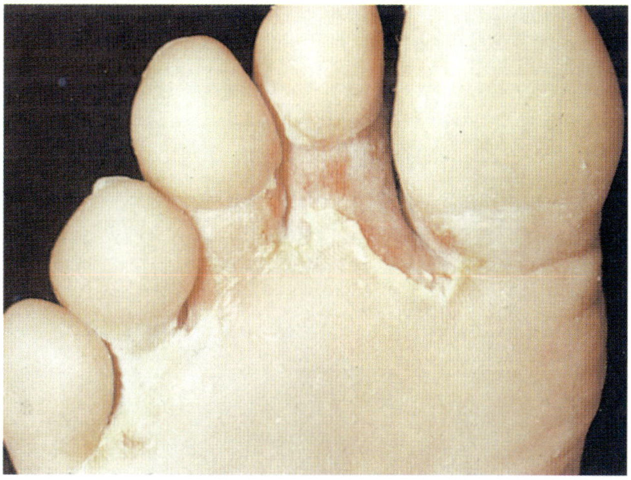

그림 4-16 족부 백선(지간형)

③ 족부 백선(무좀, t. pedis)

족부 백선은 무좀이라고도 하며, 거의 성인에게서 발생한다. 성인들에게 볼 수 있는 진균(fungus) 감염증 중 가장 흔한 진균 감염증(fungal infection)이다.

발가락 사이의 인설, 연화현상과 균열을 수반하며, 때때로 소수포와 대수포가 나타나기도 하며, 이차적인 세균감염을 일으킬 수도 있다.

접촉한 부분과 손, 발가락 사이를 청결하고 건조하게 유지시키며, 신발은 공기가 잘 통하는 것을 신고, 깨끗하고 가벼운 양말을 신는다. 파우더를 자주 뿌려 습기를 제거하고 양말을 자주 갈아 신어 항상 청결을 유지하도록 한다.

15) 결절성 홍반(Erythema nodosum)

(1) 원인 및 증상

주로 하지의 신측부에 잘 발생하며, 압통을 동반한 다수의 염증성 결절을 말한다. 대부분 지연형 과민반응에 의해 발생한다. 흔한 원인으로는 세균감염, 결핵, 경구피임약, 설파제 등이며 그 외 유육종증, 진균감염, 바이러스성 질환, 악성종양과 관련이 있다. 봄, 가을에 많이 발생하고, 젊은 여성에게 빈도가 높다.

발생부위로는 안면과 상지에 발생하는 경우도 있지만, 특히 하지의 정강이 부분에 약 1~5cm크기의 압통을 수반한 다발성 피하결절이 특징적인 병변이며 하지의 부종, 발열, 소양감, 관절통 등의 전신증상이 동반된다. 화농과 궤양은 발생하지 않으며 3~6주 후에 후유증 없이 소실되지만 드물게 수개월 내지 수년씩 만성으로 지속되는 경우도 있다.

(2) 관리 방법

관리방법으로는 원인을 발견하여 치료해야 한다. 절대 안정을 해야 하며 살리실산 염(salicylate)이나 비 스테로이드성 소염제, potassium, iodide 와 steroid therapy를 하기도 한다.

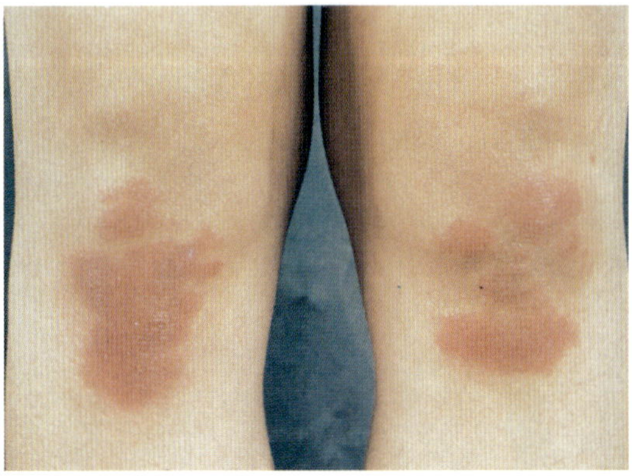

그림 4-17 결절성 홍반

16) 건성 습진(Xerotic eczema)

(1) 원인 및 증상

건성습진은 주로 노년층에서 발생하며 하지에 잘 나타나고 건조하고 차가운 공기에 노출되면 홍반, 건조증, 표재성 균열과 피부의 미세한 인설이 발생한다. 또 다른 원인으로는 피부표면 지질의 감소 또는 기능장애에 의하여 이차적으로 발생하며 겨울철 세정력이 강한 비누로 자주 목욕하는 중년이상의 사람에게서 발생 빈도가 높다.

호발 부위로는 정강이 부위이며, 미세한 인설이 나타나는 것이 특징적인 증상이다.

낮은 습도와 건조하고 차가운 바람은 노출된 피부의 손상을 초래하며, 건조해진 피부는 소양증을 유발한다.

소양감으로 인해 문지르거나 긁음으로써 피부에는 반복된 작은 외상 및 염증이 초래되며, 표면 지질 균형의 붕괴가 더 심해질 수 있다.

(2) 관리 방법

온도와 습도를 높여 주고 순한 비누로 목욕해야 하며 목욕 후에는 urea, lactic acid 등이 포함된 완화제나 보습제로 관리해야 한다.

증상이 심할 경우에는 국소 steroid therapy, 항소양제, 항소염제를 사용하기도 한다.

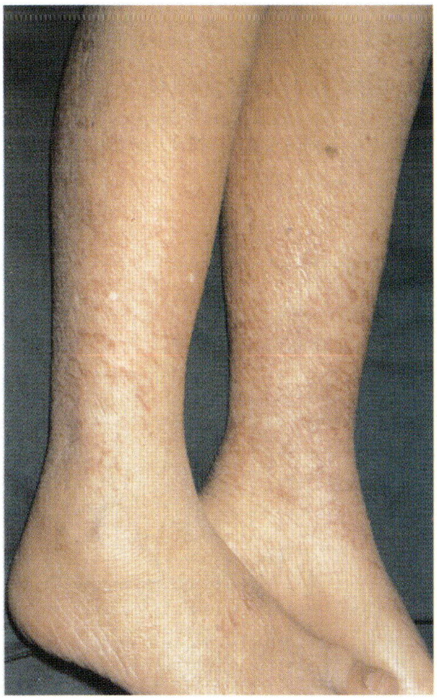

그림 4-18 건성습진

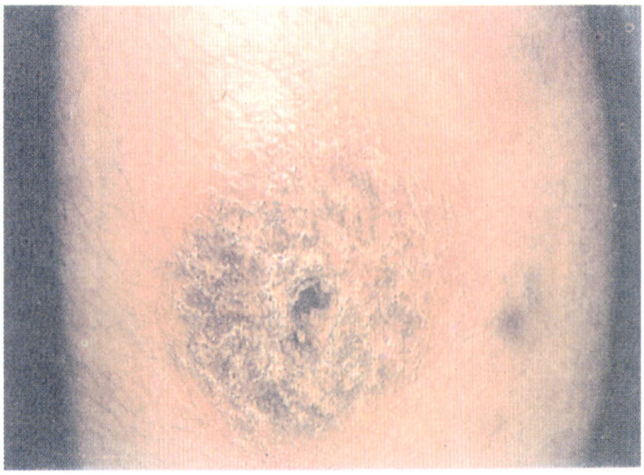

그림 4-19 화폐상 습진

17) 화폐상 습진(Nummular eczema)

화폐상 습진이란 동전 모양의 습진성 판으로, 구진과 소수포가 병변부에 산재되어 있으며 가피로 덮인 판을 형성한다.

(1) 원인과 증상

아토피성 피부염, 금속 알레르기, 유전요인, 세균, 피부건조증 등과 연관성이 있으며, 정서적 긴장도 악화요인이다. 특히 음주자에게서 심하게 증상이 나타난다.

주로 사지의 신측부에 잘 발생하고 만성적인 경로를 취하며 재발을 잘한다. 심한 소양감을 호소하며, 급격히 악화되어 진물이 대량으로 배출되기도 한다.

(2) 관리 방법

아급성 혹은 만성 습진의 관리에 준한다.

18) 울체 피부염(Stasis dermatitis)

(1) 원인과 증상

울체 피부염은 하지의 정맥 고혈압에 의해 이차적으로 발생하는 습진이다. 원인으로는 정맥내 정수압의 증가에 따라 섬유소 층이 형성되어 영양소의 확산에 장애를 일으키며, 또한 동·정맥 단락이 형성됨으로써 저산소증과 영양공급의 장애가 일어나 병변이 발생될 수 있다. 증상으로는 다음과 같은 것들이 있다.

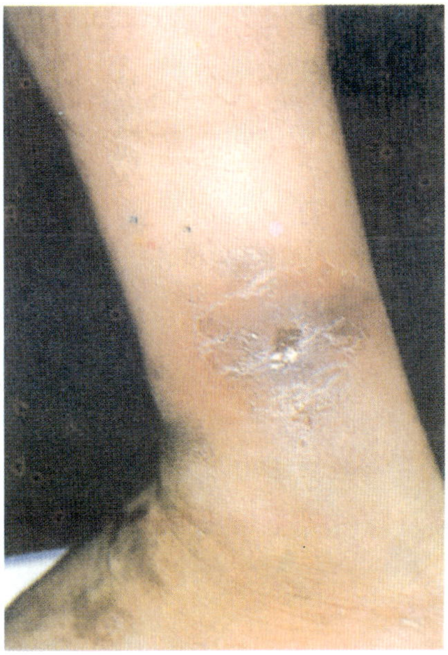

그림 4-20 울체 피부염

① 표재 정맥의 확장과 정맥류증, 부종, 자반, 혈철소 침착증, 색소침착, 궤양, 작은 위축반 등이 나타난다.
② 발등과 발목부위에서 망상형태의 정맥 확장이 나타난다.
③ 습진성 변화는 하지의 내외측 면과 복사뼈의 후부와 상부이다.
④ 궤양이 잘 수반되는 부위는 복사뼈의 후부나 상부의 피부이며, 피부염의 외상이나 만성화에 의해 발생되고, 심한 통증을 호소한다.

(2) 관리 방법

① 탄력 붕대(elastic bandage)를 사용해야 한다.
② 다리를 높게 올려야 한다(leg elevation).
③ 외상을 조심한다.
④ 울혈성 심부전, 고혈압 등의 질환이 있으면 이를 치료한다.
⑤ 국소 steroid, 적절한 항생제, 습포요법 등을 한다.

19) 아나필락시스 양 자반(Henoch-Schöenlein purpura)

(1) 원인

보통 3~10세 사이에 호발하며, virus, bacteria, 약물, 음식물, 독성 화학물질, 림프종, 곤충자상 등에 의해 유발되는 백혈구 파괴성 혈관염의 일종이다.

증상으로는

① 주로 하지의 신측부와 둔부에 발생하는 촉진성 자반과 무릎 및 발목관절의 관절통과 부종, 복통, 혈뇨의 4가지 증상이 특징이다.

② 자반은 처음에는 두드러기의 형태로 발생하여 하루이내에 출혈성으로 변하며 5일 이내에 소실된다. 그러나 수주 이내에 새로운 병변들이 연속적으로 나타난다.

③ 환자의 25%에서 신장(kidney) 증상을 유발하는데, 혈뇨(hematuria)를 보이면 예후가 좋지만 단백뇨(proteinuria)가 관찰 될 경우에는 예후가 좋지 않다.

(2) 관리 방법

① 거의 대부분 6~16주 사이에 치료된다.

② 대상자의 5~10%에서 지속적이며 재발을 한다.

③ 항경련제, 항생제, 전신 스테로이드요법과 심한 경우 혈장분리 반출법도 적용한다.

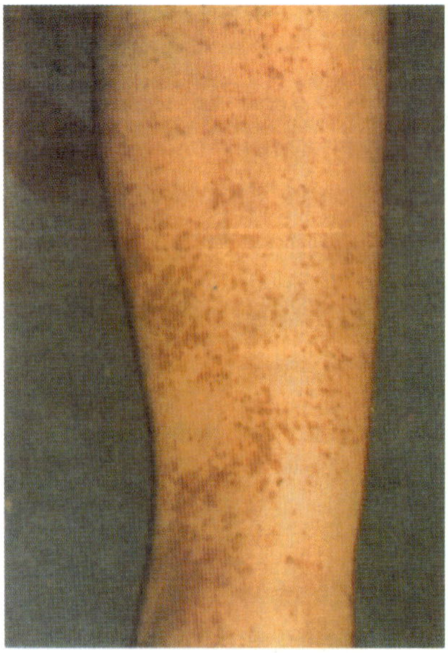

그림 4-21 헤노호 쉔라인자반

20) 각피증(Keratoderma)

손바닥, 특히 발바닥에 각질의 과도한 형성으로 인해 발생되며, 이는 선천적 혹은 후천적으로 발생한다. 각화증의 분포와 모양, 유전양상, 동반되는 피부문제, 발병시기, 경과 및 경중 등을 기준으로 다음과 같이 분류한다.

(1) Papillon-Lefevre 증후군

손, 발바닥뿐만 아니라 손등, 발등에도 과각화증이 나타나며 상염색체 열성 유전한다. 치주증과 두개골 내에 석회화가 동반되기도 한다.

(2) 절단성 각피증(Multilating Keratoderma)

발바닥에서 벌집모양의 각화증과 함께 무릎에서도 병변이 관찰되며 상염색체 우성 유전이다.

(3) 유전성 수장족저 각피증(Unna-Thost syndrome)

손, 발바닥의 양측에 미만성으로 과각화 현상이 나타나며 상염색체 우성 유전이다.
다한증, 조갑이상, 식도암 등과 수반되기도 한다.

(4) 갱년기 각피증(Keratoderma Climacterium)

갱년기에 특히 발뒤꿈치에 과각화증이 나타나는 후천성 수장족저 각피증을 말한다.
일반적인 관리는 6% 살리실산 연고나 30% urea 연고를 사용한다.

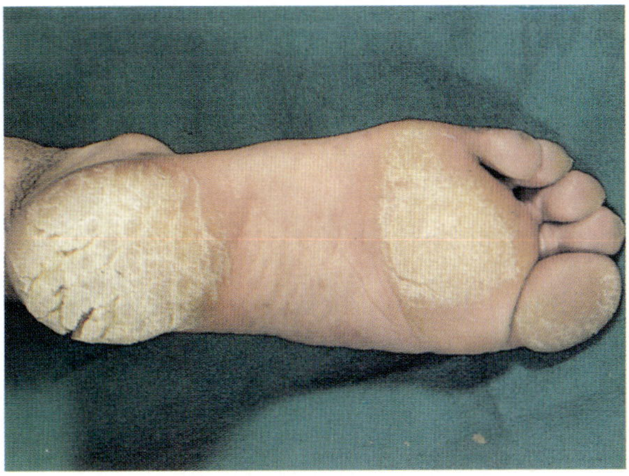

그림 4-22 수장족저 각화증

21) 티눈(Corn, Clavus)

(1) 원인 및 증상

티눈이란 기저부가 피부표면이고 첨단부가 피부 안쪽으로 향한 원추형의 국한성 인설성 비후증을 말한다. 티눈은 연성과 경성의 두 가지 종류가 있다.

① 연성티눈(soft corn)

발가락 사이, 특히 제 4지간에 잘생기며 땀의 습윤 작용에 의하여 부드럽고 습윤화되어 희게 보인다.

② 경성티눈(hard corn)

발가락의 배부나 발바닥에 발생하고 표면에 윤이 나며 중심핵을 가진다.

(2) 관리 방법

① 마찰이나 압력을 제거한다.

② 살리실산, 디클로로 초산을 사용한다.

③ 동통이 심할 경우 트리암시놀론 혼탁액을 병변 바로 밑에 주사하여 완화시킨다.

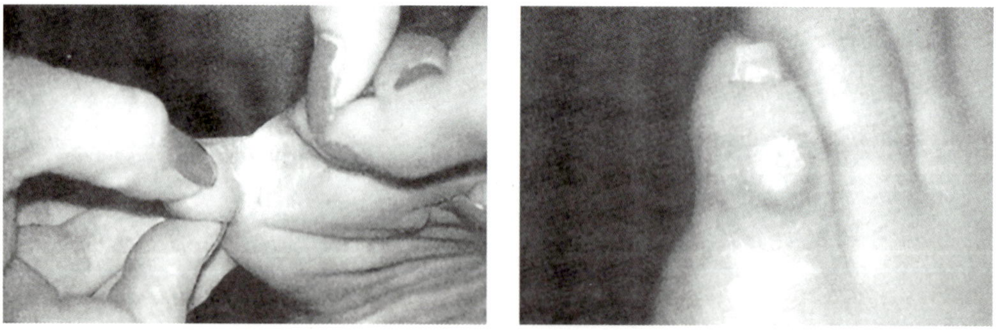

그림 4-23 연성티눈과 경성티눈

티눈과 사마귀와의 감별방법

표면 각질을 깎아 내면 티눈에서는 인설성 중심핵이 나타나지만 사마귀에서는 연장된 유두진피의 혈관을 관찰할 수 있다.

22) 굳은살(Callus)

(1) 원인 및 증상

굳은살은 압력을 받는 피부 부위에 생기는 비 관통성의 국한성 과각화증을 말한다. 발바닥의 관절돌출부위와 같은 간헐적인 압력을 받는 부위에 발생한다.

굳은살은 티눈과 달리 관통성 중심핵이 없으며 좀더 넓게 비후되어 있다.

(2) 관리 방법

① 피부에 가해지는 압력을 제거한다.

② 잘 맞지 않는 신발은 신지 않는다.

③ 압력을 완화시키기 위해 패드를 대거나, 비후된 병변을 깎아 내거나 각질 용해제를 사용한다.

23) 조갑진균증(Onychomycosis)

(1) 원인 및 증상

주로 발톱에 흔히 나타나며 T. rubrum, T. mentagrophyte, E. floccosum 등과 같은 백선균에 의한 조갑진균증과 칸디다와 몰드균에 의한 조갑감염증이 있다.

증상은 조갑판의 원위부와 측면에서 시작하여 조갑 밑이나 표면으로 퍼지며 황갈색을 띤다. 증상이 진전됨에 따라 조갑 밑이 비후되어 혼탁해지며 조갑박리증과 함께 부스러져서 정상 조갑의 형태를 잃게 된다.

(2) 관리 방법

① 경구 항진균제를 투여한다. 간장이나 신장질환 환자에게는 선택적으로 사용한다.

② 치료기간을 단축하기 위하여 발톱을 외과적으로 뽑거나 40% 요소연고를 사용하여 조갑을 제거한 후 치료할 수 도 있다.

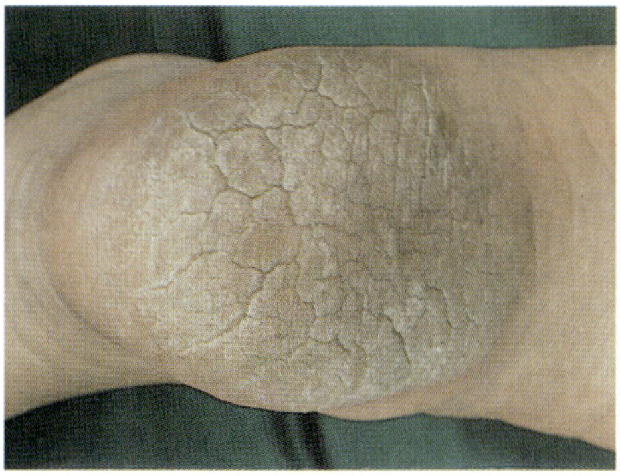

그림 4-24 굳은살

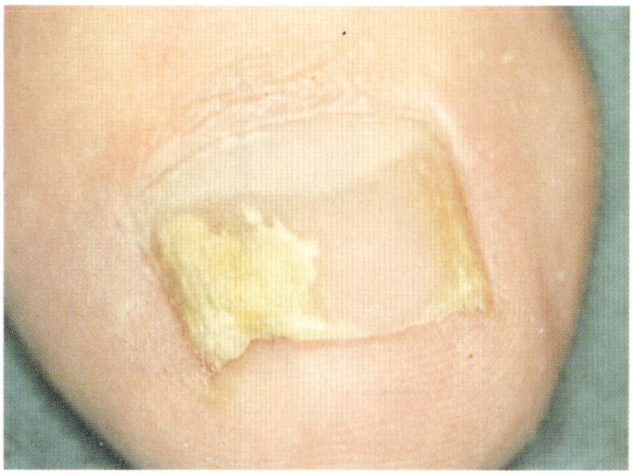

그림 4-25 조갑진균증

24) Kaposi 육종(Kaposi's sarcoma, KS)

(1) 원인

Kaposi 육종은 1872년 Moritz Kaposi에 의해 처음 알져졌으며, 최근 후천성 면역결핍 증후군(acquired immune deficiency syndrome, AIDS)과의 관계로 다시 새로운 연구대상이 되었다.

후천성 면역결핍 증후군에 의해 유발되는 경우에는 보다 심한 형태로 나타나는데, 이를 전염성 Kaposi 육종(epidemic Kaposi's sarcoma, EKS)이라고 한다.

원인은 바이러스성, 유전성, 환경적인 문제 등이다.

(2) 증상

① Kaposi 육종은 드문 형태의 악성 종양이다.

② 사지의 피부에 병변이 서서히 증식되거나 림프선을 통해 내장장기로 퍼져 나간다.

③ 병소는 청색, 자색에서부터 붉은색, 갈색까지 다양한 색깔을 나타내며, 무통성이고, 비화농성으로 하나 또는 다발로 나타난다.

④ 이러한 병소들은 처음에는 결절을 형성하고 그 다음 반점으로 진행되며, 결국에는 침범된 부위의 광범위한 미란을 초래한다.

⑤ 초기 침범부위는 림프절과 위장관, 간, 비장, 폐 등의 내장장기, 그리고 뼈이다.

⑥ 발열, 체중감소, 야간 발한 등의 증상이 있다.

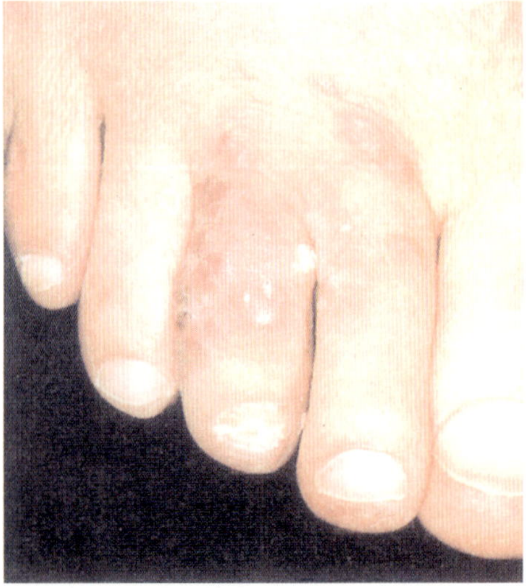

그림 4-26 Kaposi 육종

(3) 관리 방법

① 방사선요법
② 항암제 등의 화학요법
③ 병소의 전파를 방지하고 안위를 제공한다.
④ 적절한 영양공급, 수분공급을 하며, 피부를 보호한다.
⑤ 진통제를 투여하여 불편감을 완화시킨다.

25) 동상(Frost bite)

(1) 원인

동상은 흔히 발가락, 손가락, 코, 귀, 뺨 등 노출부위에 나타난다. 이는 부적당한 의복, 바람, 습도의 변화, 순환기 질환, 운동부족, 산소결핍증 등 한냉과 습기에 노출될 기회가 많은 직업인에게서 주로 발생한다.

동상이란 연부조직이 -2℃～-10℃의 한냉에 노출되면 혈관계가 수축하게 되어 산소의 소비가 줄어들기 때문에 세포대사가 정지되어 세포에 장애를 일으키는 것을 말한다.

(2) 증상

홍반, 종창, 발적, 소양증, 동통 등의 증상이 차례로 일어난다.
동상은 조직손상의 정도에 따라 4가지로 구분한다.

① 1도동상 : 충혈, 부종
② 2도동상 : 충혈, 수포형성
③ 3도동상 : 피부와 피하조직의 괴사
④ 4도동상 : 괴사 및 조직의 손실

(3) 관리 방법

① 급속 난온 치료법을 한다(rapid rewarming method). 이 방법은 치유속도가 빠르고 조직의 손상을 감소시키고 부작용이 거의 없다. 급속 난온 치료법은 40℃～42℃의 온수에 손·톱의 색깔이 분홍색으로 될 때까지 손발을 담그는 것이다.
② 얼음, 얼음물 등의 치료는 조직손상을 증대시키므로 절대 금기사항이다.
④ 살균제를 사용하여 병변 부위를 소독한다.
⑤ 염증 증상이 있을 경우에는 항생제를 사용할 수도 있다.

26) 동창(Chilblain, Pernio)

(1) 원인

피부가 찬 곳에 노출되면 국소적으로 홍반과 종창이 재발하는 것을 말하며, 심한 경우에는 수포 및 궤양이 형성된다. 요인으로는 영양상태, 유전적인 요소, 국소적인 패혈증 및 호르몬 변화, 전신질환 등이다.

(2) 증상

① 대퇴부, 하지, 발꿈치, 손가락, 코, 귀 등에서 잘 발생하며, 각 병소는 갑자기 소양증이 동반된 홍반성 종창이 수 시간에 걸쳐 나타난다.

② 이러한 증상은 7일내지 14일이 지나면 서서히 소실된다.

③ 피부는 청자색을 나타내며, 압력을 가하면 색깔이 없어지는 것을 볼 수 있다. 사지는 과다한 발한으로 인하여 차고 축축하다.

④ 증상이 심한 경우에는 수포 및 궤양이 형성된다. 특히 동맥질환이 있는 경우에는 장기간 한냉에 노출되면 섬유화, 과각화증, 림프부종이 초래되어 수주 내지 수개월간 지속되는 경우도 있다.

(3) 관리 방법

① 급성 동창은 일반적으로 자연히 치유되지만, 만성 동창은 추운 계절이 되면 계속해서 반복적으로 출현했다가 따뜻한 계절이 오면 병변이 없어진다.

② 전신요법으로 의복을 이용하여 보온한다.

③ 규칙적인 운동 및 고단위 vitamin을 복용하여 혈액순환을 증진시킨다.

④ 국소요법으로는 온수로 가벼운 massage를 한다

⑤ 국소적인 피부소독, 궤양에 대한 항생제 연고를 사용하며, 금연을 하도록 한다.

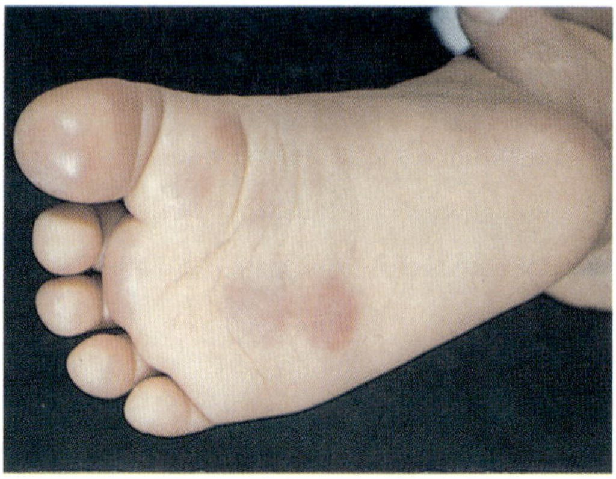

그림 4-27 동창

27) 레이노드씨 병(Raynaud's disease)

(1) 원인

한냉에 대해 특발성 과민성을 나타내어, 추위에 노출되거나 감정적인 자극에 의해 손과 발에 지각이상을 나타내는 것을 말한다.

(2) 증상

① 혈관의 마비, 창백, 청색증, 홍반증을 나타낸다.
② 남자보다는 여자에게서 발생빈도가 높다.
③ 가족력을 갖고 있으며, 20대 내지 30대에서 잘 발생한다.
④ 양측성, 대칭적으로 손과 발을 선택적으로 침범한다.
⑤ 지각이상(paresthesia) 및 동통 증상이 두드러지게 나타난다.
⑥ 심한 경우, 여러 부분의 국소빈혈로 인해 표재성 궤양을 유발하기도 한다.

(3) 관리 방법

① 추위에 대한 보호방법을 강구한다.
② 정신적인 자극을 피하고 안정요법을 실시한다.
③ 혈관 수축을 방지하기 위해 금연을 권장하고 혈액순환을 증진시키는 요법을 한다.

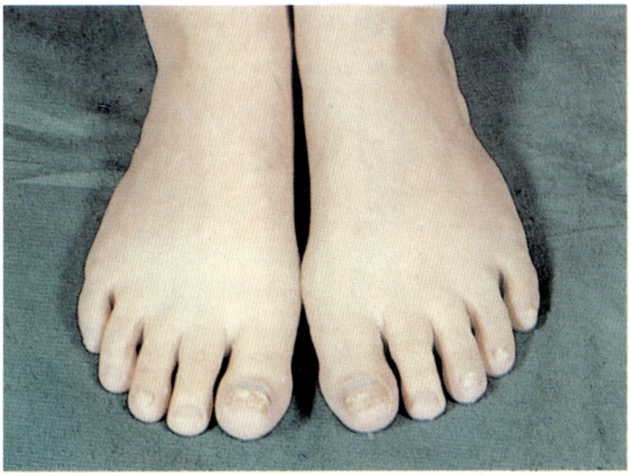

그림 4-28 Raynaud씨 병

28) 족 천공병(Malum Perforans Pedis)

(1) 원인

족 천공병이란 당뇨병이나 동맥경화증 등이 있는 환자가 계속적으로 외상을 받으면 그 부위의 통각소실로 인하여 발바닥 부위에 생기는 만성 영양성 궤양성 질환을 말한다.

(2) 증상

① 거의 모든 족 천공병은 발뒤꿈치에 경계가 뚜렷한 각화증으로 시작한다.
② 진행되면 부드럽고 습하게 되면서 악취를 동반하며, 화농성 삼출물을 배출한다.
③ 진행경로는 서서히 진행되는데, 무통성, 괴사성 궤양을 형성하며, 때로는 동통성 궤양을 형성하기도 한다.
④ 깊은 천공과 이차 감염으로 인해 족근골 또는 중족골의 골수염을 일으키기도 한다.

(3) 관리 방법

① 발을 padding 해서라도 최대한으로 보호하여야 한다.
② 궤양에 압박을 가하지 않도록 한다.
③ 항생제를 국소 또는 전신적으로 투여한다.

29) 선단 악성흑색종(Malignant melanoma)

(1) 원인 및 증상

선단 악성흑색종은 선단 부위뿐만 아니라 발바닥, 손바닥 주위에 흑색종이 발생하는데 특히 발가락이나 손가락의 말단 지골부에서 생긴다. 장기간의 비침윤기를 갖는 흑색종 중에서는 드문 형태이다. 증상은 다음과 같다.

① 발바닥, 손바닥, 손가락 끝 혹은 조갑위나 조갑추벽에 불규칙한 흑색반이 성장한다.
② 초기 증상은 연갈색, 흑갈색 혹은 흑색으로 손톱주위가 약간 미란되어 있고, 융기되어 있으며 길게 파여 있고 인설을 볼 수도 있다.
③ 엄지발가락과 엄지손가락이 다른 부위보다 빈번히 침범된다.
④ 증상이 진행되면 병변은 결절성이 되며, 후에 궤양을 일으켜 조갑을 한쪽으로 밀어낸다.

(2) 관리 방법

악성 흑색종 치료는 넓고 깊게 절제하며, 침범된 주위를 제거하고 관리한다.

① 림프 절까지 제거한다.
② 병변내 약물을 주입한다.
③ 레이저 치료법을 사용하기도 한다.

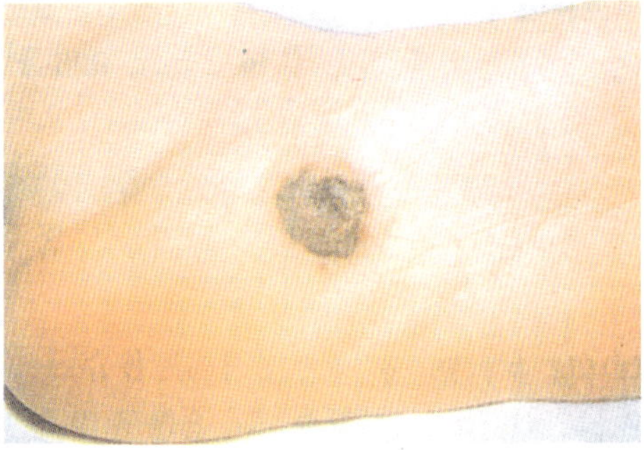

그림 4-29 악성흑색종

30) 망상 청피반(Livedo reticularis)

망상 청피반이란 얼룩얼룩하거나 망상의 분홍색 또는 적청색 병변이 일반적으로 사지 특히 하지의 발목주위에 나타나는 질환으로 발이나 대퇴부, 체간, 전박도 침범한다. 변색은 추위에 노출되면 더욱 심해진다.

망상 청피반은 피부근염, 류마티스 열, 류마티스 양 피부근염의 한 증상으로 나타날 수도 있고 여러 형의 혈관염, 혈소판 감소성 자반병과 같이 나타날 수 있다.

망상 청피반은 맥관내피염(endovasulitis)으로 간주하고 있으며, 심한 경우는 내피증식이나 혈전이 발생될 수 있다. 이 질환은 작은 혈관의 혈관염의 한 증상 일수도 있으며 드물게는 괴사도 발생한다.

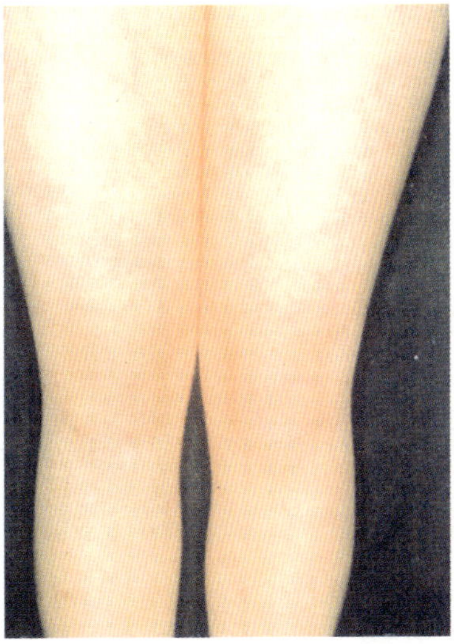

그림 4-30 망상 청피반

31) 소양성 자반(Itching Purpura)

소양성 자반이란 자반성 반점(반상출혈)이 발목주위에 처음 나타나서 점점 상승하여 손바닥과 얼굴을 제외한 전신으로 확산되는 것을 말한다.

황색, 자색, 적색의 점상출혈이 전신에 형성되며 2주면 서로 융합하게 된다.

발목의 부종이 맨 처음 나타나며, 소양감이 심하게 나타나는 것이 특징적인 증상이다.

소양성 자반은 주로 남자에게 발생빈도가 높으며, 계절적으로 봄과 여름에 많이 발생한다. 이 증상은 보통 3~6개월간 지속되며, 원인은 미생물의 감염이라고 추정한다.

32) 진행성 색소피부증(Progressive Pigmentary dermatoses)

이 질환은 Schamberg병으로 더 잘 알려져 있다. 특징은 하지에 불규칙적인 양상으로 나타나는 고춧가루 모양의 적색반점이다. 이 병변은 점차 상부로 번지며, 수개월 후에는 주위에 색소침착반을 남기고 점차 소실되며, 소양증은 별로 없다.

호발부위는 발목과 앞정강이 이다. 붉은 색소의 주성분은 혈철소(hemosiderin)이며, 이 질환의 근본적인 병변은 모세혈관염이다.

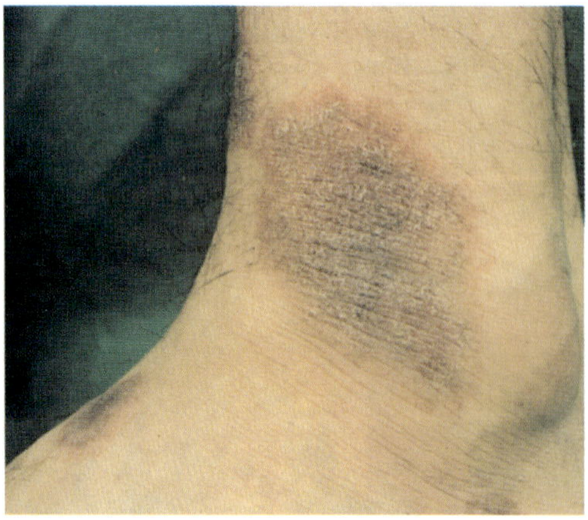

그림 4-31 소양성 자반

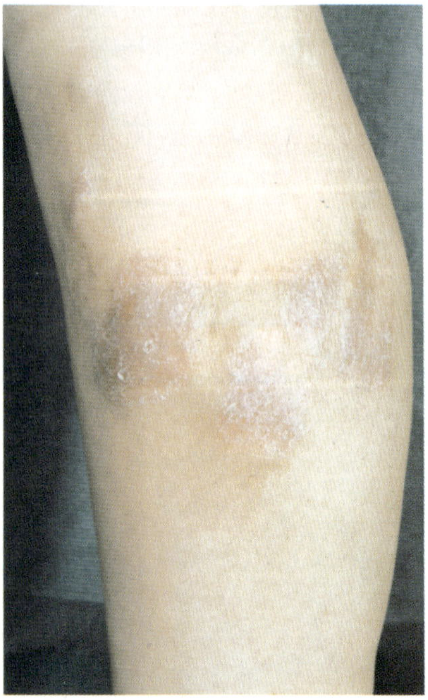

그림 4-32 Schamberg병

33) 과민성 혈관염(Hypersensitivity Vasculitis)

(1) 원인 및 증상

혈청병(serum sickness), 한냉글로불린혈증, 악성종양 및 기타 질환 등에 부수적으로 발생하는 혈관염이나 피부전신성 혈관염 등이 원인이 될 수 있다. 또 상기도 감염, 농피증, 연쇄상구균 감염도 원인으로 생각된다.

증상은 다음과 같다.

① 하지가 병변의 호발부위이다. 특히 다리의 하부, 둔부, 하배부, 손 등에서 촉진되는 자반으로 시작하여, 출혈성 수포도 나타날 수 있다.
② 특히 발목의 부종이 흔히 나타난다.
③ 피부의 동통, 작열감 및 자통(stinging pain)
④ 발열, 권태감, 근육통, 관절통
⑤ 위장관의 증상인, 혈변, 식도와 위의 궤양도 나타날 수 있다.

(2) 관리방법

Steroid therapy로 증상을 완화시킨 후에 근본적인 원인을 찾아서 이를 제거해 준다. 증상은 자연히 호전될 수도 있으며, 경우에 따라서는 증상이 장기간 지속되기도 한다.

34) 결절성 황색종(Xanthoma tuberosum)

황색 또는 오렌지색 결절이 편평하게 또는 반구형으로 융기되어 군집을 이루는 것을 말한다. 주로 관절부위에 발생하는데, 특히 주관절과 슬관절에 호발하며, 수지관절, 액와부, 서혜부, 안면, 둔부에도 발생할 수 있다. 또한, 어느 연령에서나 발생할 수 있으며, 초기 발진은 선명한 황색 또는 주홍색을 띠지만, 후기 발진은 섬유성이며 퇴색된다.

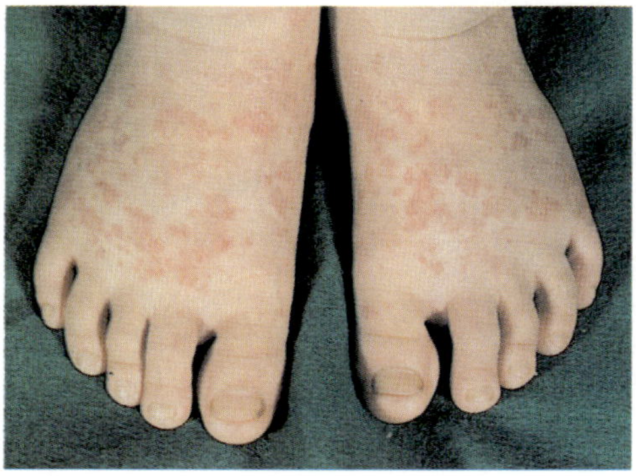

그림 4-33 과민성 혈관염

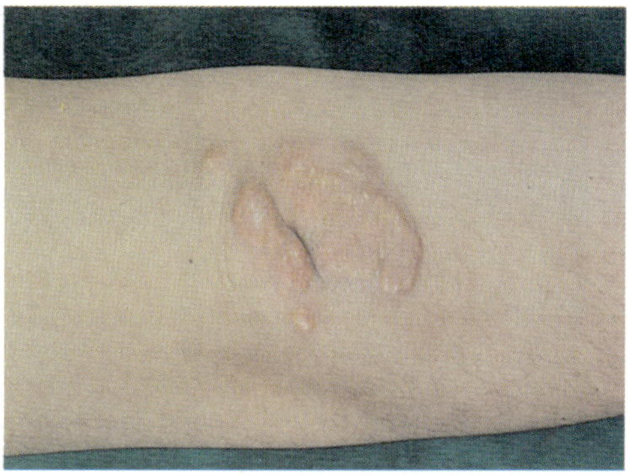

그림 4-34 결절성 황색종

35) 점액 수종(Myxedema)

(1) 원인 및 증상

점액수종이란 갑상선 기능저하로 인해 갑상선 호르몬의 결핍으로 초래되는 질환이다. 증상은 다음과 같다.

① 정신적, 신체적 활동이 둔해진다.
② 체중증가, 빈혈, 저체온, 추위에 민감해짐
③ 기초신진대사율 저하, 발한 감소
④ 안면부종, 코와 입술이 두터워 진다.
⑤ 발목 주위, 손목 주위에도 부종이 발생한다.
⑥ 피부는 건조하고 반투명해지며 딱딱해 진다.
⑦ 모발은 건조하고 잘 부스러지며 잘 빠진다.
⑧ 손톱, 발톱은 잘 부스러지며, 종선 혹은 횡선을 보일 수 있다.
⑨ 무릎관절, 주관절, 둔부에 각화성 병변이 발생한다.
⑩ 피부에 황색 내지 갈색의 색소가 침착한다

(2) 관리 방법

건조갑상선(desiccated thyroid) 제거, L-thyroxine 제거로 치료한다.

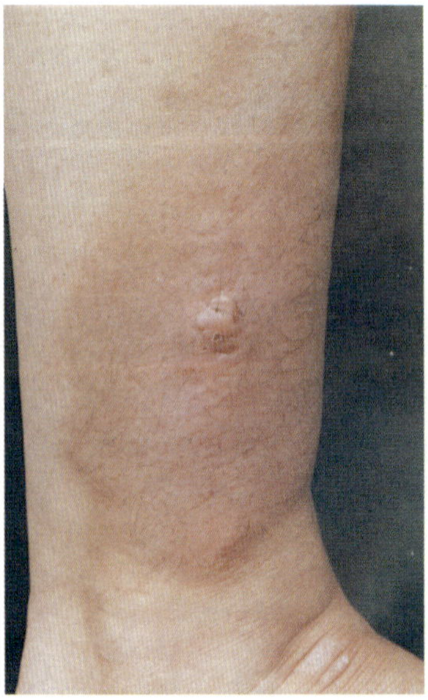

그림 4-35 점액수종

2. 발의 기형(Deformities of the foot)

1) 평발(Flat foot)

(1) 원인 및 증상

평발은 어떤 의미에서는 안정된 발이라고 할 수 있으며 그다지 고통스럽지도 않다. 그러나 체중과다, 많은 종류의 관절염, 정서적 긴장 등으로 인해 족궁(arch)이 평편(flat)해지는 것을 말한다. 평발은 선천적인 경우는 드물다.

평발은 종족궁(longitudinal arch)의 변화로 인해 발바닥을 부드럽게 구부리지 못하게 된다.

(2) 관리방법

관리방법으로는 발 안쪽에 안창을 대어서 높여 주며, 발 운동을 통해 발의 혈액순환을 촉진시켜 주어야만 염증성 질환을 예방할 수 있다.

2) 왜곡족(Claw foot, High arched foot)

(1) 원인

왜곡족은 종족궁(longitudinal arch)의 기형을 말하는데, arch가 매우 높은 기형이다. 즉, 발의 근육이 위축됨으로써 발이 요상(凹象)으로 수축되는 것을 말한다. Hollow foot이라고도 한다.

증상은 다음과 같다.

① 서 있을 때 매우 불편함을 느끼며, 체중이 발뒤꿈치와 발 앞쪽에 실려진다.

② 발가락들은 중족지골(metatarsal) 앞쪽으로, 뒤로 돌아가 있고, 오그라든(clawed) 형태를 나타낸다.

③ 체중과다와 같이 심한 경우에는 발가락 끝이 바닥에 닿지 않을 수 있다

④ 이 기형은 유전될 수도 있으며, 후천성이기도하다.

⑤ 후천적 요인들로는, 근육 위축과, 근육 불균형을 초래하는 이분척추(spina bifida)와 소아마비(poliomyelitis) 등이다. 왜곡족은 걷는데 매우 불편함을 느낀다.

⑥ 위축된 발가락들 때문에 신발 신기가 매우 어렵다. 발가락 사이에 생긴 티눈들은 결과적으로 근육위축을 초래하여 신발을 신는데 불편한 마찰을 유발하기 때문이다.

⑦ 깊은 굳은살은 중지골 관절 아래에 있다. 왜냐하면 이 부분은 극도로 압력을 받기 때문이다.

⑧ 극도의 압력은 발등에 가해지기 때문에 뼈가 과다 형성되어 더욱더 신발 신기가 어려워진다.

(2) 관리 방법

① 발 보조기구에 의한 기능회복훈련이 필요하다.

② 발에 안창을 대어 준다.

③ 맞춤 신발을 신도록 한다.

④ 필요에 따라서는 편안하게 해주기 위한 수술이 필요하기도 하다.

⑤ 티눈과 굳은살이 생기지 않도록 발 관리를 한다.

3) 요족(Pes cavus)

요족이란 선천적 혹은 후천적으로 발바닥 인대의 위축을 발생시키는 기형을 말한다.

종족궁은 arch가 심해져 횡족궁에 과다한 부담이 간다. 발등의 인대가 늘어나 발등이나 발 앞머리에 통증이 발생한다.

근육의 탄력성 저하로 인해 발 및 하지의 근육운동이 방해를 받기 때문에 걷는데도 불편함을 느낀다. 요족인 사람은 정상적으로 발바닥을 굽히고 펴는 것이 곤란하다.

굽이 높은 구두를 신고 다니는 여성에게서 발생빈도가 높은데, 굽이 높은 구두를 신으면 발꿈치와 발등이 높아져서 발끝이 튀어나오게 된다.

4) 수하족

(1) 원인 및 증상

수하족이란 거골(talus)이 밑으로 내려앉아서 근골과 발배골 사이를 압박하는 것을 말한다.

이로 인해 뼈는 발등에 서로 각기 퍼지게 되고, 발바닥 안쪽과 발등 안쪽에 동통이 나타난다. 발배골이 심하게 돌출되는 현상을 나타내며, 중족골과 더불어 바닥에 닿게 된다. 수하족의 상태가 오래 지속되면 나중에는 편평족으로 변한다.

발바닥 중심부의 수하 및 발바닥의 힘줄이나 인대가 과도하게 늘어난다. 체중 증가, 발 근육조직의 약화, 오랫동안의 침상안정으로 인한 발 근육의 퇴화는 이런 증상들을 더욱더 악화시킨다. 인대가 늘어지면 발바닥이나 발등에 동통을 유발하며, 이 동통은 둔부까지 전달된다.

(2) 관리 방법

체중을 조절하여 근육의 부담을 줄이도록 한다. 동통 관리를 위해 근육을 강화하는 마사지나 발 체조를 한다.

5) Hammer toe(추상족지증, 갈고리모양으로 굽은 발가락 기형)

이 기형은 발기형의 가장 흔한 형태중의 하나이다. Hammer toe의 초기단계에는 건(tendon)이 위축되고 발가락이 굽어진다.

Hammer toe는 2가지로 분류한다.

① flexible Hammer toe (유연성 Hammer toe)

발가락은 똑바로 펴질 수 있지만, 발가락을 놓았을 때 다시 굽어진 자리로 되돌아가 버리는 형태이다.

② 강직성 추상족지증(rigid Hammer toe)

기형 형태가 관절형 변화를 초래하여 발가락 관절을 딱딱하고 경직되게 만드는 형태이다.

(1) 원인 및 증상

① Hammer toe는 대개 5번째 발가락의 둘째 마디에 나타나지만 엄지발가락에도 나타난다. 또한 둘째 발가락은 길이가 다른 발가락에 비해 길기 때문에 다른 발가락들보다 쉽게 영향을 받는다.

② 요인으로는 대부분 유전성이지만, 부적절한 생체역학(biomechanics)의 결과이거나, 잘 맞지 않는 신발 때문이기도 하다.

③ 관절염이나 근육계통 질병도 이 기형을 초래할 수 있다.

④ Hammer toe의 증상은 주로 근위중지골 관절(Proximal Phalanx), 혹은 족저관절의 중간 부분에서 자주 발생한다.

⑤ 진행될 경우 중족골의 근위관절은 배굴(dorsi flexion)시에 힘이 가해지고, 원위관절은 굴곡(flexion)되거나 중간관절 윗 부분이 늘어지게 된다.

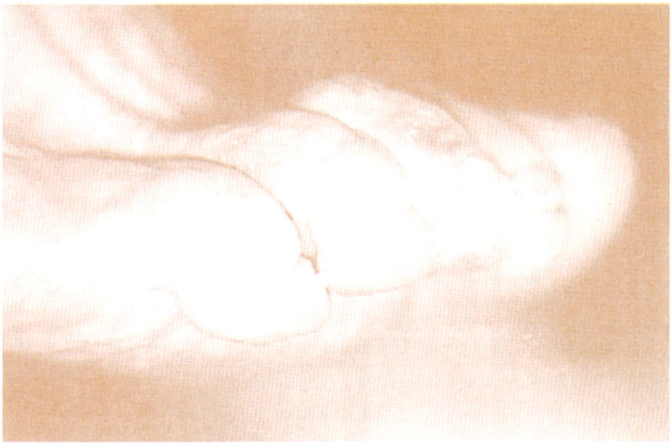

그림 4-36 Hammer toe

⑥ 결과적으로 Hammer toe는 발가락 맨 위가 올라가게 되고 그 부분이 티눈 형태를 초래하여 신발 신을 때 불편함을 느끼며 마찰이 심하게 나타난다.
⑦ 만약 발가락이 완전히 굴곡(flexed)되면 발가락 끝에 체중이 실리기 때문에 발가락 속에 고통스러운 티눈이 발생하게 된다.
⑧ 발가락 감염이 Hammer toe 기형을 촉진시킨다.

(2) 관리방법

① 궤양이나 sores를 치료하여 기형의 악화를 방지한다.
② 연마제나 껍질을 벗기는 탈피용 크림을 사용하여 조심스럽게 굳은살(각질층)을 제거한다.
③ 올바른 치료를 위해서는 발 전문가의 도움을 받아야 한다.
④ 필요하면 외과적 수술도 할 수 있다.

6) 망치 발(Mallet toe)

(1) 원인 및 증상

① 망치 발은 원위중지골 관절에서 발생하며, Hammer toe와는 다른 형태이다.
② 선천적인 경우는 드물고, 이 기형의 원인은 Hammer toe와 같다.
③ 굴곡건 및 신전건에 이상이 발생한 후 계속해서 기형이 진행되면 중족지골 관절이 주족골 위로 들어 올려진다.
④ 두 번째 발가락에서 가장 많이 발생한다.
⑤ 결과적으로 고통스러운 굳은살(각질층)이 발가락 끝에 만들어지며, 쉽게 손상되고 감염된다.

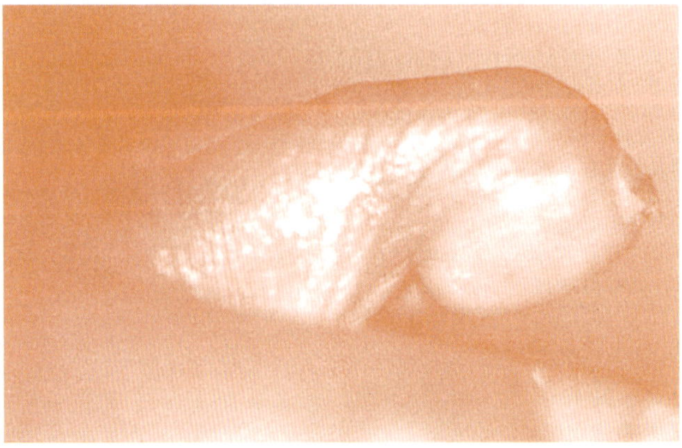

그림 4-37 망치발

(2) 관리방법

① 발가락이 편하도록 알맞게 제작된 신발을 신는다.
② 발톱전문가의 도움을 받아 굳은살 제거를 위해 coarse file을 사용하며, 위험하지 않도록 날카로운 연장은 사용하지 않는다.
③ 압박을 완화하는 pad를 사용하기도 하며, 증상에 따라서는 외과적 수술요법도 요구된다.

7) 외반무지증(Hallux Valgus, 무지외반증)

(1) 원인 및 증상

① 외반무지란 엄지발가락이 중족지골 관절에서 굽은 상태를 말한다.
② 남자보다 여자에게서 많이 발생한다.
③ 꼭 맞는, 접합하지 않는 신발을 신었을 때도 발생한다.
④ 드물게는 선천적으로도 기형적인 발(외반무지)을 갖고 태어날 수 있다.
⑤ 염증성 관절염이나 류마티스성 관절염이 원인이 되기도 한다.
⑥ 엄지발가락의 굴곡으로 인해, 두 번째 발가락관절에 깊고 동통이 심한 굳은살이 생긴다.

(2) 관리방법

① 발 전문가의 도움을 받는다.
② 티눈이나 굳은살을 제거한다.
③ 외과적인 수술요법으로 발기형을 교정할 수 있다.

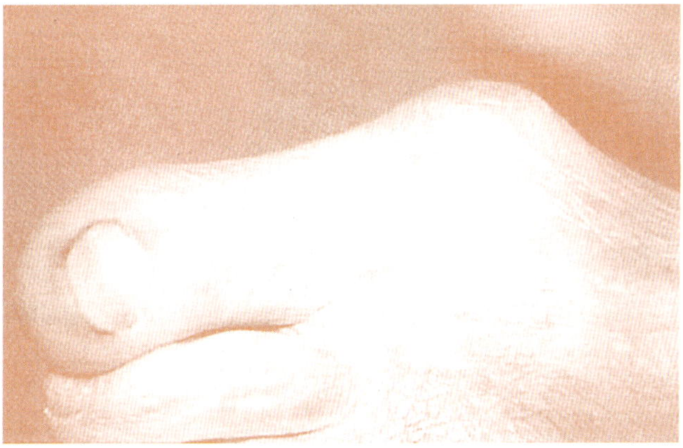

그림 4-38 외반무지증

8) 발톱 무좀

발톱무좀이란 발톱이 노란 갈색으로 변색되는 것을 말하며, 오래 경과되면 발톱자체가 두꺼워지고 좋지 않은 냄새가 난다. 관리 방법으로는 다음과 같은 것들이 있다.

① 발을 항상 청결하게 하며, 발을 늘 건조하게 보존해야 한다.
② 발 전문가의 도움을 받는다.
③ 발 관리시에 자주 소독하고 염증이 생기지 않도록 한다.
④ 발가락의 혈액순환을 촉진할 수 있는 방법을 취한다.

9) 갈라진 발톱

발톱뿌리, 즉 발톱의 기질이 상처를 입으면 발톱기질 위에 반흔(scar)이 형성되기 때문에 발톱이 갈라지게 된다. 관리 방법은 다음과 같다.

① 가능한 한 발톱을 짧게 깎아 준다
② 발톱관리는 전문가의 도움을 받는다.
③ 발톱은 둥글게 보다는 一字형으로 깎는다.
④ 적당한 신발을 신어 발톱이 압박 당하지 않도록 한다.

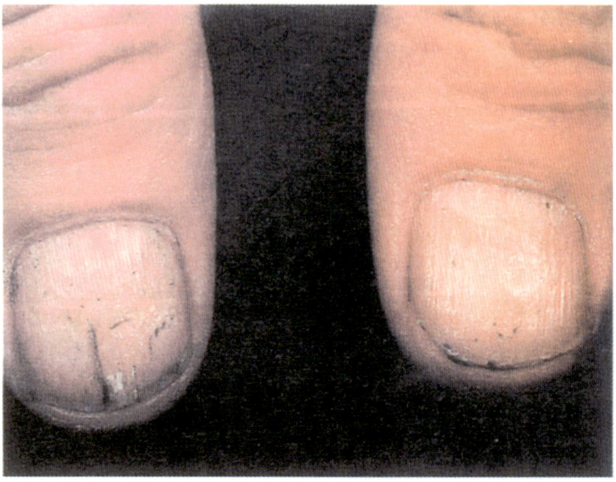

그림 4-39 발톱무좀

10) 발톱의 색깔 변화

정상적인 발톱색깔이 여러 가지 색깔로 변화되는 것을 말한다. 종류는 다음과 같다.

① 흰색 발톱(transverse leukonychia)

은백색인 발톱은 각질 형성의 부족으로 인해 발생한다. 정상적인 발톱 모양에 변화가 나타나며, 이는 만성 질병이 있음을 의미 할 수 있다.

② 노란색 발톱(fungal infection)

색깔이 노랗게 변화는 경우는 여러 가지 원인일 수 있다. 즉, 황달로 인해 발톱자체가 변색되는 경우와 화학물질의 영향으로 인해서, 또는 과다한 흡연으로 인해 변색될 수 있고, 많은 땀의 배설로 인해 발톱이 노랗게 변색 될 수도 있다.

만일 노란색 발톱에 점이나 선이 나타날 때는 진균감염(fungal infection)을 의심한다.

③ 검은색 발톱(melanonychia)

검은색의 발톱은 발톱 밑에 나타난다. 이는 내출혈이나 다른 피부 질환이 원인 일 수 있다.

④ 백반 발톱(leukonychia mycotica)

흰색 반점이 점모양이나 선모양으로 발톱에 나타나는 것이다.

발톱이나 내피세포의 염증, 혹은 상처가 원인일 수 있다.

제5장 발 정맥 마사지
(Foot Vein Massage)

제5장 발 정맥 마사지 (Foot Vein Massage)

1. 발 정맥 마사지

1) 마사지 개요

인간이 아프지 않고 오래도록 건강하게 지내려면 적게먹고 매일 걷기 운동과 말초 혈액순환을 돕기위한 발마사지를 하는 것이 최근의 well-being 트렌드의 한 분야로 인식되고 있음을 알 수 있는데, 발마사지는 인류의 질병치료 방법 중 오래된 것으로 전세기를 통하여 역사나 문화, 예술 뿐만 아니라 의학에서도 크게 언급되고 기록되어져 왔다.

마사지의 어원은 마쏘(masso)란 그리스어로 어원이 뜻하는 바는 문지르다, 반죽하다, 쓰다듬나이다. 고대로부터 아픈 곳은 본능적으로 손으로 문지르고 쓰다듬는 동작을 행함으로써 통증을 완화시켜 질병치료의 한 방법으로 이어져와 오늘날의 다양한 마사지에 이르게 된 것이다. 최근에 기기를 이용한 마사지가 개발되었으나 부드러운 피부조직에는 손으로 하는 마사지만큼 효과가 덜한 것이 사실이다. 시술자의 정확한 관찰과 예민한 손으로 하는 마사지야말로 가장 적절하고 효과적인 마사지 방법이다.

발정맥(foot vein) 마사지는 정맥의 판막이 많이 형성되어 있는 발과 하지에 정맥의 흐름에 따라 심장방향을 향해 느리고 일정하게 율동적으로 반복하여 혈액 순환 촉진 및 일정한 치유효과를 얻고자 하는 수기요법이다.

영국의 성토마스 병원 재활이사였던 James.B Menell은 20C초의 고통스런 마사지(painful massage)보다 최근 손으로 하는 부드러운 마사지(gentle massage)를 더 가치있게 본다고 발표한 바 있다. 따라서 마사지를 시술하는 사람은 피부생리학, 해부학의 지식을 가지고 시술할 조직에 맞는 독특한 동작기술을 습득해야 마땅하다.

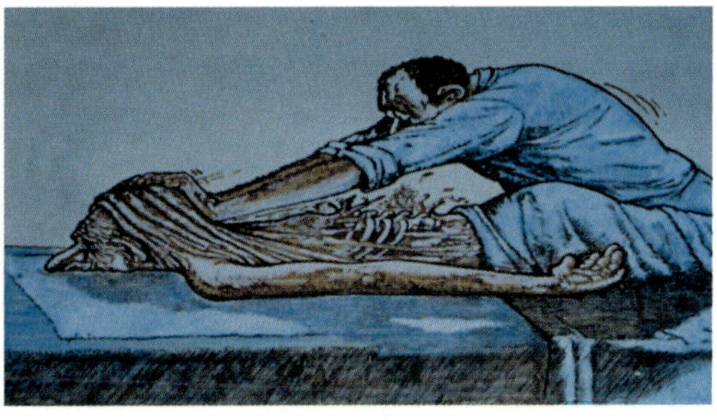

마사지는 근육이완과 혈액순환 효과, 부종 완화, 통증완화에 큰 가치를 두고 있으나 역사속에 마사지가 한때 평가절하되었던 것은 비전문가나 무자격자가 피부조직의 이해나 생리학의 과학적인 지식없이 시술했던 것도 원인 중의 하나로 보여진다.

마사지는 만병통치가 아니나 병후 회복기에 있는 환자나 만성질병에 시달리는 노인관리에는 꼭 필요한 손 끝 서비스가 되어 현재는 양질의 건강증진을 지향하는 인류의 세계적인 건강 트렌드가 되었다. 그러나 정맥마사지(vein massage)는 하지 정맥류가 있는 사람이나 혈전증이 있는 환자에게는 시술하지 못하는 아이러니가 있다.

2) 마사지의 역사

마사지는 기원 전부터 질병치료의 한 형태로 시행되어 왔음을 고대문헌을 통하여 알 수 있다. BC 9세기에서부터 AD 4~5세기에 걸쳐 고대 다양한 역사의 기록에 의하면 그리스와 로마인들이 마사지의 애호가가 많았다는 것은 잘 알려진 사실이다. 이때 이미 마찰(friction)이나 문지르기(rubbing), 기름 바르기 등의 용어가 생겨나기 시작했다.

Hippocrates(460~380 BC)는 어깨관절이 탈구된 환자를 치료하기 전 접골할 부위를 부드럽게 문지른 후 접골을 해야한다고 언급하고 있고, 아랍의 물리학자였던 Avicenna (980~?)에 따르면 마사지의 목적은 근육안에 자리잡고 있는 운동으로 풀 수 없는 쇠퇴한 형태의 물질들을 없애는데 있다고 하였다.

초기문헌에는 운동과 마사지가 동시에 언급되어 왔으나 Sweden의 Kleen에 의해 마사지와 운동이 다르다는 이론이 근세에 처음 등장했다.

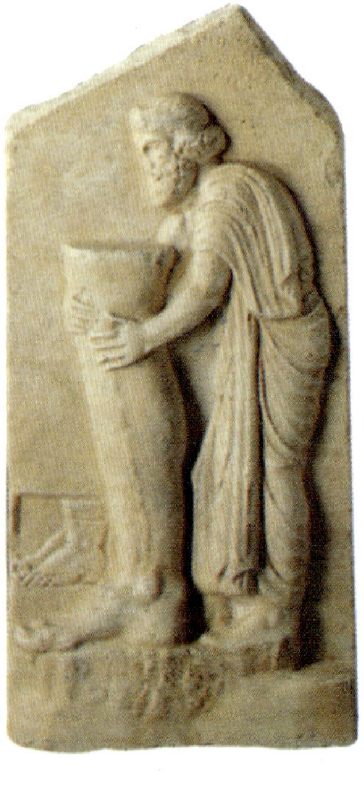

1884년 Boston 병원의 재활의사 Douglas는 마사지는 신체 외부조직에 다양한 방법의 손동작으로 근육의 이완과 위생적 목적에 사용할 수 있다고 했다.

또 19C초 스웨덴의 마사지 동작의 창시자라 불리는 Peter Ling은 프랑스용어인 effleurage(신전), petrissage(유찰), tapotement(경찰)의 사용을 체계화하였으며 오늘날 우리가 사용하고 있는 마사지 용어인 굴림(rolling), 주무르기(pinching), 흔듬(Shaking), 진동(Viration)의 동작이 여기서 유래한다.

20C 초반의 미국 의료인들도 마사지 이론에 크게 기여하였다. 특히 Graham은 프랑스 용어를 피하고 friction, kneading, maniplation, rolling, pinching, percussion, movement, pressure, sgueezing으로 미국식 마사지 용어를 구체화하여 사용하였다.

이외에도 영국의 Murrell, Mennell, Mcmillan, 독일의 Hoffman, Zabludowski, Mitchell, Bucholz 등이 근대 마사지 이론에 크게 기여했다.

3) 정맥 마사지 정의

정맥 마사지는 피부나 근육조직을 정맥의 흐름을 유도하며 주무르거나 문지르는 일련의 손동작을 말한다(maniplation).

따라서 손으로 사용되어지는 마찰, 유날 등 maniplation(동작조작)으로 신체 외부조직에 치료적, 이완적, 위생적 목적으로 쓰인다(Douglas Graham 1884).

독일의 Albert Hoffman(1859~1907)은 질병을 치료할 수 있도록 손으로 하는 일련의 maniplation이라 하였고 J.B.Z abludowski(1851~1906)는 숙달되고 솜씨있는 손놀림을 체계적으로 몸에 적용하는 것이라 했으며 Gertrude Beard(1887~1971)는 마사지를 신체의 부드러운 조직에 손동작으로 주무르는 것이라고 정의하였다. 이러한 정맥 마사지의 손동작의 조작은 효과적으로 신경계 및 호흡계에 국소적 혹은 전반적 혈액 및 일파의 순환에 도움을 줄 수 있다고 하였다

4) 마사지 용어

(1) 경찰법(effleurage) : 가볍게 쓰다듬고 문지르는 방법
(2) 유날(petrissage) : 주무르고 누르는 방법
(3) 고타법(tapotement or percussion) : 가볍게 두드리는 방법
(4) 강찰(friction) : 강하게 문지르는 방법
(5) 신전(stroking) : 주로 관절부위를 잡아 늘이는 방법
(6) 진동(vitration) : 흔들리도록 떨리게 하는 방법
(7) 압박(compression) : 누르는 방법

5) 마사지 구성요소

(1) 방향(direction)
(2) 압력(pressure)
(3) 속도와 리듬(rate and rhythm)
(4) 밀착(with body)
(5) 매개체(media)

6) 마사지 종류

(1) 얼굴 마사지(facial massage) : 얼굴, 목, 가슴을 포함하는 부위
(2) 등 마사지(back massage) : 경추, 흉추, 요추, 미골까지 포함하는 부위
(3) 복부 마사지(abdomen massage) : 소화기 계통의 장기 부위를 포함하는 부위
(4) 가슴 마사지(breast massage) : 유방과 흉부를 포함하는 부위
(5) 장골 마사지(pelvis massage) : 골반과 미골을 포함하는 부위
(6) 종아리 마사지(leg massage) : 발목에서 대퇴부를 포함하는 부위
(7) 발 마사지(foot massage) : 26개의 발뼈와 관련된 부분과 족저, 발등, 발목을 포함하는 부위
(8) 팔 마사지(arm massage) : 팔목에서 어깨까지 포함하는 부위
(9) 손 마사지(hand massage) : 손가락과 손바닥, 손등 포함하는 부위

7) 자세

(1) 개인 위생을 청결(헤어스타일, 손톱, 구취)
(2) 손의 온도 조절
(3) 풍성한 위생복
(4) 액세서리 착용 금지
(5) 긴장을 푼 자세
(6) 단계적으로 부드럽고 리듬있게 시술
(7) 마사지 부위에 따라 관리자의 자세 변경

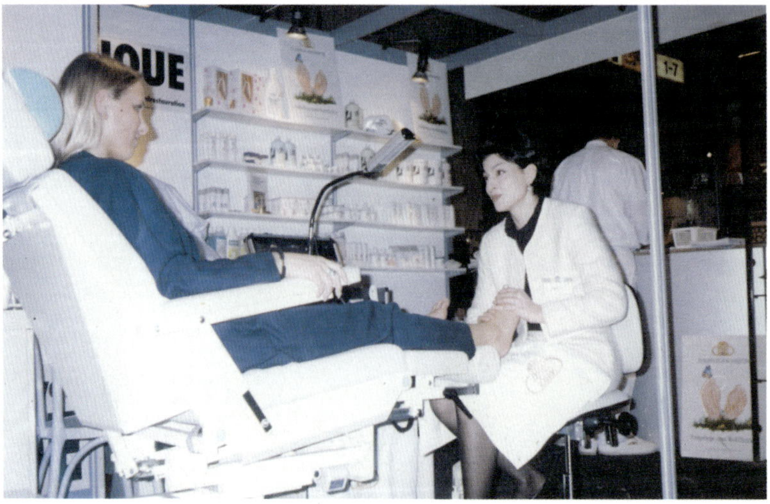

8) 효과

(1) 피부 온도 증가
(2) 근육의 긴장 이완
(3) 혈액순환 촉진 및 림프순환 용이
(4) 스트레스 해소 및 안정감
(5) 세라토닌 증가
(6) 물질교환 현상 촉진

9) 순서

(1) Foot Both
(2) Foot spray
(3) Tissue로 물기 제거
(4) 발가락 사이 습기 제거
(5) Foot vein 좁히기
(6) kompressen

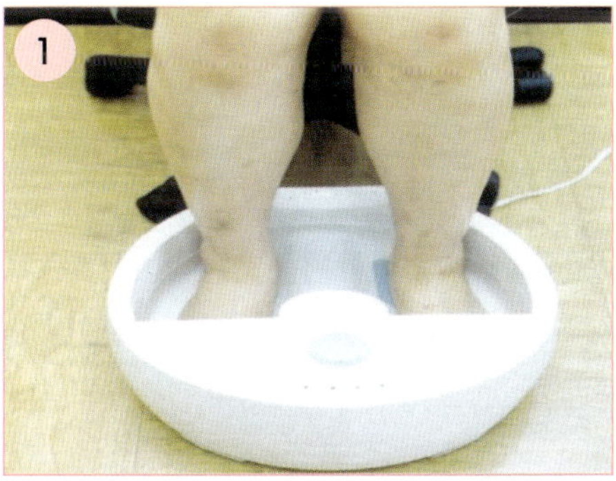

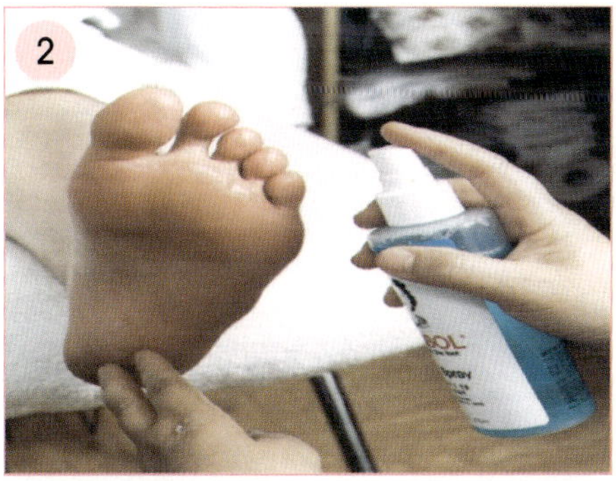

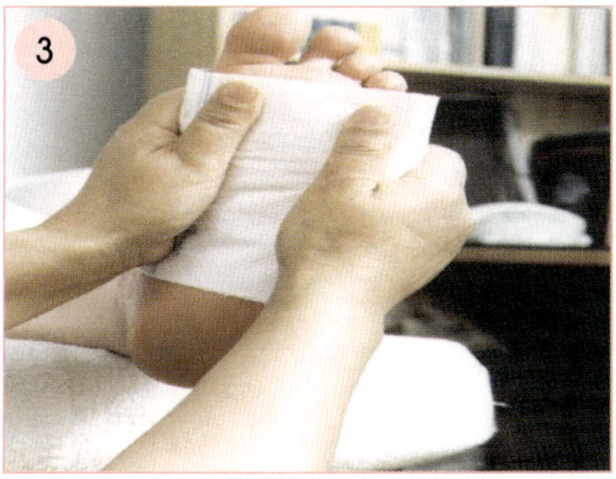

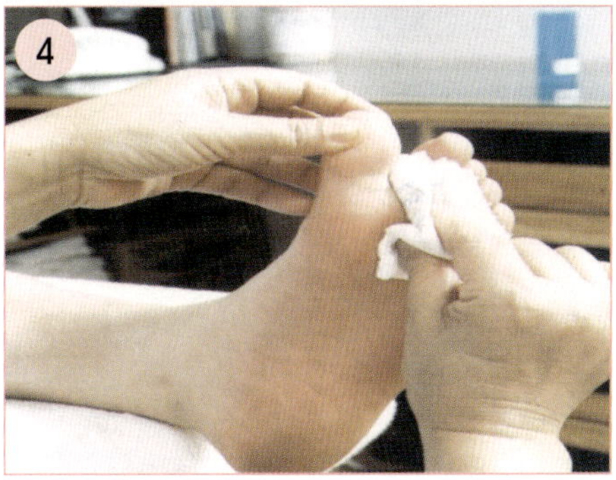

10) 정맥 마사지(Foot Vein Massage)

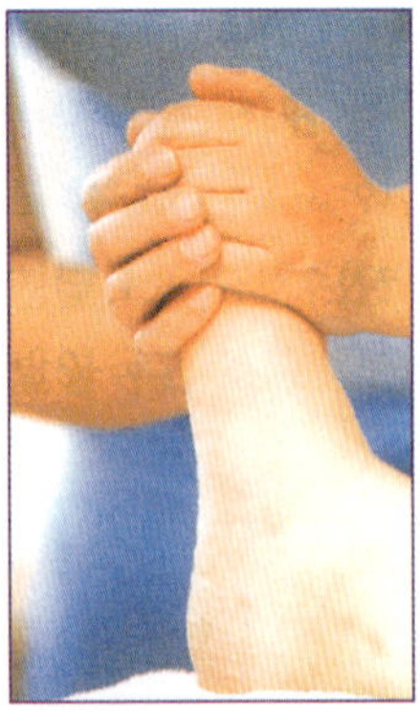

① 양손으로 발등과 발바닥을 밀착시켜 발 뒤꿈치까지 쓸어내린다(내려갈 때는 강하게, 올라올 때는 힘을 뺀다).
- 양발을 어깨 넓이 이상으로 벌려 안정감있게 선다.

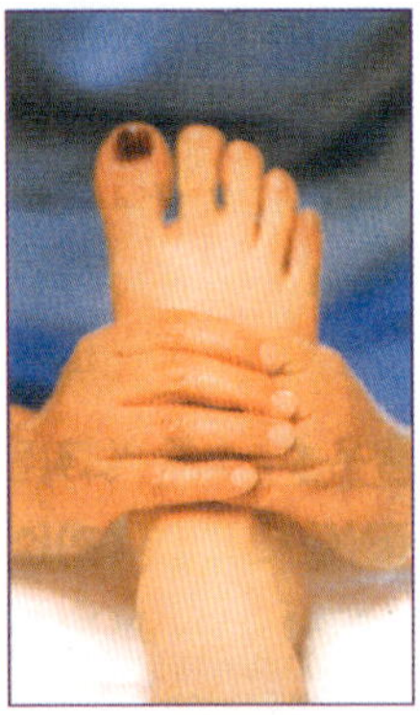

② 엄지와 검지 사이로 in side, out side를 조이듯 쓸어내린다(밀착).
- 양손으로 발의 medial(내측)과 Lateral(외측)을 밀착시키며 발 뒤꿈치까지 쓸어내린다(조이듯 힘을 주어 내려간 후 올라올 땐 손과 팔에 힘을 뺀 후 일어선다).
- 한쪽 발을 앞으로 하며 무게의 중심이 앞으로 가게한다.

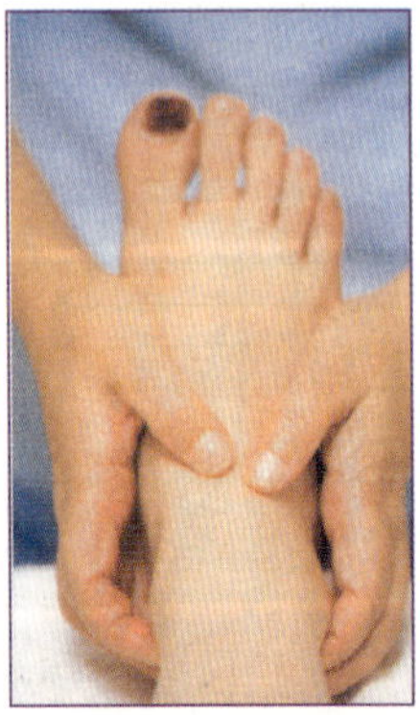

③ 안쪽과 바깥쪽 복사뼈 둘레를 손가락의 지문을 이용하여 큰 원을 그린다(강약).
- 내측과(medial ondyle) 안쪽 복사뼈와 외측과(lateral condyle) 바깥쪽 복사뼈 둘레를 손가락 지문 부위로 강약으로 원을 그린다(friction).
- 한쪽 발을 앞으로 해서 무게의 중심이 앞쪽 발에 있게 한다.

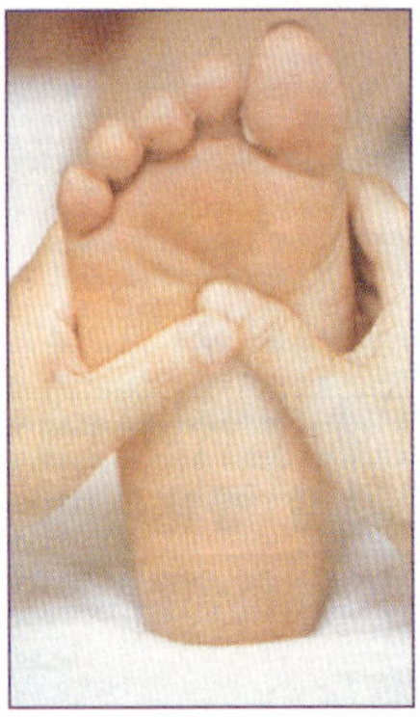

④ 엄지손가락으로 뒤꿈치에서부터 용천을 3단계로 나누어 지긋이 누른다(준비동작 → 발바닥 쓸어올리기 → 용천을 지긋이 4초 누른다)(강약).
- 무릎을 꿇는다.

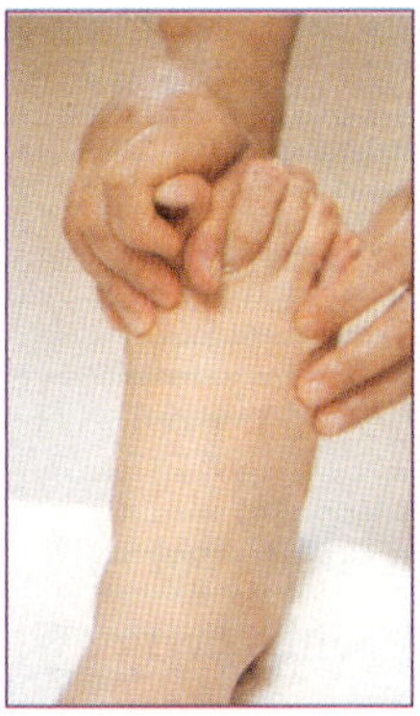
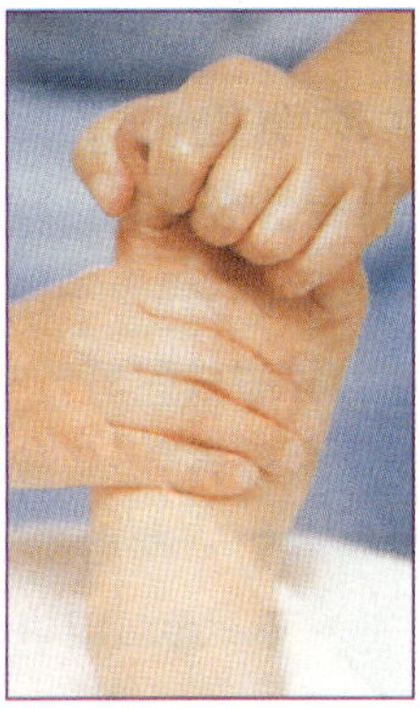
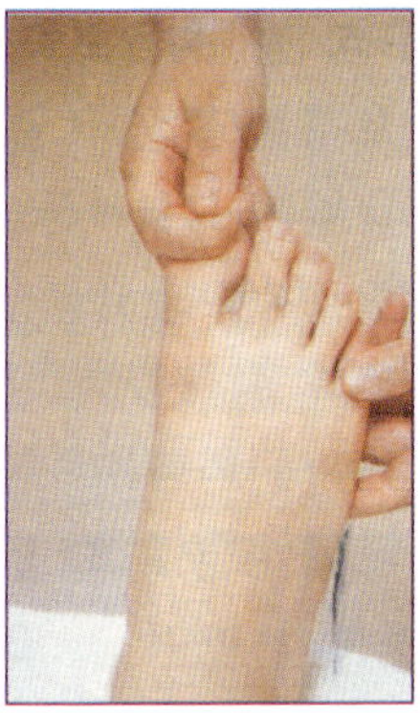

⑤ 양 엄지손가락의 외측부분으로 발가락 사이사이를 눌러주기 → 젖히기 → 가볍게 뽑기(강약 연결).
- 무릎을 꿇은채 연결하여 일어서서 뽑는다.

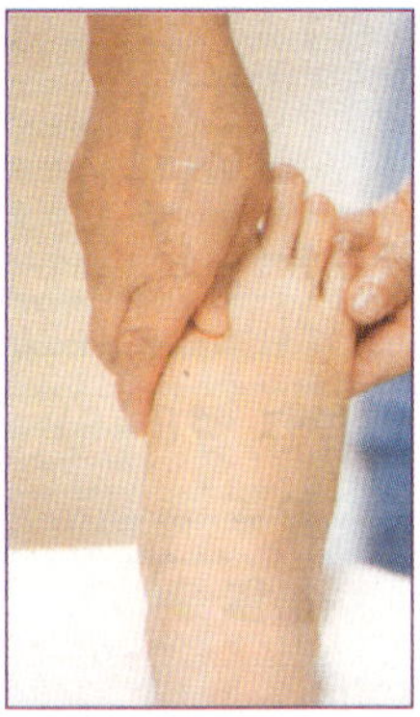

⑥ 발등의 제1중족골과 제2중족골 사이를 엄지손가락 측면을 이용하여 미끌어지듯 9번(상부 림프선, 식도)(심장방향, 강약).
- 한쪽 발을 앞으로 해 무게의 중심이 앞쪽에 있게한다.

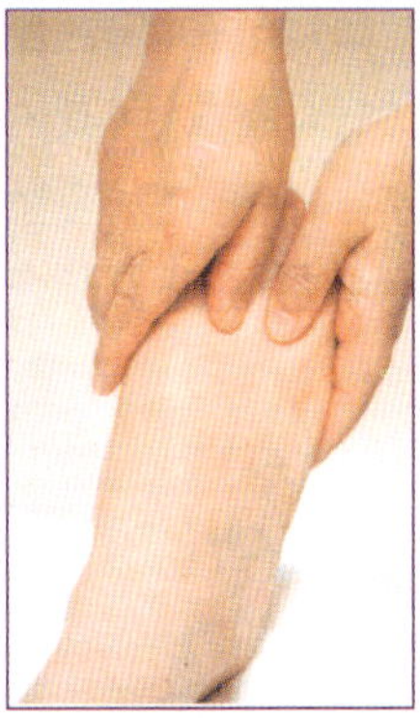

⑦ 발등의 제2중족골 사이와 제3중족골 사이를 같은 방법으로 미끌어지듯 9번(흉부 림프부위).
- 무게의 중심 앞쪽에.

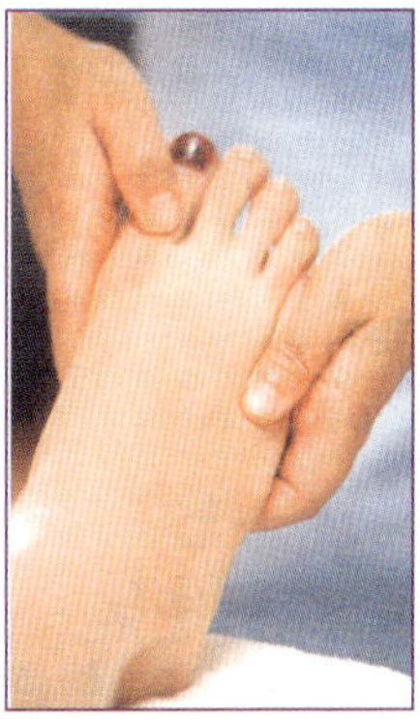

⑧ 발등의 제3중족골 사이와 제4중족골 사이를 같은 방법으로 미끌어지듯 9번(평형 감각기관 반사부위).
- 무게의 중심 앞쪽에.

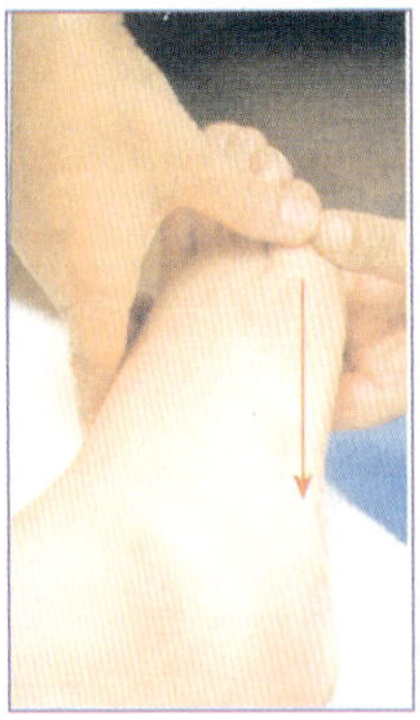
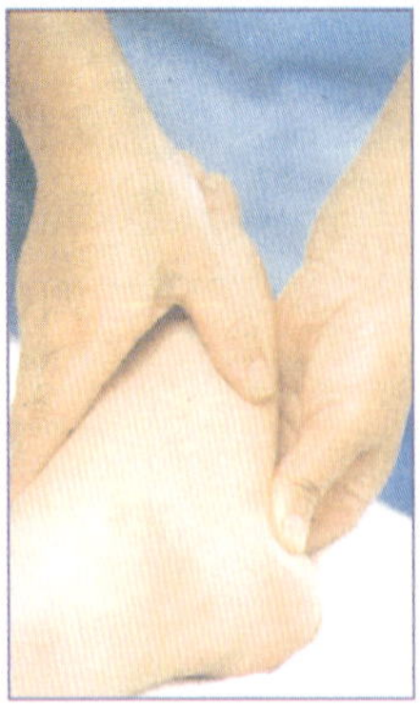
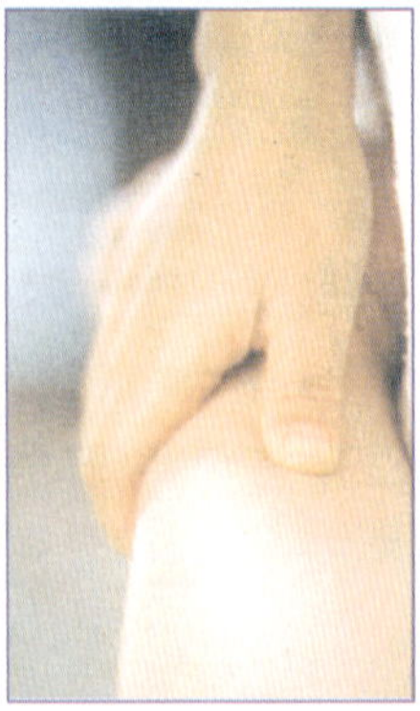

⑨ Out side 동작(3단계) - 3회 반복한다.

- 엄지손가락 마주보기.
  - → 밑에 있는 엄지손가락으로 미골부위까지.
  - → 손바꾸어 한손은 무릎에 대고 나머지 손으로 바깥 복사뼈 뒤에서 좌골신경 줄기를 따라 슬와부에서 끝남.

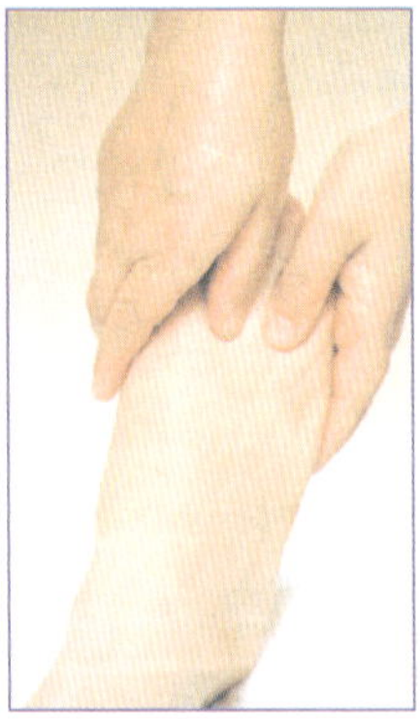

⑩ 7번 과정을 반복한다.

- 무게의 중심 발은 앞에 놓는다.

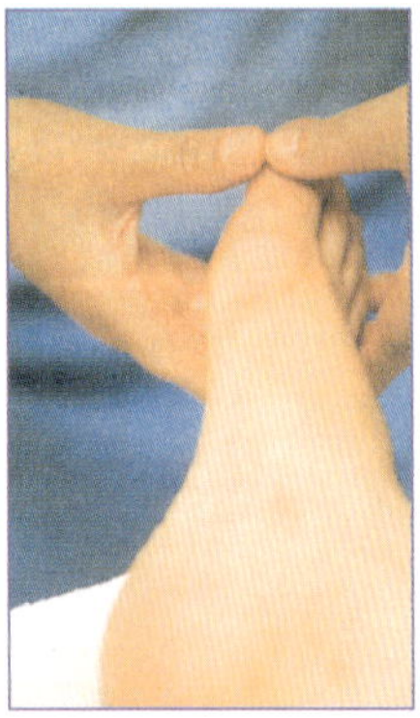
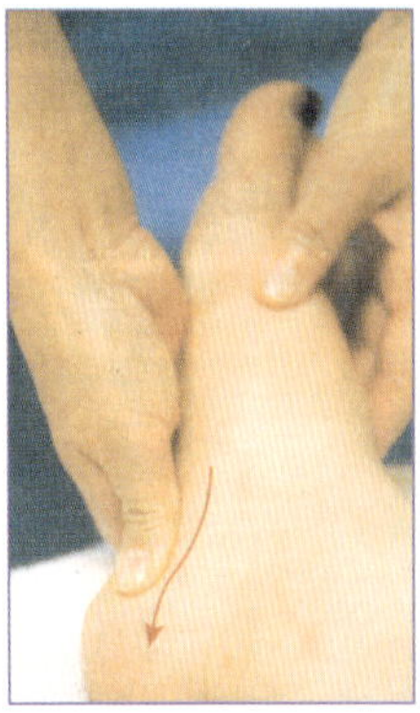
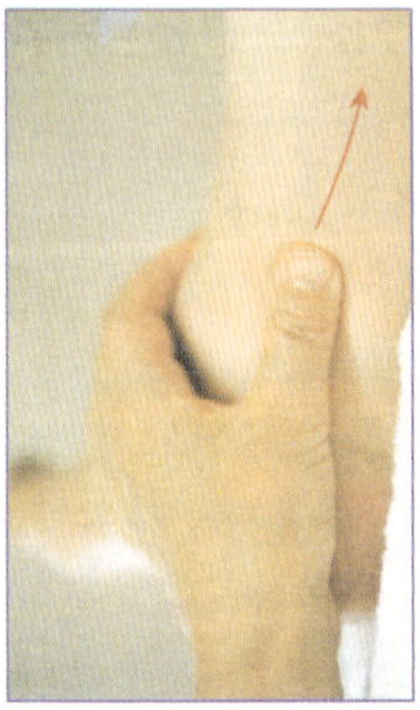

⑪ In side 동작(3단계) - 3회 반복한다.

- 엄지손가락 마주보기.
  - → 밑에 위치한 엄지손가락으로 미골부위까지.
  - → 손바꾸어 한손은 무릎에 대고 나머지 손으로 좌골신경 줄기를 따라 올라가서 슬와부에서 끝남.

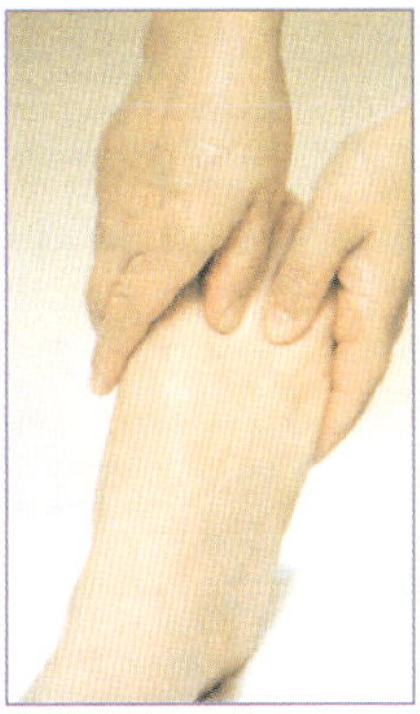

⑫ 7번 과정을 반복한다.
- 무게의 중심은 앞발.

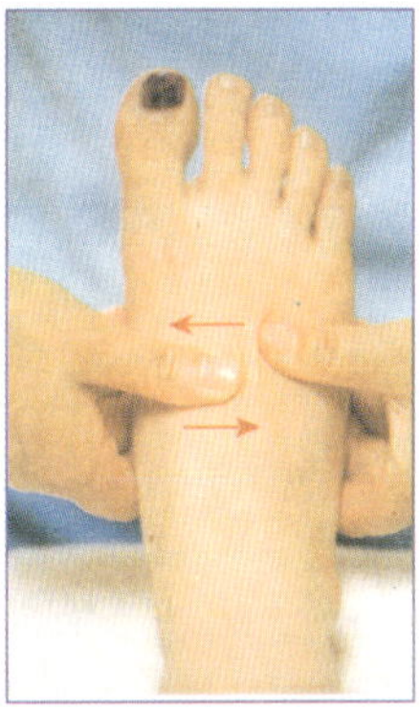

⑬ 횡격막 반사부위 cross 동작 9번 반복한다.
- 발등으로 엄지손가락이 올라갈 때만 강하게 밀고간 후 내려올 땐 힘을 뺀다(강약 동작).
- 무게의 중심 앞발.

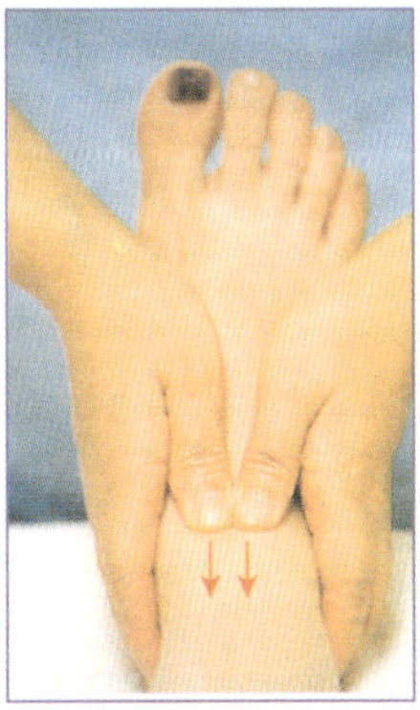

⑭ 발목(서혜부 반사구) - 양 엄지손가락 지문부위으로 동시에 9번 미끌어지듯한다.
- 화살표 방향으로 갈때만 강하게 내려올땐 힘을 뺀다(강약 동작).
- 무게의 중심 앞발.

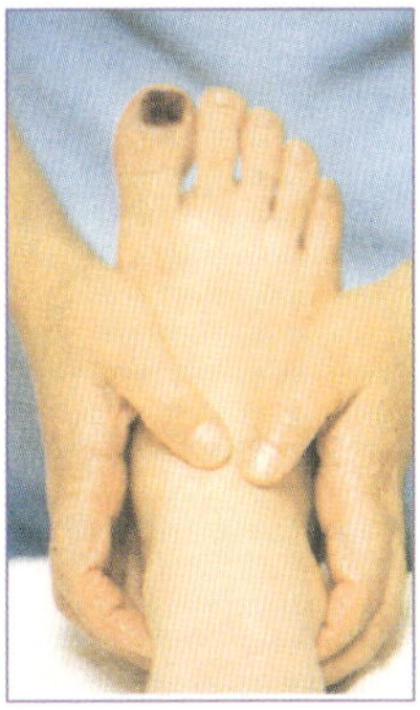

⑮ 3번 과정을 반복한다. 복사뼈 둘레를 friction한다.
- 무게의 중심 앞에.
- 강약 동작.

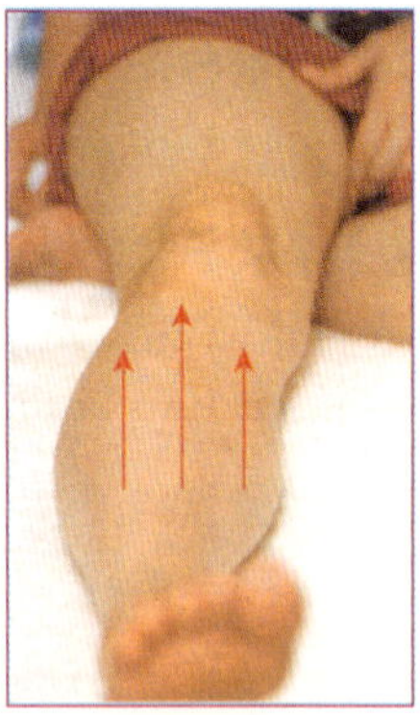

⑯ 발목에서부터 종아리 무릎을 지나 대퇴부까지 손바닥을 이용하여 쓸어올림. 3회 반복한다.
- 옆으로 선다.
- 쓸어올린땐 강하게 내려올때 힘을 뺀다(up & out 동작).

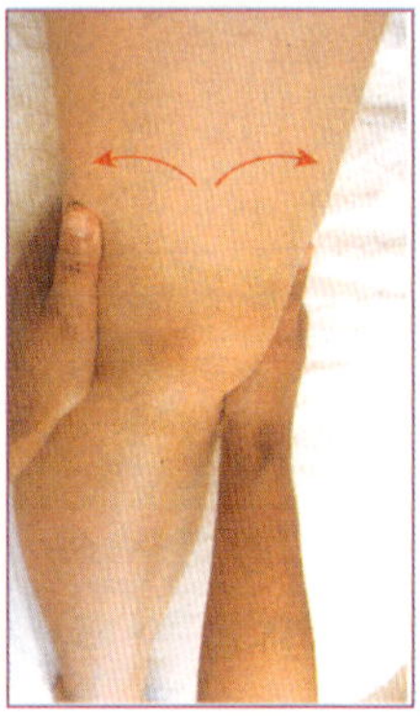

⑰ 무릎 위에서 대퇴부를 엄지손가락으로 큰원 3개 그리기, 3회.
- 옆으로 선다.
- 외측광근과 내측광근을 향해 unbalance로 friction한다.

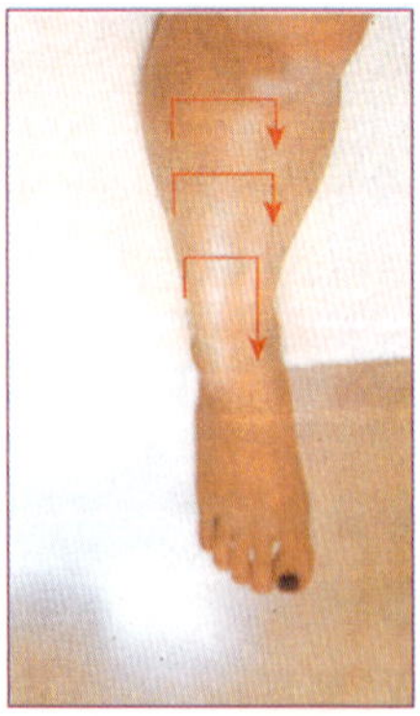

⑱ 발목에서 무릎까지 짜주기 동작. 3단계로 나누어 3번씩 3회 반복한다.
- 무게의 중심은 앞쪽에.
- 엄지와 검지를 크게 편 후 발에 고인 정맥혈을 단계적으로 퍼올리는듯한 동작으로 한다.
- 뼈는 누르지 않는다.

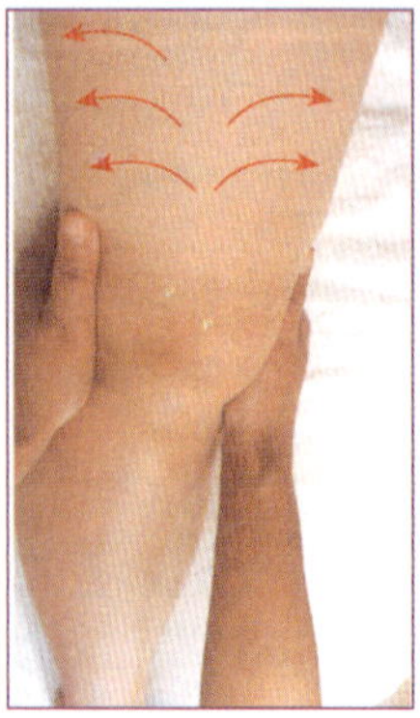

⑲ 무릎 위쪽 대퇴부 측면에서 엄지손가락 중심으로 큰원을 언발란스로 치켜 올리듯 강찰법으로 문지른다(3회).
- 무게의 중심 옆쪽으로.
- 외측광근의 원은 크게 3개 그리고 내측광근의 원은 첫단계에서 3번 반복한다.

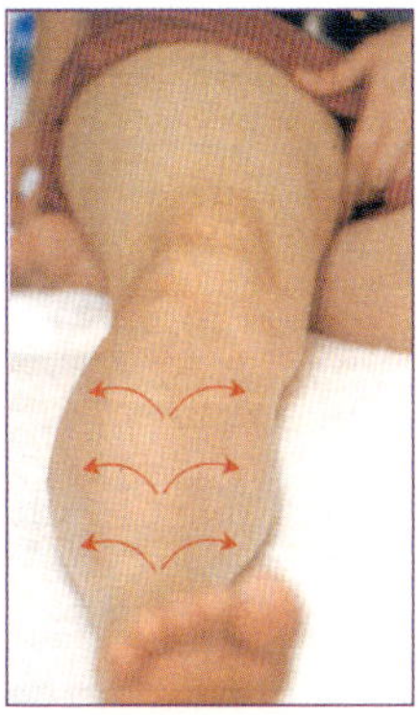

⑳ 발목에서 무릎 밑까지 전경골근 맞잡아 튕기기. 즉 신전법 (stroking)으로 3단계로 나누어 3번씩 3회 반복한다.
- 무게의 중심 옆쪽으로.
- 경골을 중심으로 안쪽과 바깥쪽 3번씩 길쭉한 하트모양을 만들 듯.

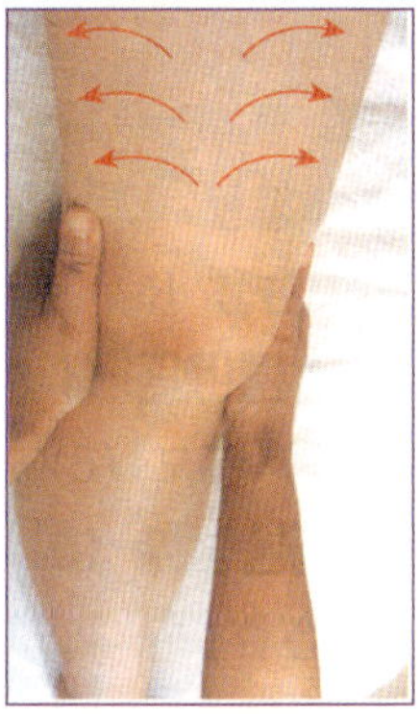

㉑ 17번 과정을 반복한다(대퇴 내전근 및 박근 대퇴 사두군 중 외측광근(quadriceps femoris group vastus lateralis).
- 무게의 중심 옆쪽으로.
- 외측광근의 원은 크게 3개 그리고, 내측광근의 원은 같은 자리에서 3개 그린다.

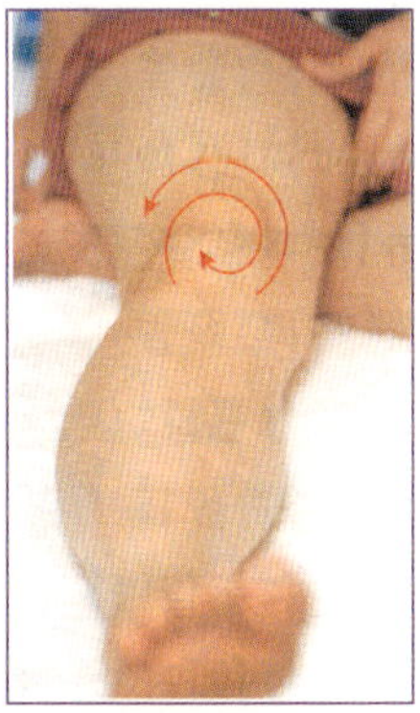

㉒ 무릎둘레(슬개면, patellar surface)을 엄지손가락을 이용하여 원 그리기(3단계) → 오른손, 왼손, 양손을 이용함 → 3회씩 반복한다.
- 무게의 중심 옆쪽으로.
- patella(knee) 주변.

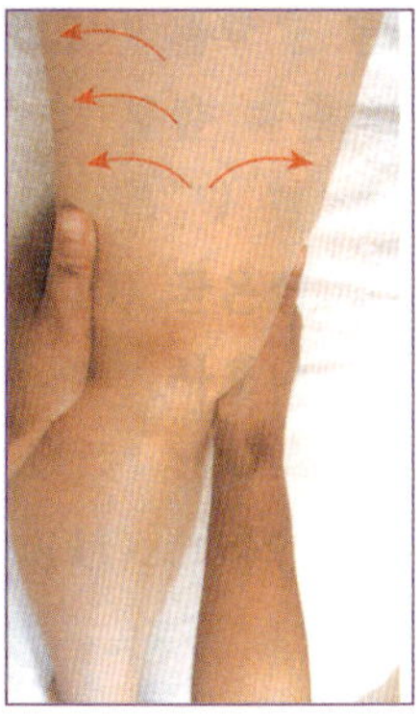

㉓ 17번 과정을 반복한다.
- 무게의 중심 옆자리에 서기.
- 내외광근 unbalance 3회 반복.

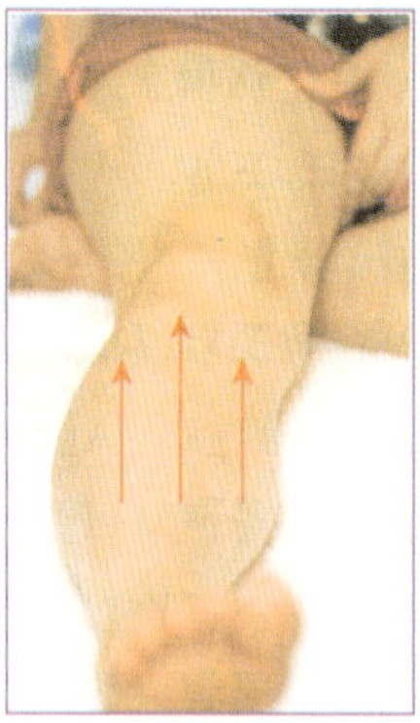

㉔ 16번 과정을 반복하면서 슬와부 원 그리기 및 아킬레스건을 엄지로 맞잡아 올리기.
- 무게의 중심 옆자리에 서기.
- up & out maniplation.

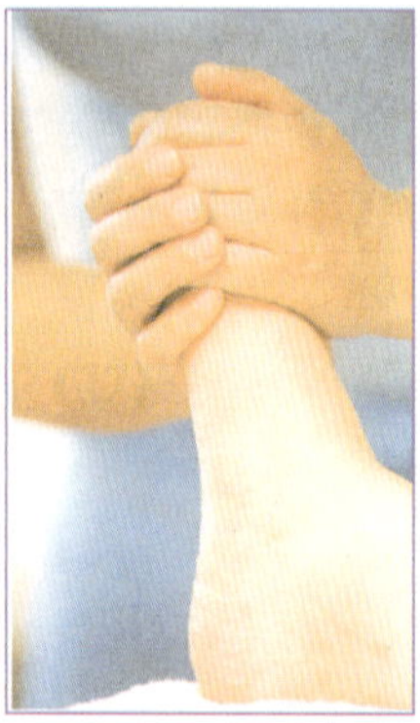

㉕ 1번 과정을 반복한다(3회씩).
- with bady maniplation.

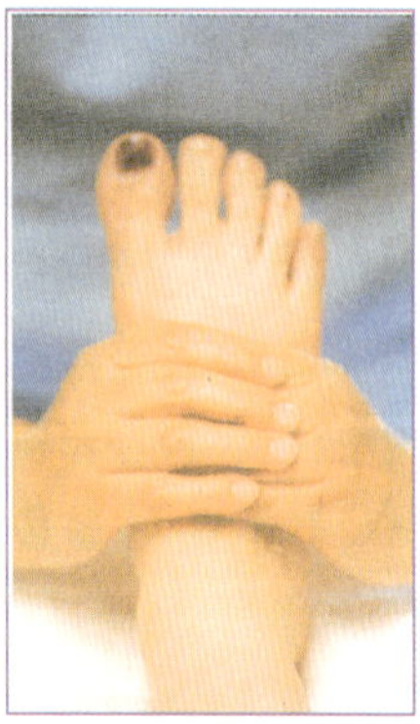

㉖ 2번 과정을 반복한다.
- with body maniplation.

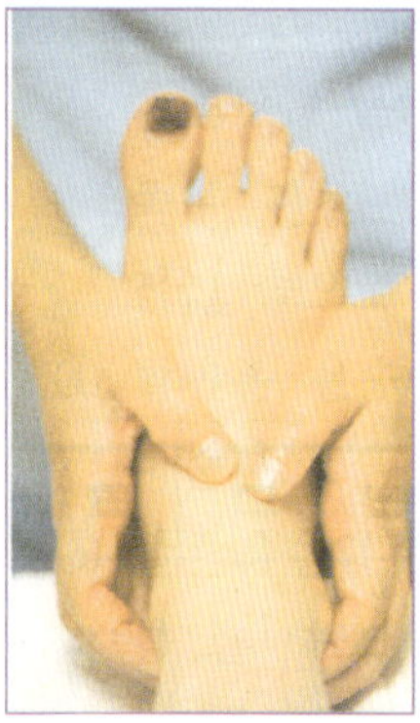

㉗ 3번 과정을 반복한다.
- rhythmical maniplation.

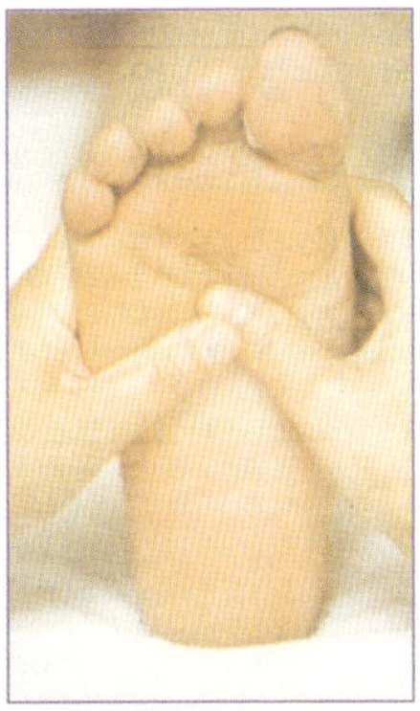

㉘ 4번 과정을 반복한다.
- 강약.

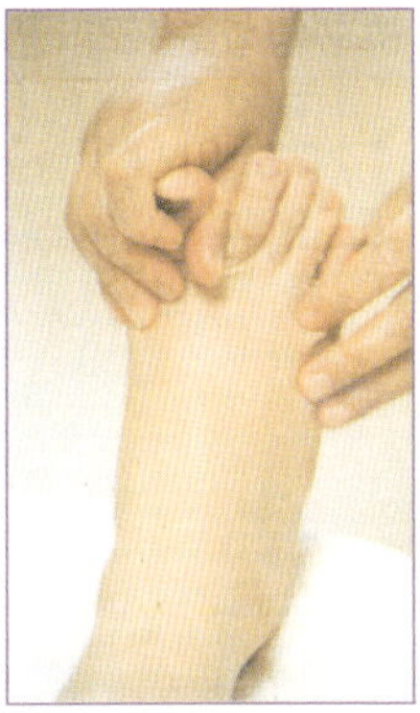

㉙ 5번 과정을 반복한다.
- 강약.

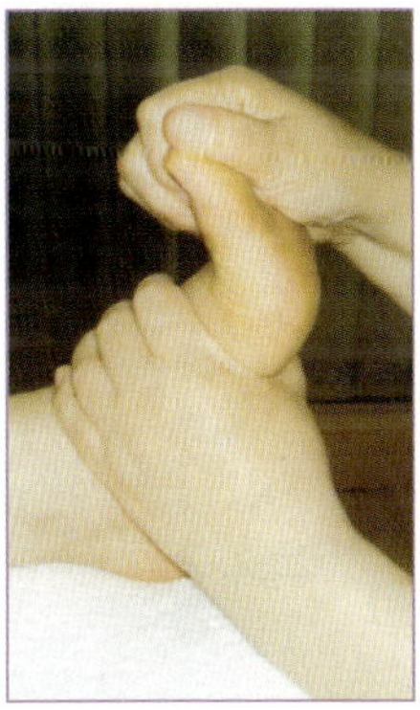

㉚ 젖히기(stretching).

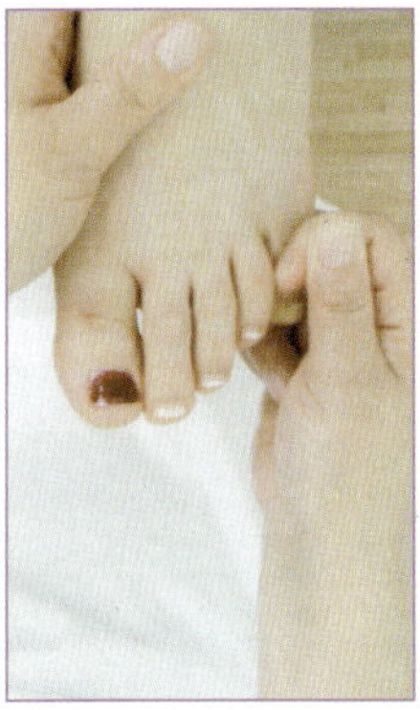

㉛ 뽑기.

11) 습포 사용법

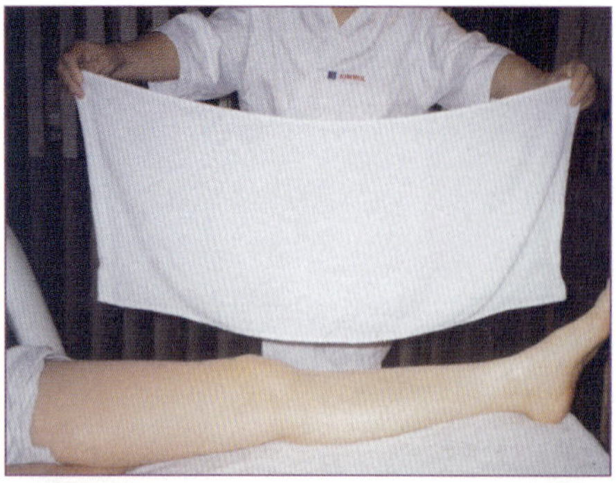

① 젖은 타올 펴기.

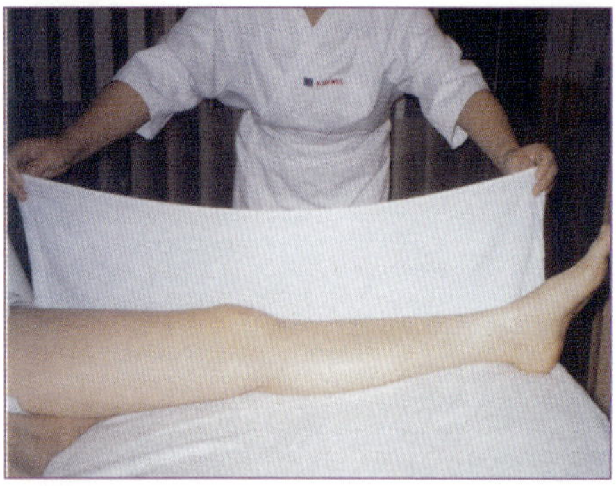

② 아래로 주름잡기.

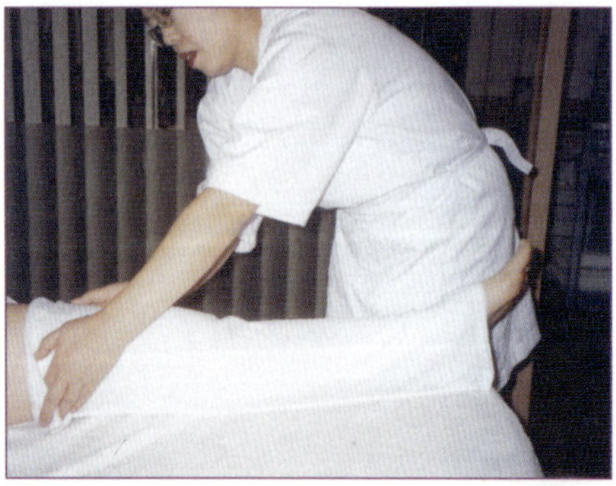

③ 발 끝부분을 제외한 부분에 타올을 덮고 kompresse 끝을 가볍게 잡기.

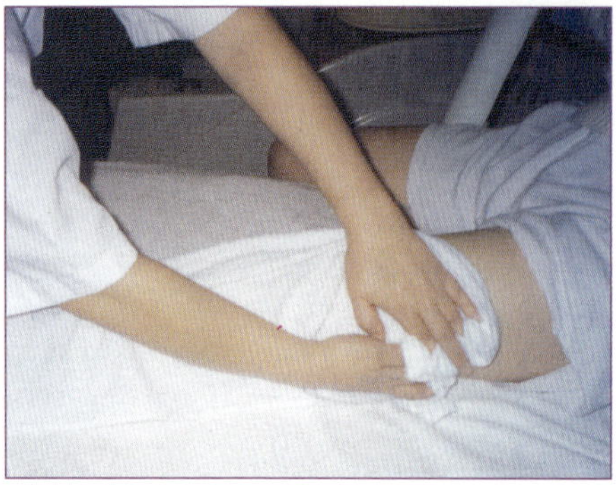

④ 대퇴부 바깥쪽부터 원을 그리듯 닦기 (3번).

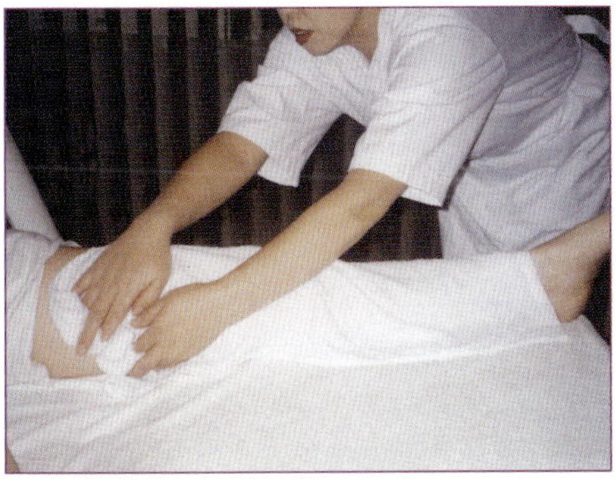

⑤ 대퇴부 안쪽부터 아래로 원을 그려내리듯 닦기(3번).

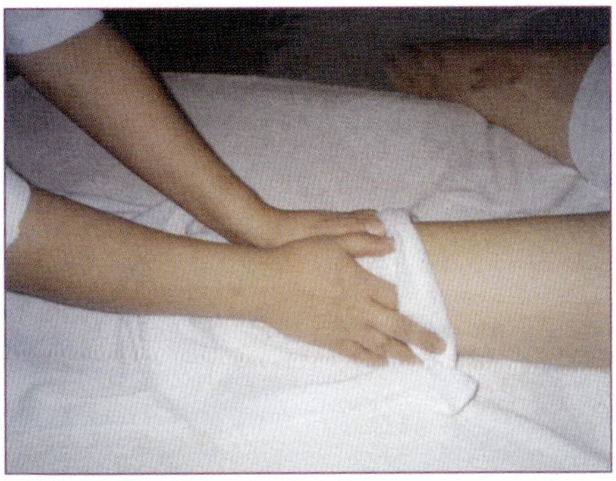

⑥ 무릎을 지나 직선으로 발목까지 쓸어내리기(3번).

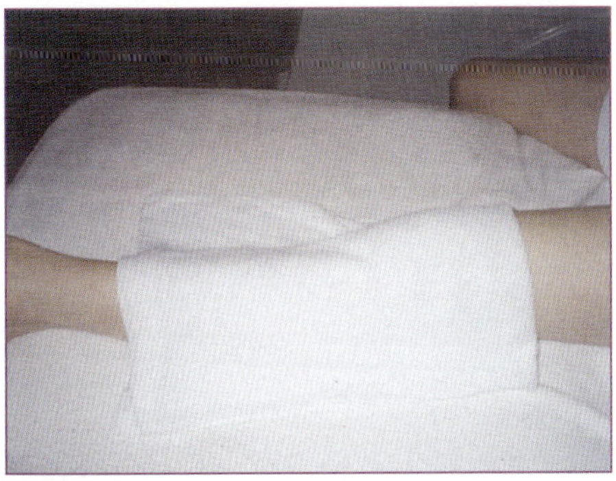

⑦ 젖은 타올을 절반을 접어 무릎위에 덮기.

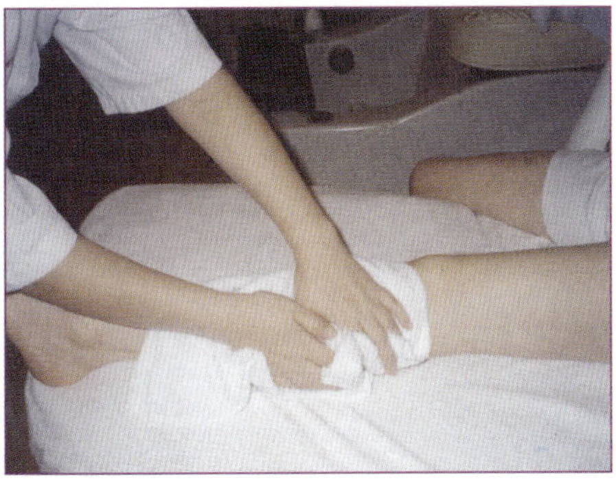

⑧ 무릎 바깥쪽부터 원을 그리듯 3번 닦기.

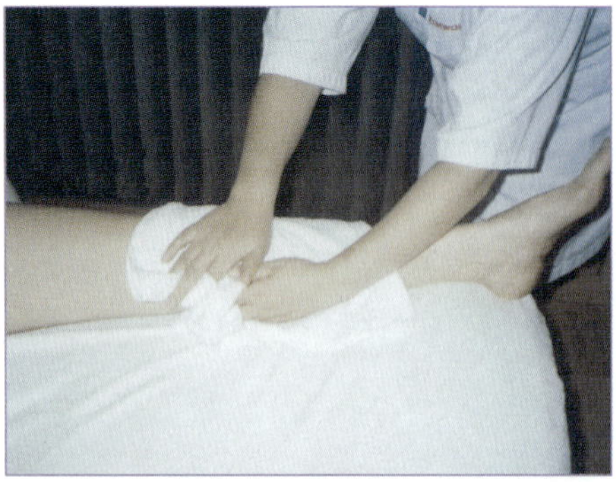

⑨ 무릎 안쪽으로 원을 그리듯 3번 닦기.

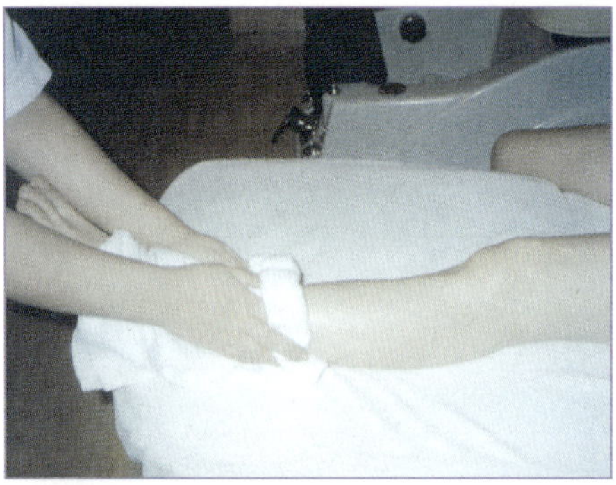

⑩ 정면을 아래로 3번 직선으로 쓸어 내리기.

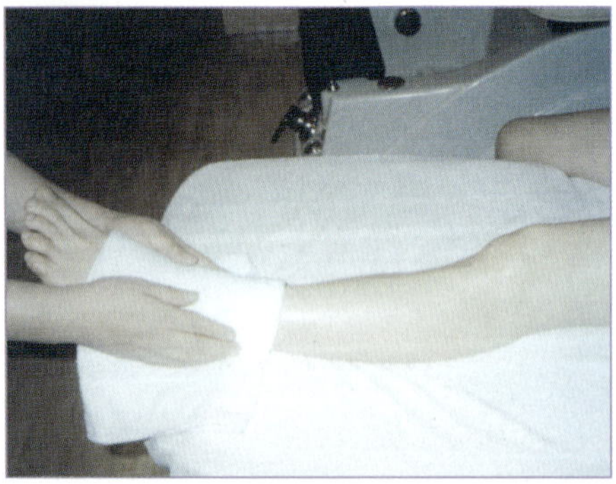

⑪ 복사뼈 둘레 원그리기(3번).

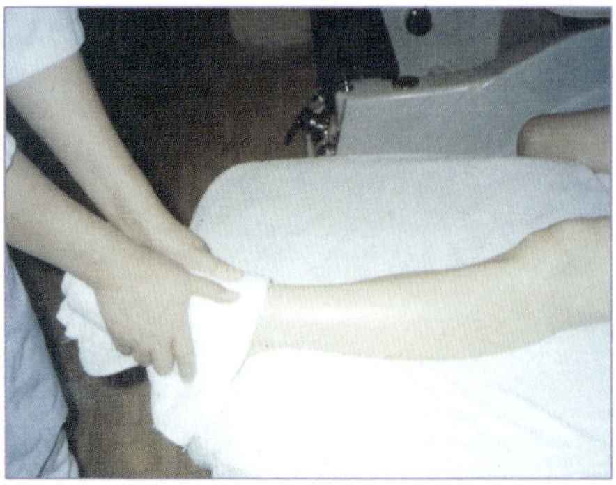

⑫ 발등 사과 쪼개기 6번.

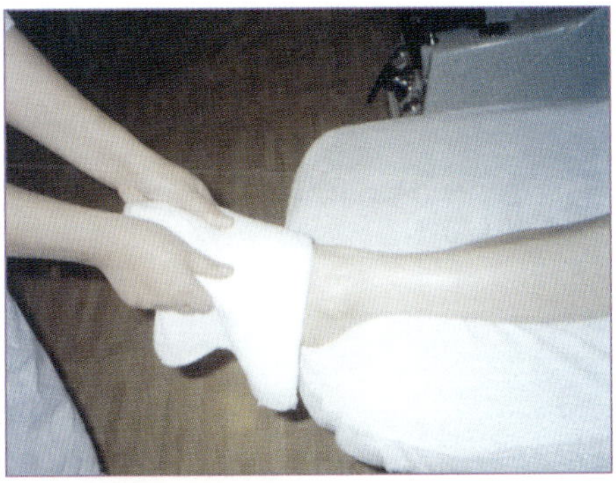

⑬ 엄지 발가락과 새끼 발가락 당기기.

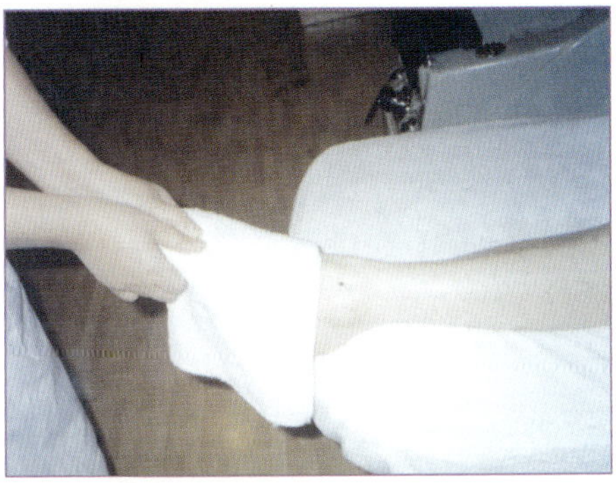

⑭ 둘째, 넷째 발가락을 가볍게 잡아 당기기.

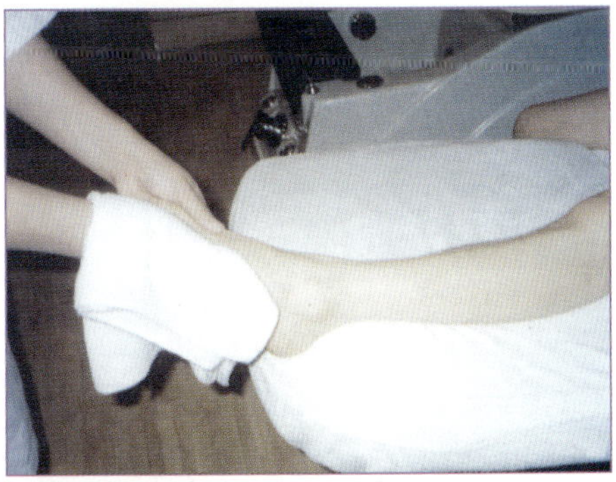

⑮ 바깥쪽 새끼 발가락 바깥쪽(웨이터식).

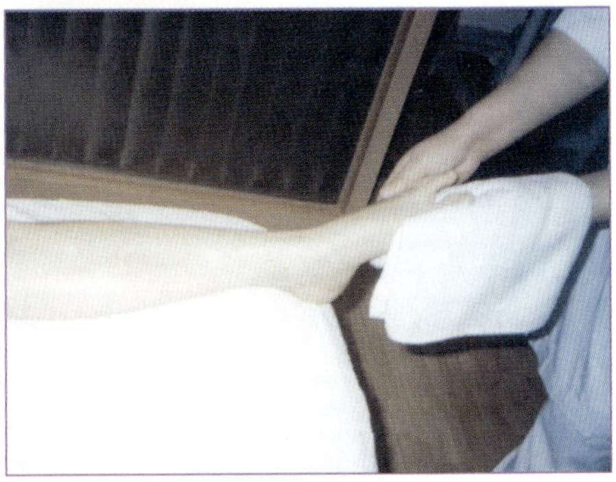

⑯ 안쪽 엄지 발가락 안쪽(웨이터식).

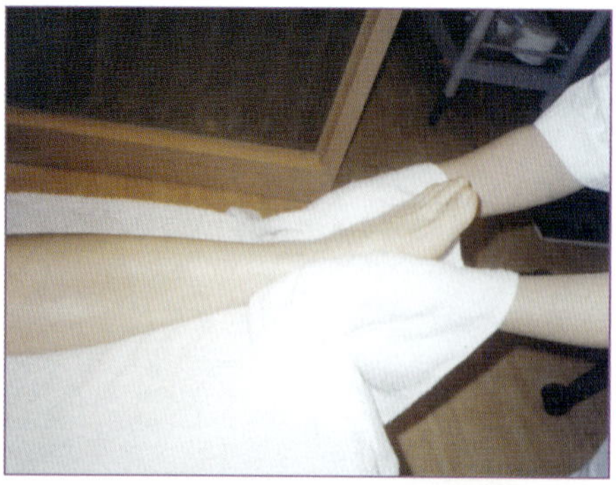

⑰ 타올을 펴서 손바닥에 올리고 복사뼈 둘레 원그리기(3번).

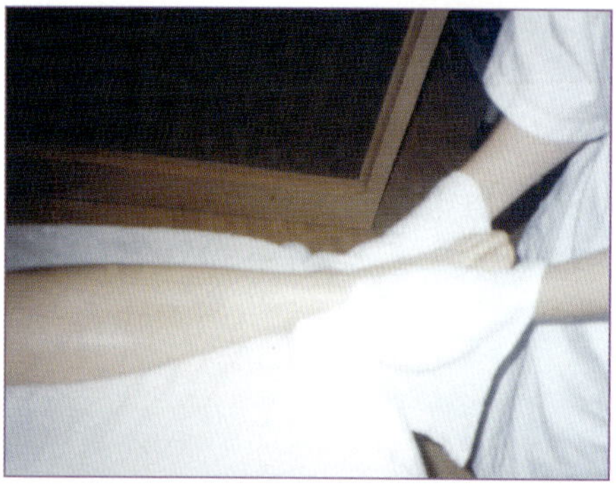

⑱ 복사뼈 둘레를 사과 쪼개기(3번).

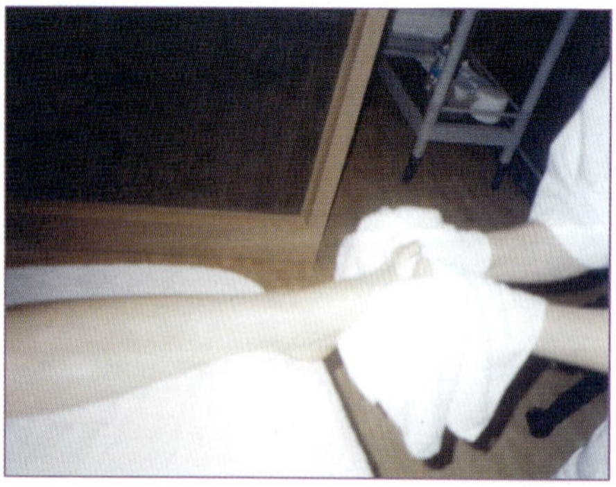

⑲ 발가락 사이 닦기.

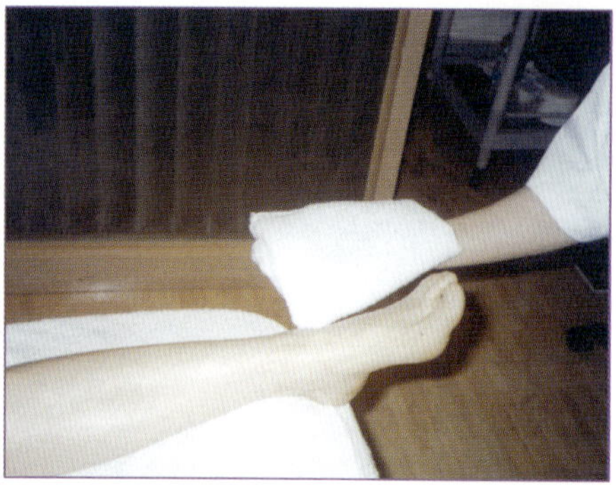

⑳ 젖은 수건을 3번 접어 마름모꼴로 손바락 위에 얹기.

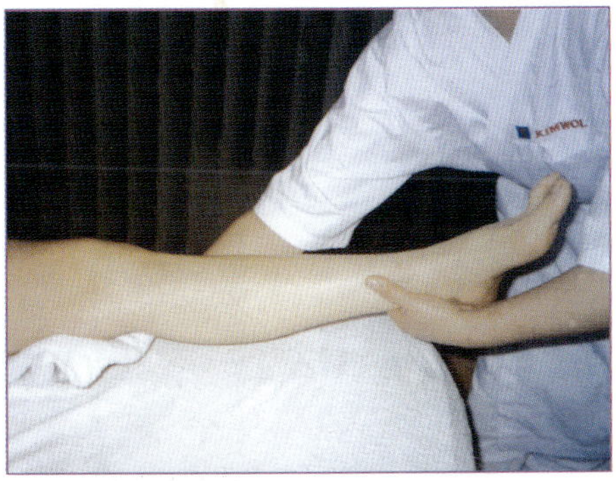

㉑ 한손으로 아킬레스건 잡고 허벅지 뒷부분 → 슬와부 → 비복근 → 발바닥 → 젖히기.

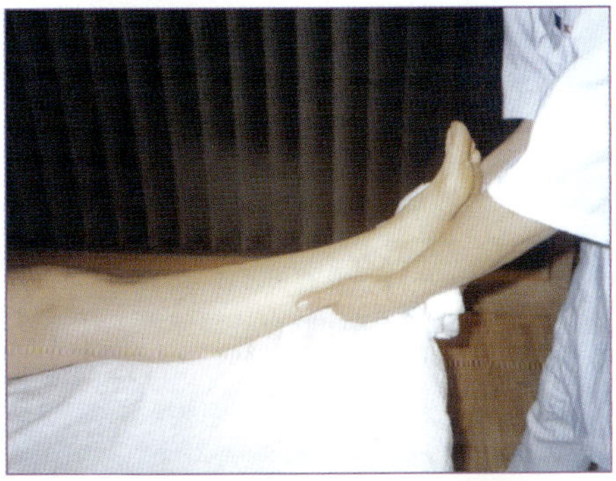

㉒ 발바닥까지 닦기.

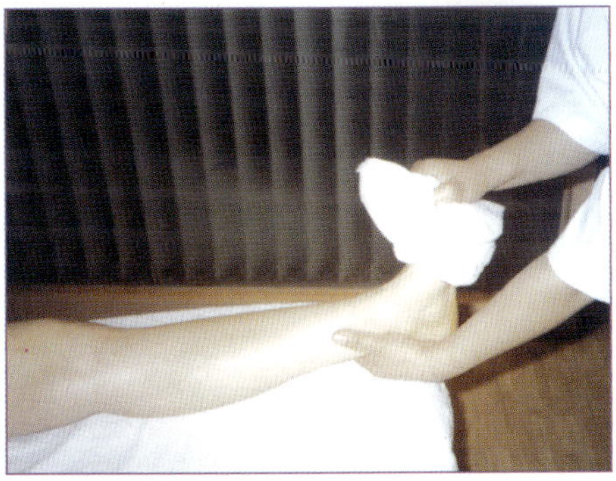

㉓ 발바닥 스트레칭.

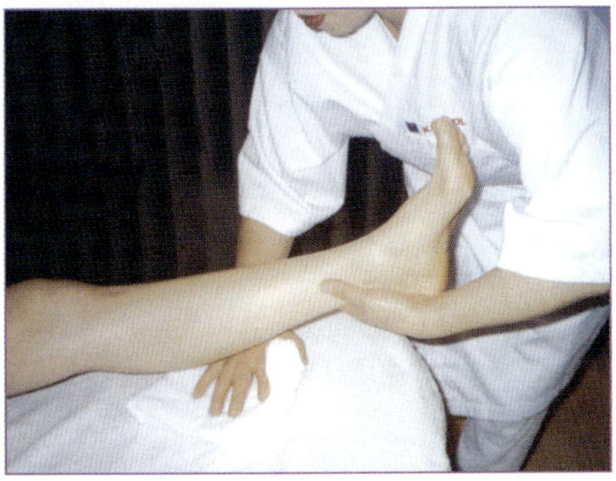

㉔ 바닥 닦기.

2. 발관리 제품들

1) Foot Bath(족욕, 각탕)

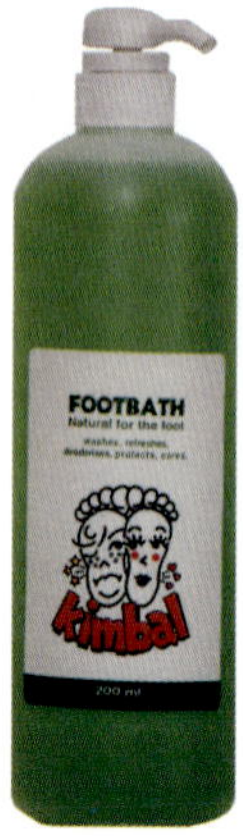

Gel(젤) 타입의 발전용 청정제로서, 각탕전용젤, 냄새나는 발, 무좀예방, 살균소독, 혈액순환을 돕는다.

(1) 적응증

① 냄새나는 발
② 무좀있는 발
③ 땀나는 발, 시리고 저린 발
④ 열나는 발

(2) 사용법

발을 담글 수 있는 각탕용 Foot Bath에 따뜻한 물을 붓고 약 5g정도를 풀어 10~20분간 발을 담근다. 발가락사이의 세균과 발바닥에 응집되어 있는 각질을 부드럽게 하며, 혈액순환이 잘 되지않는 발에 혈액순환 촉진에 효과적이다. 발관리의 첫단계에 사용한다.

2) Foot Cream Red(풋 크림 레드)

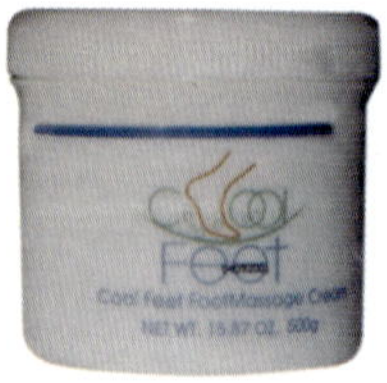

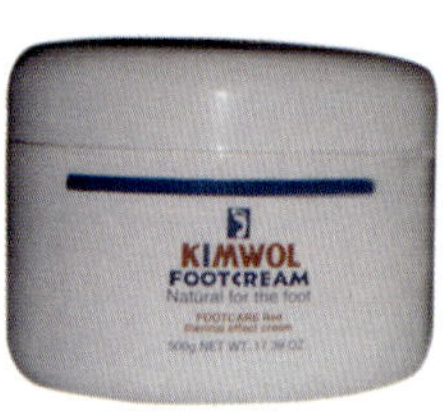

끈적임이 없고 손발이 따뜻해지도록 혈행의 순환을 돕는 크림으로 발마사지나 정맥마사지시 사용한다. 얼굴에는 사용하지 않는다.

(1) 적응증

① 시리고 저린발
② 동상에 걸린발
③ 손발이 찬 사람의 손과 발에

(2) 사용법

① Foot Bath로 각탕한다(약 10~15분).
② 물기를 없앤다.
③ 크림 레드를 발가락 사이사이, 발바닥, 발등, 발목까지 고루 바른 후 약 2분정도 골고루 마사지 한다.

3) Foot Cream Mint(풋 크림 민트)

발이 덥고, 축축하며, 열나고, 냄새나는 발을 쾌적하고 시원하게 해주는 발 전용 크림

(1) 적응증

① 조금만 걸어도 후끈거리며, 열나는발

② 천근만근 무거운발

③ 걸으면 발바닥이 아픈발

(2) 사용법

① 각탕에 foot bath를 붓고 발을 불린다.

② 물기를 없앤후 cream mint를 발가락 사이사이, 발바닥, 발등, 발목, 종아리까지 약 2분정도 천천히 마시지 하듯 바른다.

4) Foot Spray(풋 스프레이)

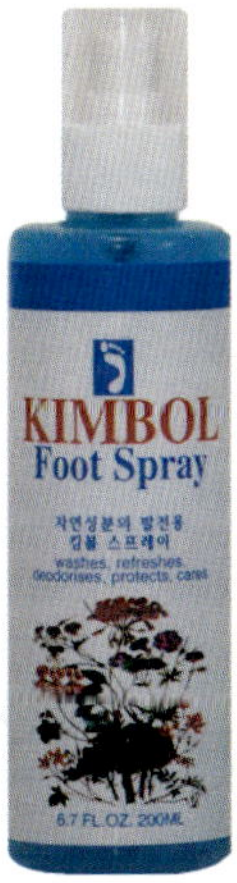

과잉 분비되는 땀으로 인하여 냄새나고 세균이 번식하는 발의 무좀을 예방하고, 냄새를 제거하며 후끈거리고 작열감이 있는 발, 갈라진 뒤꿈치에 응집된 각질층을 부드럽게 하는데 사용한다.

(1) 사용법

① 하루에도 여러번, 발이나 양말, 신발에 뿌려준다.

② 오래서서 일할 때 사용해도 좋다.

③ 다리가 아주 무겁고 아플때 2~3회 뿌려준다.

5) 발크림 성분들

① 카모밀 오일(Chamomille)

- 높은 청량효과와 방취작용

② 아쥴렌

- 카모밀 꽃의 푸른 색소로 염증 방지, 소염작용
- 카모밀 엑기스
- 1:1(1 리터의 꽃 = 1 그램의 엑기스)
- 더러워지거나 상처 난 과민한 피부, 염증 예방작용

③ 카모밀 오일

- 이중에는 0.2%의 순수한 카모밀 정유와 적지만 0.015%의 아즈린, 그리고 카모밀 꽃의 액용성분이 모두 함유되어 있다.

④ 카모밀 증류액
- 카모밀 꽃의 알콜 엑기스
- 피부 심부에 특히 효과가 있다.

⑤ 비사보롤
- 카모밀의 가장 효과가 강한 성분, 상기 특성외에, 비사보롤은 부패방지작용, 활성작용을 한다.

⑥ 하마멜리스(Hamamelis virgimia L)
- 북미에서 번식하며, 나무껍질과 잎을 사용한다. 수렴작용, 가벼운 살균작용, 그리고 활성작용을 한다.

⑦ 멜리사 오일(Melissa officinalis)
- 대개는 발칸산으로 진정 및 강한 살균작용을 한다.

⑧ 카렌듀라(Calendula oil)
- 금잔화 액기스
- 건조한 피부, 거칠며 각질이 일어난 피부 보호, 매끈매끈하게 하는 효과

⑨ 백리향
- 상처의 세균을 약하게 하는 작용이 있는 사포닌은 진균의 번식을 방지, 항생작용

⑩ 알란토인
- 알레르기 방지, 세포증식 조직 성장 촉진, 알란토인은 과민화 작용없고 치유력이 있어, 가려움증을 없애 부드럽고 유연한 피부로 만든다.

⑪ d-캠퍼
- 가벼운 청량효과, 살균 가려움증 완화작용, 독특한 향을 가진다.

⑫ L=멘톨
- 개운하고 상쾌한 기분을 갖게하며 혈행 촉진, 냉각작용

⑬ 바이오 유황액
- 10%의 유기합성성분을 함유하고 5%의 Na 필로티 온에 의한 균정작용을 갖는다. 여드름이나 비듬증 피부에 좋은 효과

⑭ 로크론(알루미늄 수산화염화물)
- 3종류의 효과를 가지며, 땀을 억제시킨다.
  · 피부 표면의 땀샘에서 땀이 유출되는 것을 막는다.
  · 땀을 분해하는 세균 살균
  · 땀의 분해시 악취를 발생시키는 성분 흡수

3. 당뇨인의 발관리

1) 당뇨병 환자의 발관리 중요성

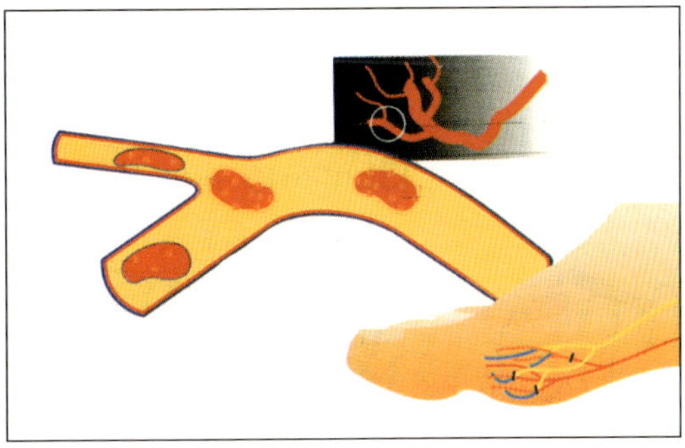

(1) 혈액 속의 혈당이 높아진다.
(2) 혈액이 끈적끈적해지고 혈관에 찌꺼기와 같은 지방덩어리가 붙어 동맥경화증 등이 생기게 된다.
(3) 물 호스에 찌꺼기가 쌓이면 물이 잘 흐르지 않듯이, 혈관에 지방덩어리가 쌓이면 혈관으로 순환되는 혈액량이 감소된다.
(4) 혈액 순환이 잘 안되면 감각이 둔해져 발에 상처가 나거나 또는 상처가 덧나는지를 잘 느끼지 못하게 된다.
(5) 특히 발은 심장에서 멀리 있어, 혈관이 막힐 경우 혈액 순환이 더 안 되게 된다.
(6) 발에 상처나 티눈이 생기기 쉽다.
(7) 혈액 순환이 안 되어 조직이 괴사되거나 궤양이 생긴다.
(8) 치료하지 않으면 발의 상처가 악화된다.
(9) 심한 경우 발을 절단하는 경우도 있다.

2) 당뇨인의 일반적인 발관리법

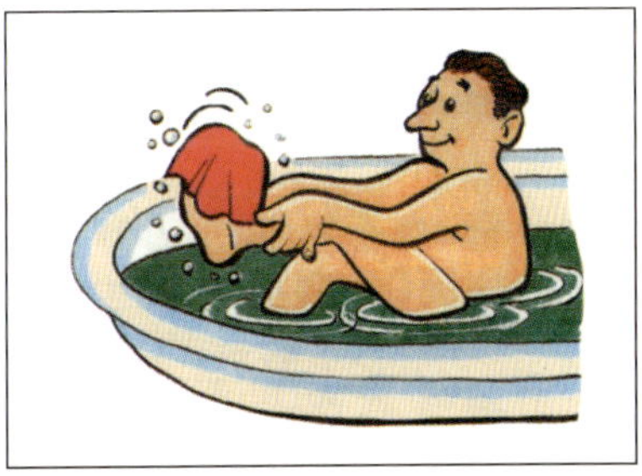

(1) 발 씻기

미지근한 물을 사용한다. 일회용 종이 타올로 물기를 제거한다. 비누는 순한 것을 사용한다. 비누를 자주 사용하면 피부가 건조해질 수 있다.

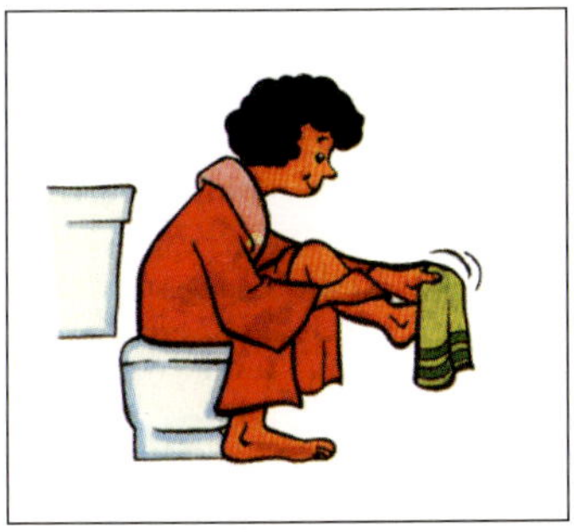

(2) 발 말리기

발이 습하면 곰팡이 균등 여러 가지 세균 침입이 용이한다. 발을 씻으신 후 일회용 종이타올로 물기를 제거한다. 발가락 사이의 물도 잘 닦는다. 티슈로 닦을 때에도 문질러 닦지 않고 물기를 찍어내듯 한다.

(3) 로션이나 파우더 바르기

건조하여 갈라진 피부에는 로션을 바른다. 너무 많이 바르면 발이 축축하므로 적당량을 바른다. 발가락 사이는 바르지 않는다. 습하면 세균침입이 가능하여 무좀이나 곰팡이균이 생길 수 있다. 상처가 없고 땀이 많이 나지 않으면 아기분을 이용한다.

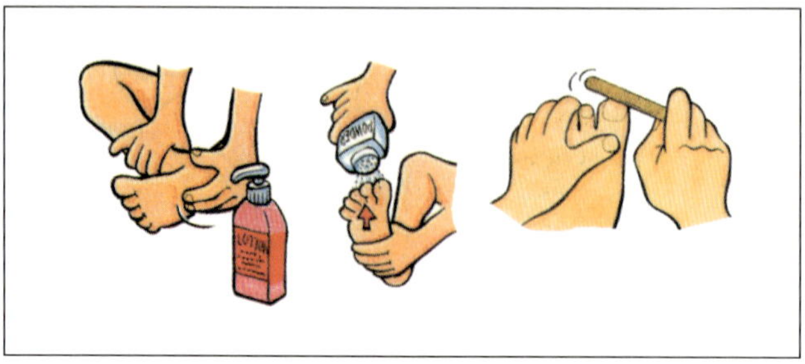

(4) 발 상처에 대한 조치

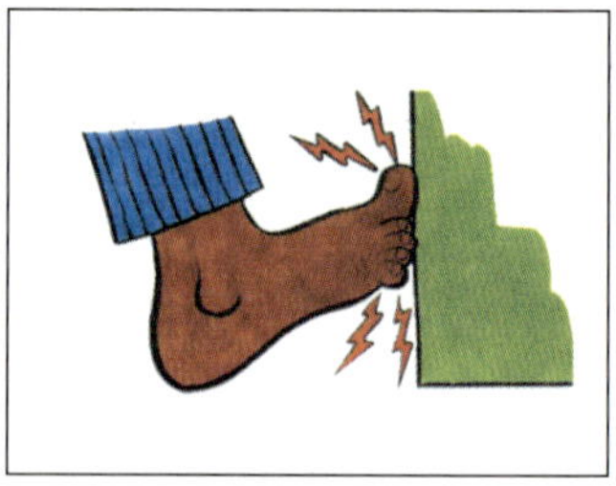

집안에서 못에 찔리거나 사소한 상처가 발견되면 끓여서 식힌 물이나, 약국에서 파는 생리식염수을 이용하여 잘 세척한 후 상처 부위를 말린다. 1회용밴드나 거즈를 붙힌 후 병원을 방문하여 응급치료를 받는다. 가벼운 상처라도 소홀이 하지 않고, 곪는 증상이 보이면 즉시 병원을 방문한다.

3) 당뇨인의 신발 선택

① 신발은 저녁에 삽니다. 이는 시간이 흐를수록 발이 약간 붓는 경향이 있어서 발에 꽉 조이는 것을 피할 수 있기 때문이다.
② 새 신발을 2시간 이상 신지 않고 바꾸어 신어야 한다.
③ 신발을 신을 때 이물질이 들어 있는지 살펴본 후 신는다.
④ 신발을 꽉 조이는 신발보다 넉넉한 신을 골라 신는다.
⑤ 굽이 높은 구두나 슬리퍼는 신지 않는다.

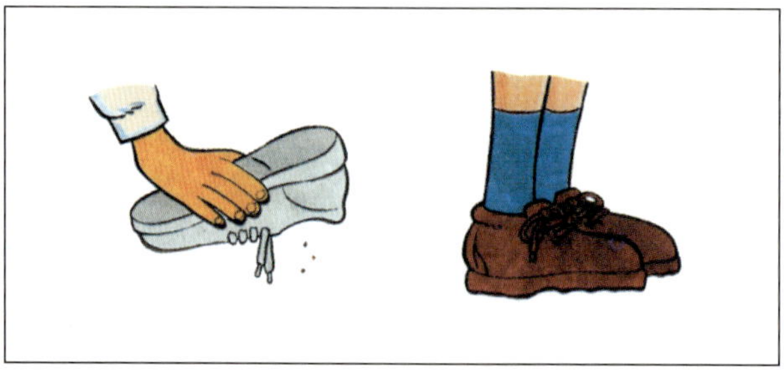

4) 당뇨인의 양말 선택

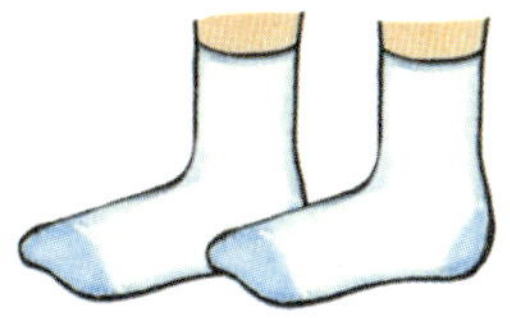

① 양말은 땀 흡수가 잘되고 착용감이 편안한 모직이나 면으로 된 것을 신는다.
② 다섯 발가락 양말은 무좀이 심한 경우 좋다.
③ 항상 발을 따뜻하게 하기 위해 양말을 신는다.
④ 양말목의 고무줄이 꽉 조이는 것은 삼가한다.

5) 당뇨인의 발관리시 주의점

	안전	위험
차가운 발	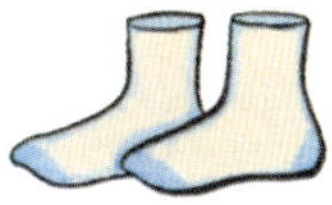	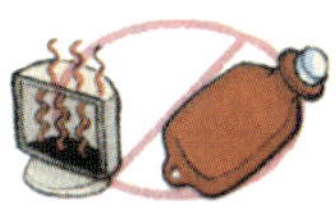
발씻기	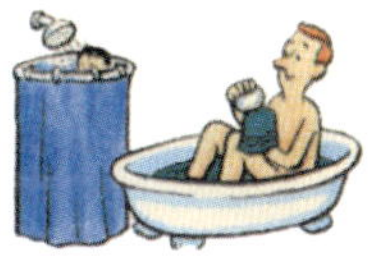	
앉기	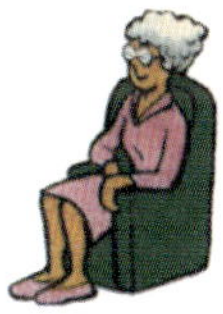	
양말 선택	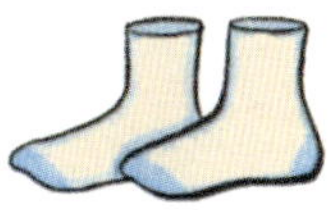	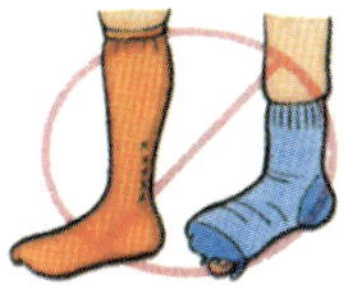
신발선택	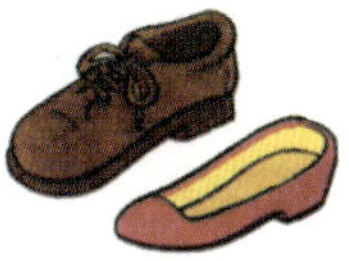	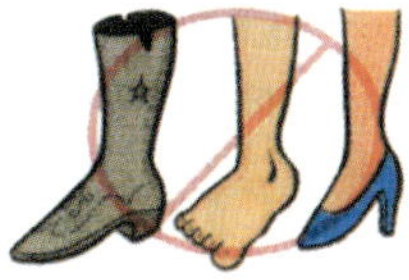

6) 매일 발 피부 상태 관찰

① 발바닥, 발등, 발가락 사이의 피부가 갈라지지는 않는가?
② 못이나 핀으로 찔린 상처는 없는가?
③ 티눈이나 굳은살은 없는가?
④ 발톱이 갈라지거나 두꺼워지지는 않는가?
⑤ 발톱이 살을 파고들지는 않는가?
⑥ 발가락, 발의 색깔이 푸르스름하게 변하지는 않는가?

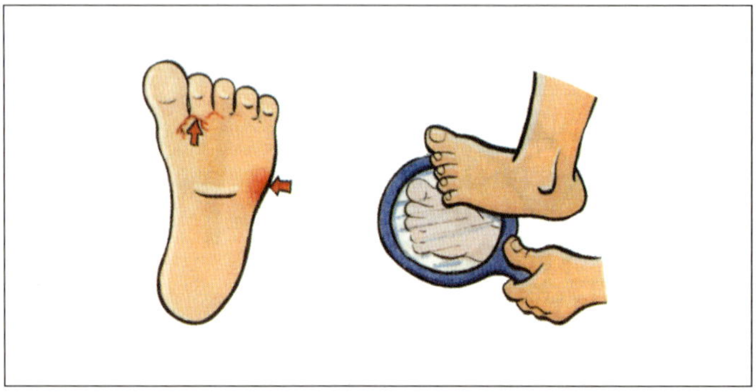

7) 발 피부 상태 이상

① 작은 상처라도 병원을 방문하여 당뇨병 환자임을 알리고 치료를 받아야 한다.
② 상처가 났을 때는 깨끗이 씻은 다음 병원을 방문한다.
③ 티눈이나 굳은살을 잘라내지 말고 피부과를 방문하여 치료받는다.

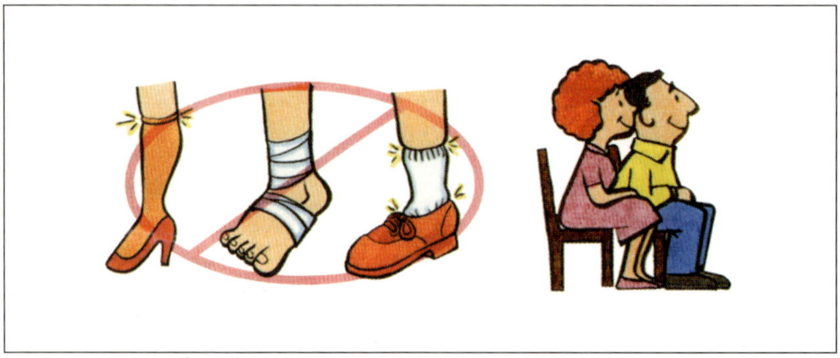

8) 당뇨인의 생활속의 유의할점

① 발톱은 일직선으로 자른다. 멋을 내어 둥글게 자르지 않는다. 둥글게 자른 발톱은 일직선으로 자른 발톱보다 혈액이 더 많이 필요하기 때문이다.

② 굽이 높거나 너무 조이는 신을 신고 있는지? 3~5cm 높이의 신발과 발이 편안한 신을 신는다.

③ 담배의 니코틴 성분은 혈관을 수축시켜 혈액순환 장애를 일으킨다.

④ 거들보다 편안한 속옷을 착용한다.

⑤ 다리를 꼬고 앉지 않는다.

9) 발 보호 요령

① 뜨거운 물주머니, 전기담요 등으로 직접 피부에 열을 가하지 말 것. 화상을 입을 수 있다.

② 발을 10분 이상 물속에 담그지는 말 것. 피부가 지나치게 건조해 질 수 있다.

③ 여름날 백사장을 맨발로 걷지는 말 것. 화상을 입을 수 있다.

④ 차가운 얼음주머니를 직접 피부에 사용하지는 말 것. 발의 감각을 잃을 수 있다.

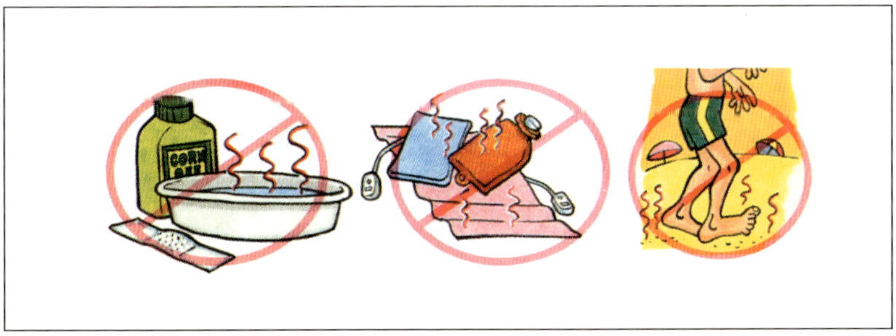

10) 건강한 발유지 요령

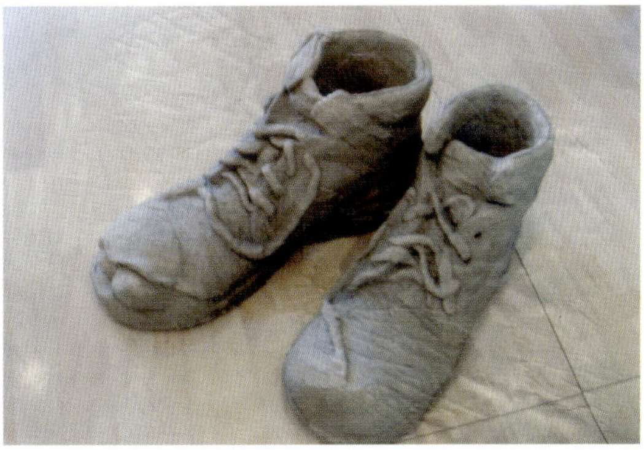

① 각질 제거

② foot bath(각탕)

③ foot spray(위생)

④ foot massage(마사지)

⑤ 양말(보호)

⑥ compertable shoes(안전한 신발)

⑦ 올바른 보행(균형)

제6장 발반사요법
(Foot Reflex Zone Therapy)

제6장 발반사요법 (Foot Reflex Zone Therapy)

1. 발반사요법 정의

발의 진화 과정을 연구하는 학문인 족발생학(Podogenesis)에서는 인간이 유인원에서 현생인류로 발전하는데 큰 공을 세운 신체 부위가 발이라고 정의하고 있다. 즉 발이 현재와 같이 독특한 구조와 기능을 갖지 않았다면 인간은 인간다운 생활을 할 수 없었을 것이라고 한다.

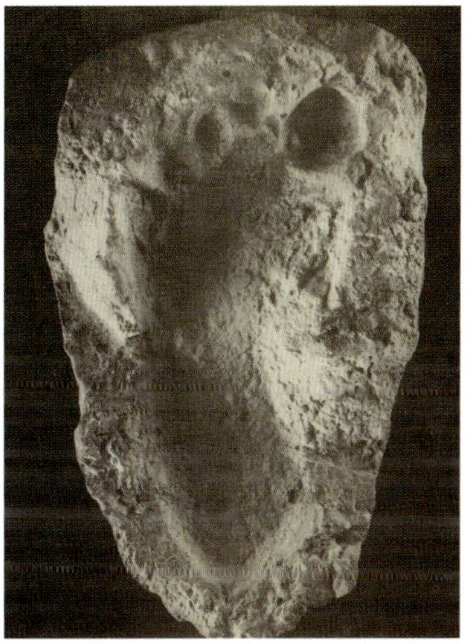

그림 6-1 인류의 족문 화석

인류학자인 독일의 프란츠 바이덴라이히(Franz Weideureich)는 인간이 인간다운 생활을 할 수 있었던 것은 수직으로 걷는 자세가 두뇌의 발달을 가져온 덕분이라고 말했다(윌리엄 로시).

발은 인간의 신체 중에서 특화된 신체기관이다. 손, 내장기관, 척추, 중추신경, 두뇌, 심장, 골반, 사지 등의 기관은 다른 동물에게도 있다. 그러나 일직선으로 뻗은 엄지발가락, 땅에 닿는 뒤꿈치, 땅에서 활처럼 굽어 있는 발바닥은 자연계에선 오직 인간에게만 있다.

뉴욕의 외과의사인 죠지팩(George T. Pack)은 인간의 발이 땅을 딛게 되면서 생각하는 능력이 향상되었다고 말한다.

이렇듯 소중한 인간의 발에는 26개의 뼈와 수많은 인대와 근육, 그리고 신경이 분포되어있다. 신체의 하중을 견디기 위해 많은 뼈와 근육이 인체의 주춧돌 역할을 하며 섬세한 기능을 수행한다. 1km를 걸을 때 16톤의 하중을 거뜬히 감당해 내는 발의 신비함은 수많은 뼈들이 체중을 흡수하고 무게를 분산시키기 때문이다.

세계적으로 유명한 마사이족의 맨발 보행은 하루에 시속 5~8km 속도로 3만보를 걸어도 발의 통증을 거의 느끼지 않는다고 한다. 이는 발뒤꿈치에서 받은 몸무게를 발가락으로 이동하여 지렛대 역할로 힘을 들이지 않고 밀어주는 힘의 역학관계 때문이다.

이렇게 사람의 발은 인체의 각 기관의 신경이 분포되어 있고, 그 연결된 상응 부위는 인체의 기관과 밀접한 대응관계를 유지하고 있다.

사람의 발에는 신체의 각부위와 상응하는 반사구가 존재한다는 이론에 근거하여 이들 신체와 연관된 반사구를 자극하여 치유 효과를 얻고자하는 일종의 수기요법(maniplative therapy)이 바로 족부반사요법이다.

또한 발반사요법은 인체의 생리적 연관성을 이용한 자극요법중에서 심신치유와 건강증진을 위한 보완대체요법(Complementary and Alternative)의 영역으로서, 심장에서 발끝까지 내려온 혈액을 다시 심장으로 되돌려 보내 인체의 순환기능을 돕는 역할을 한다. 뿐만아니라 체내기관으로부터 멀리 떨어져 있는 발이란 감각기관에 자극을 주면 의식과는 관계없이 특정한 근육이나 호르몬 분비샘의 활동을 규칙적으로 일으켜 인체의 각 기관과의 ① Communication(상호정보전달) ② Cooperation(생리적 협동작용) ③ Coordination(생리적 기능의 조화)을 유지하는 건강증진요법이기도 하다.

발을 인체의 축소판이라 했던 한네 마르카트(Hanne Marquardt)도 발바닥 안에 인체의 오장육부가 위치한다고 했으며 인체의 전체적인 구조가 발안에 들어있어 발가락은 머리를 상징하는 반사구이며, 발바닥의 족궁(Arch)은 소화기계통, 뒤꿈치는 내분비계통이라 주장하였다.

이러한 반사이론은 예로부터 중국에도 있었던 것으로 알려저 진찰을 할 때 혀를 본다든지, 눈동자를 보며 각기 장기를 진맥하는 것과 비슷해 특별히 새로운 이론이랄 수는 없으나 발의 어떤 한 부분에 인체의 특정한 장기가 반사되어 있음을 주장하는 흥미로운 학문이다. 따라서 그 반사구의 통증으로 미루어 인체의 장기와 연관된 것을 진단하여 두침(頭針), 면침(面針), 비침(鼻針), 이침(耳針), 수침(手針), 족침(足針) 등의 침치료에 응용하기도 하였다.

그 외에도 진단에 이용되나 치료에는 응용되지 않는 헝가리의 펙 주리(Peck Juli)의 홍채(虹彩) 진단법이나, 중국 마씨의 장골속진법, 폴(Voll) & 크라마(Kramer)의 상하좌우의 문치(앞니)에서 지치(사랑니)도 척추, 척수, 내분비기관 관절과 관계가 있다고 하는 악치 진단법이라는 흥미로운 이론도 있다.

이렇게 우리가 알고 있는 침요법, 경혈요법, 경락 등이 신체의 어느 장기를 대표하거나 그 기능의 상태를 알려준다고 하는 것도 반사이론의 한 맥락이라 할 수 있겠다.

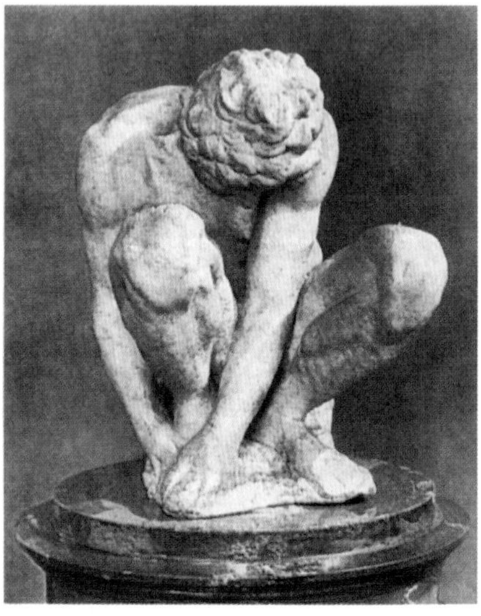

그림 6-2 발을 만지는 사람 (미켈란젤로)

2. 발반사요법 역사

중국 고대 의학서인 '황제내경'에 기록된 관지법이나 족심도에는 발을 청결하게 다룰 것과 발을 만져 주고 발바닥의 혈도를 자극하면 치료 효과를 얻을수 있다고 기록되어 있다. 또한 당나라의 족심도가 일본으로 전해져 오늘날 지압요법으로 변화되기도 했다는설도 있다. 중국 원나라의 홀태필열(忽泰必烈)의 금난순경과 활백인(滑佰仁)의 십사경 발휘에는 추나 안마 물리요법설을 명확하게 뒷받침하고 있다.

그 후 족부 반사요법의 이론이나 수기 요법은 유럽으로도 전해져 오늘에 이르고 있는데 발반사요법은 중국에서 시작되어 서구에서 이론적으로 발전하게 되었으며, 질병의 예측 및 예방, 치유, 에너지의 활성화(氣), 면역 요법 등으로 응용되어 왔다.

중국의 청해성 양산묘지에서 신석기 시대에 발바닥을 누르거나 두드렸던 원시적인 침의 도구였던 석침이 출토되었다. 이외에도 중국 호남성 익양현 도원박전국묘와 신정현 정한고성 유적지에서 족부반사용 돌이 발견된 것으로 보아 고대에 이미 돌침을 사용하여 건강을 다스리는데 반사요법이 중요한 역할을 했음을 알 수 있다.

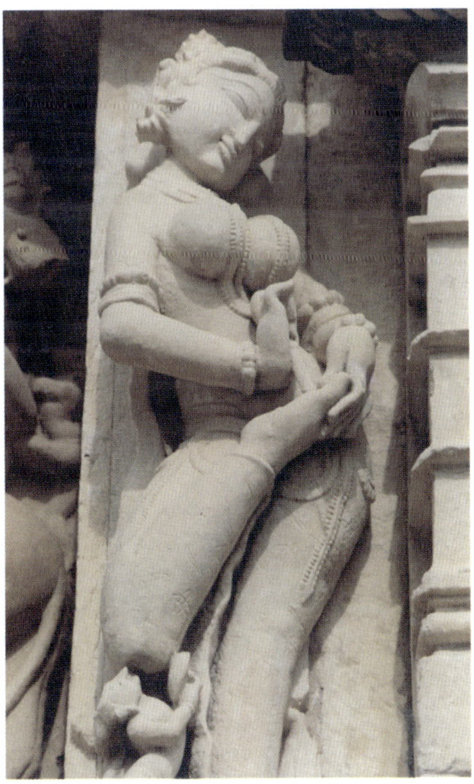

그림 6-3 KHAJURAHO

기원전 10~12세기에 걸쳐 축조된 인도의 khajuraho 사원 석봉을 이용한 발반사요법 석상

근대 발반사요법의 역사 속에서 윌리엄 호프 피츠 제랄드(1872~1942) 박사에 대해 언급하지 않을 수 없다. 그는 1895년 미국 버몬드 대학 의학부를 졸업, 1913년 코네티컷주의 하트포드성 프란치스 병원에서 이빈후과 의사로 근무하던 중 자신이 집도 했던 수술환자 중에서 가끔 수술 도중에 통증을 호소하지 않는 사람이 있음을 알게 되었다. 관찰해 보니 이런 환자들은 수술의자의 팔 걸이 부분 모서리에 손바닥 아치나 발바닥 아치를 강하게 누르면서 통증과 씨름하는 것을 보게 되었다. 더욱이 오스트리아 빈 태생의 부인은 언젠가 인디언 노인으로부터 소화가 안될때 발바닥을 누르거나 마사지하는 법을 배웠다고 했다.

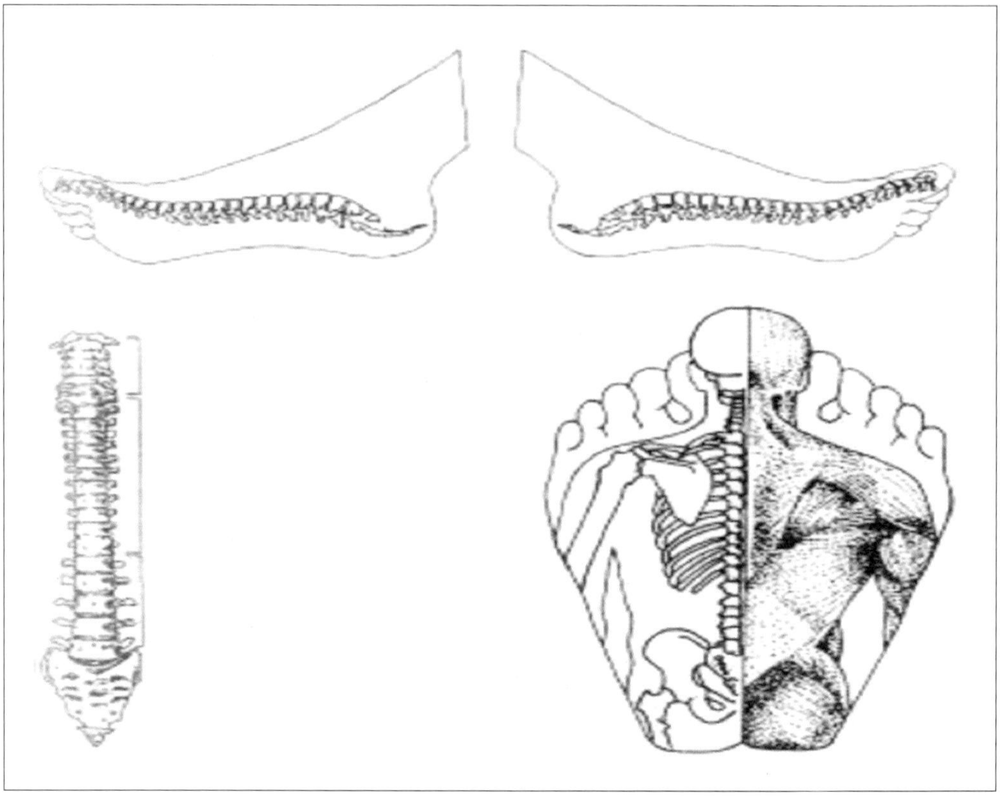

그림 6-4 신체와 발의 대응 반사부위

그 이후 피츠 제랄드는 피부를 누르거나 압력을 가하는 것으로 이빈후과 영역에 통증을 가라 앉히고 때로는 통증을 멎게 하는 마취적 연구를 시작했다. 어떤 사례에서는 그의 조교가 환자를 엄지손가락으로 세게 누른 결과 통증이 사라진 적도 있었으며, 또 다른 예에서는 수술 전이나 수술 중에도 발이나 손을 지긋이 눌러 주면 다른 마취를 하지 않아도 될 때가 있었다고 한다. 이렇듯 인체의 말단 부분인 발을 압박하게 되면 인체의 다른 기관에도 통증이 멈추는 효과가 있다는 것을 알게 되었다. 이것이 오늘날 발반사요법의 효시가 되는 Reflex Zone Therapy의 이론의 틀을 제시하게 되었던 것이다.

윌리엄 피츠 제랄드의 경험을 바탕으로 인간의 신체를 구분해서 보는 구역요법(Zone Therapy)은 중국의 경락과는 조금 다른 개념이었다. 즉, 그림 6-5처럼 제1영역은 엄지손가락과 엄지발가락, 제2영역은 둘째 손가락과 둘째 발가락, 제3영역은 셋째 발가락과 중지, 제4영역은 넷째 발가락과 넷째 손가락, 제5영역은 새끼 발가락과 새끼 손가락으로 나뉘어 진다. 이는 그 유명한 피츠 제랄드의 신체와 연관된 반사구이다.

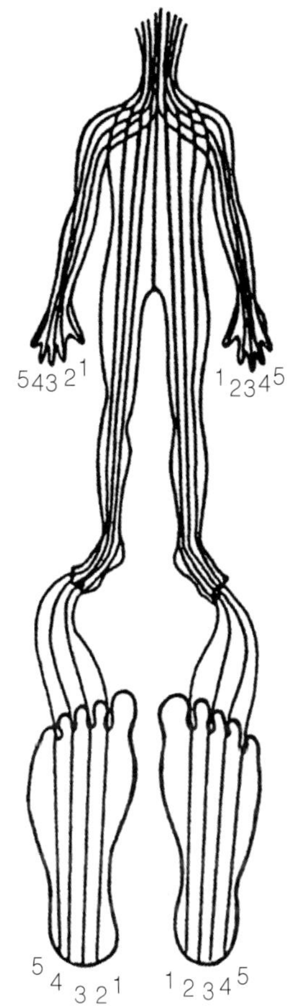

그림 6-5 윌리엄 피츠제럴드의 Foot Zone Therapy

1917년 에드윈(Edwin F. Bowers) 박사와 공저로 Zone Therapy(구역요법-I. W. long출판사 오하이오)가 가정에서 통증을 가라앉힌다 라는 부제로 출판되었다. 통증이 있는 기관의 반사부위를 손가락으로 누르는 것인데 때로는 나무로 된 도구를 이용할 수도 있다고 했다. 이로써 발반사요법은 전 세계 사람들에게 스스로 건강을 지키는 방법으로 본격적으로 알려지기 시작했다.

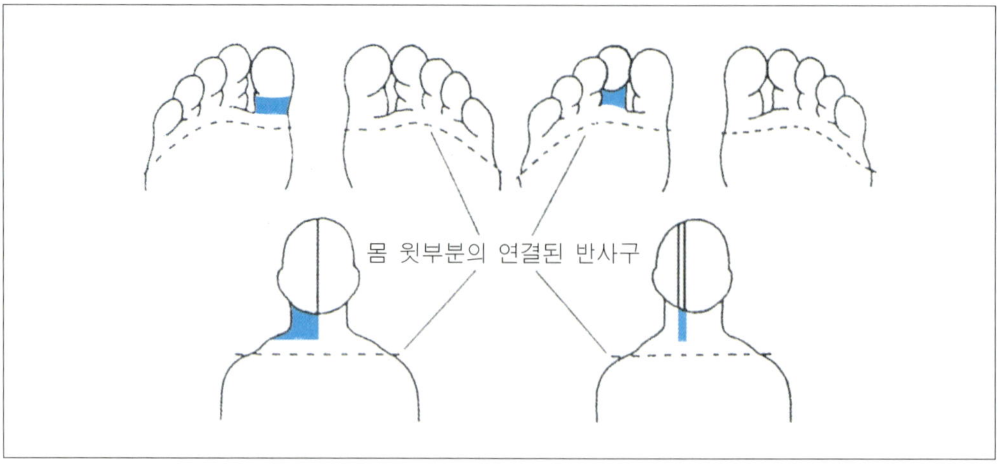

그림 6-6 목과 머리부분의 연결 반사부위

3. 발반사요법 원리

1) 순환원리
2) 신경반사 원리
3) 음양평형의 원리

4. 발반사요법 효과

1) 혈액순환촉진
2) 자율신경 균형유지
3) 긴장완화(Relax)
4) 림프순환
5) 면역력 강화
6) 자연 치유력
7) 친밀감
8) 안정감

5. 발반사요법 명현반응

발반사요법 후 나타나는 명현현상은 연령, 생활환경, 건강상태, 직업 등에 따라 차이가 있으며, 경우에 따라 다음과 같은 증상이 나타날 수도 있으나 크게 염려할 필요는 없다.

1) 발의 근질근질한 현상
2) 메슥거림(오심)
3) 피로감
4) 졸음
5) 갈증
6) 일시적 미열
7) 가스 배출
8) 소변
9) 두드러기(피부)

6. 발반사요법시 환자의 반응

1) 반응

(1) 표정의 변화
(2) 한숨, 신음소리, 웃음소리
(3) 불안 또는 걱정, 통증의 표현
(4) 관절의 수축
(5) 발의 움추림, 몸 전체를 비틂
(6) 손바닥의 축축함
(7) 식은땀
(8) 추위, 소름끼침, 찌릿찌릿한 느낌

2) 대처

(1) 대상자가 원하는 압력으로 낮춘다.
(2) 정맥마사지를 함께 하며 반사요법과 6:4의 비율로 시술한다.
(3) 소화기 계통을 엄지 손가락 지문부위로 쓸어내린다.
(4) 음악을 준비한다.

7. 발반사요법의 장점

1) 부작용이 없다.
2) 노약자, 어린이에게도 할 수 있다.
3) 저항력의 증가

4) 물리치료 효과
5) 피로회복
6) 부종 완화
7) 재활치료 활용
8) 보완대체요법 적용
9) 병후 회복기 면역력 강화

8. 주의사항

1) 심장병, 고혈압, 간질병
2) 암, 내출혈 환자
3) 수술 후 상처가 있는 환자
4) 발목 염좌시
5) 한 반사구를 5분이상 자극을 삼가한다.
6) 정맥류, 정맥 혈전증
7) 전염병
8) 임산부
9) 생리 중
10) 무좀발인 경우 1회용 장갑(poly glove)를 사용한다.
11) 당뇨인은 크림을 많이 사용해서 시술한다.

9. 실내환경

1) 환기
2) 통풍
3) 조명
4) 청결
5) 음악

10. 시술시 유의사항

1) 관리사 유의사항

(1) 질병을 진단하지 않는다.

(2) 치료 목적으로 하지 않으며 면역력과 자연 치유효과를 얻기 위함으로 한다.

(3) 환자사랑과 봉사를 목적으로 한다.

(4) 시술이 끝난 후 찬물에 손을 씻고 물을 마신다.

(5) 스트레칭을 한다.

2) 고객 유의사항

(1) 손목시계, 반지, 액세사리는 제거한다.

(2) 벨트, 브레지어는 느슨하게 한다.

11. 발반사요법 후 체열변화

앞면 전

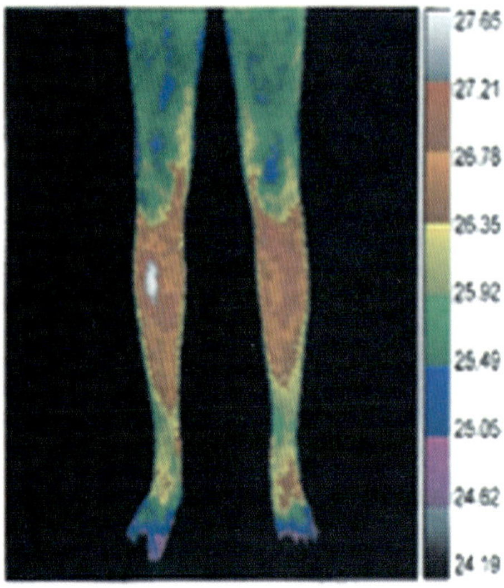

앞면 후

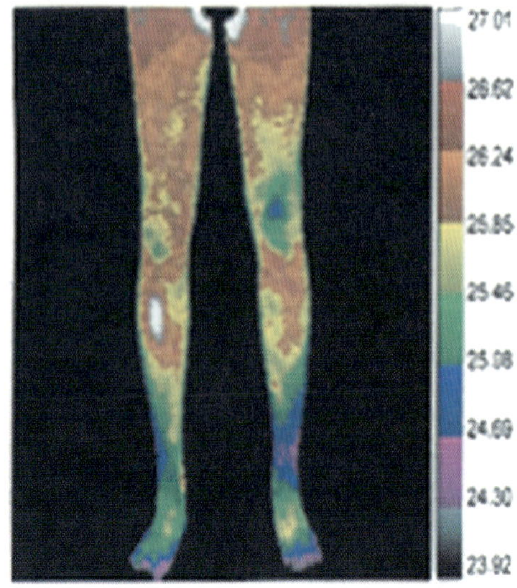

뒷면 전

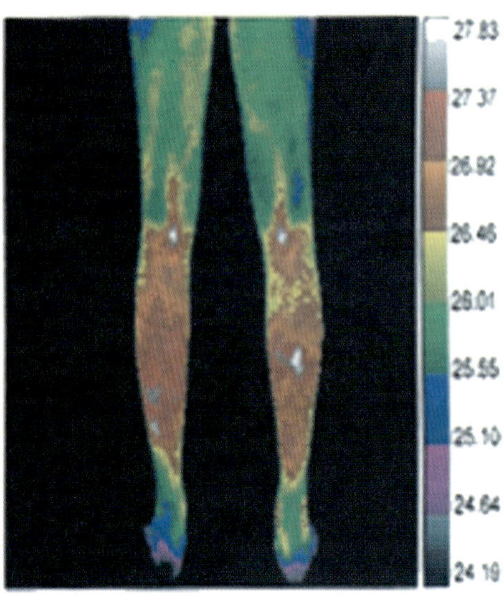

뒷면 후

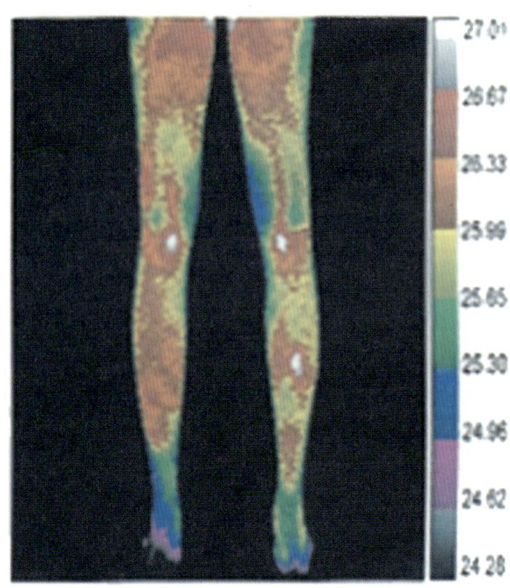

Trunk 앞 전

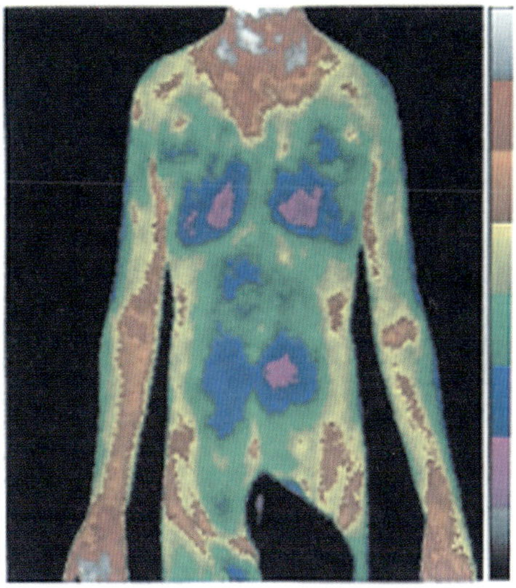

Trunk 앞 후

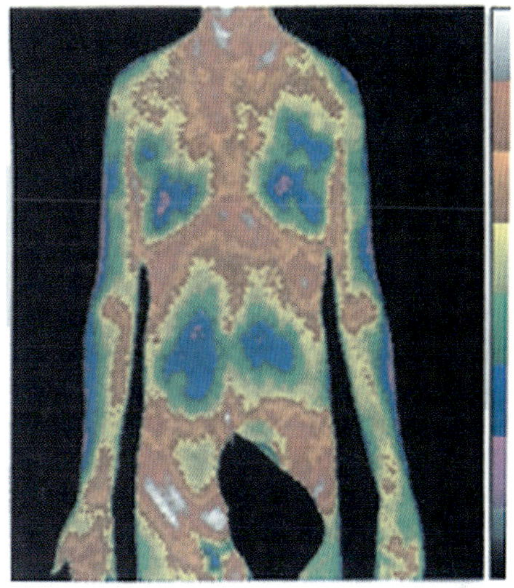

Trunk 뒤 전

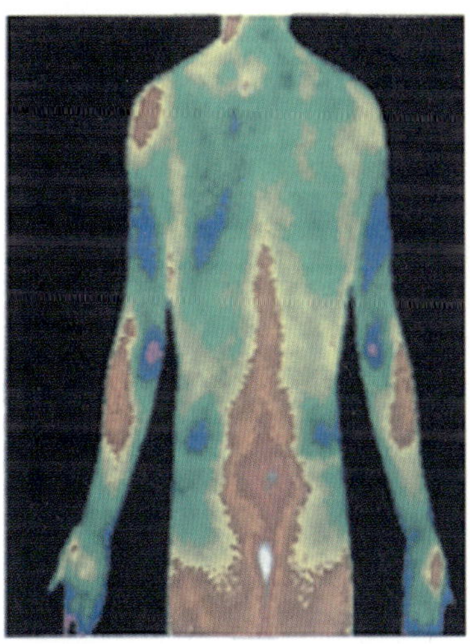

Trunk 뒤 후

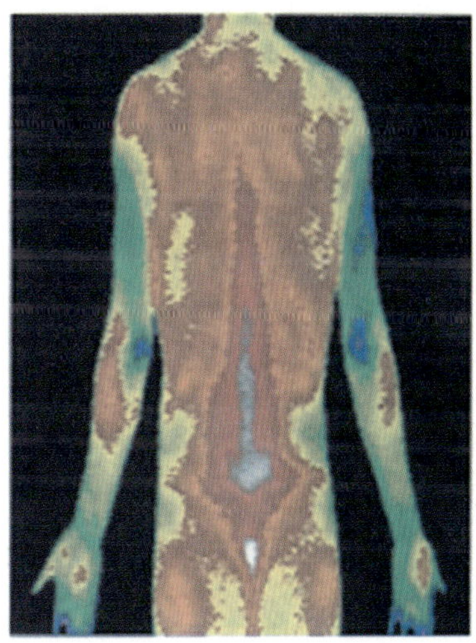

안면 전

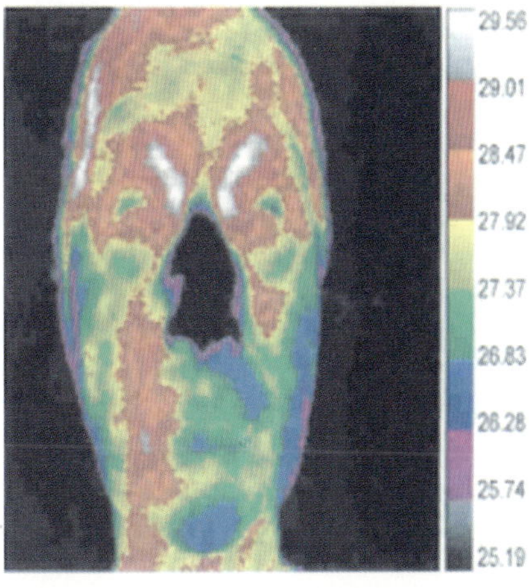

안면 후

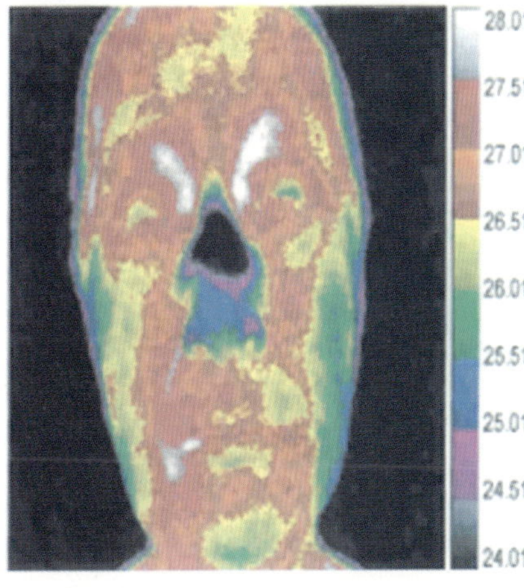

제7장 인체 부위별 발 반사구 위치와 자극순서

제7장 인체 부위별 발 반사구 위치와 자극순서

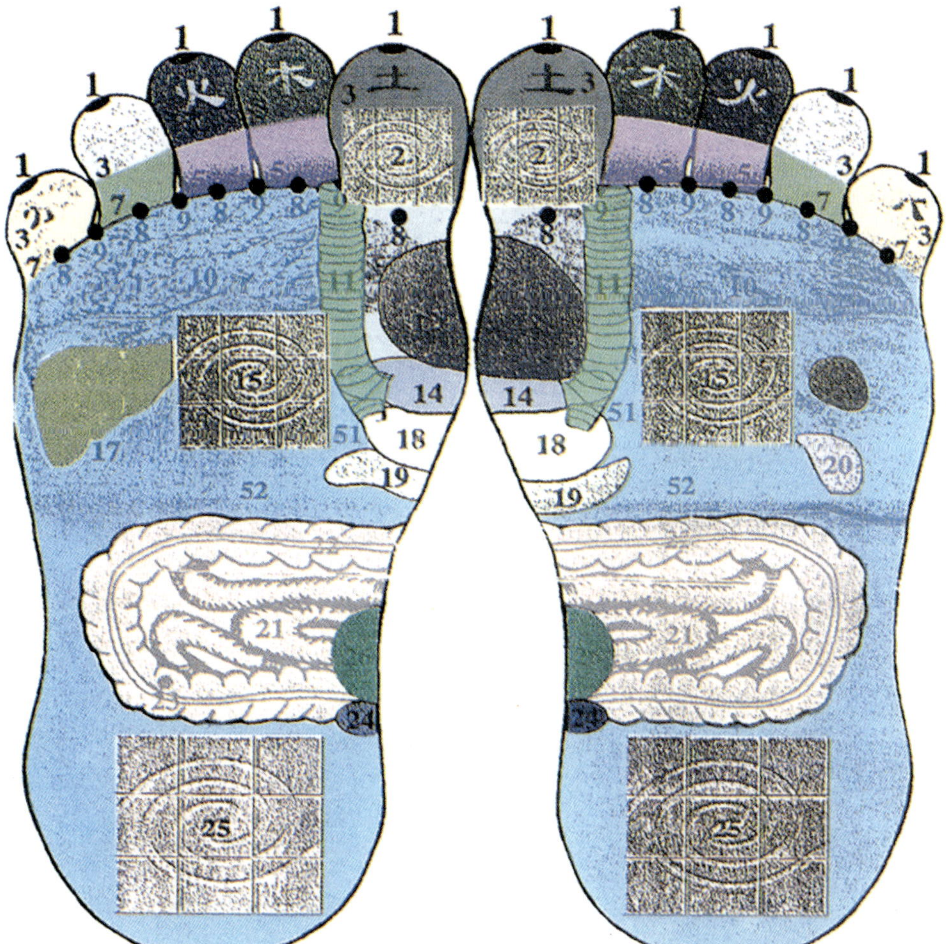

1. 발 반사구의 도해 (Foot reflex zones diagram)

1) 왼발의 반사구

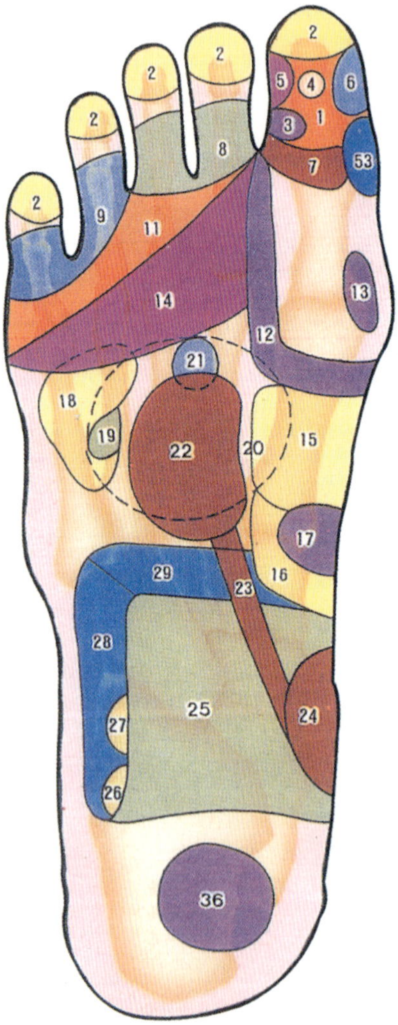

▶ 왼발(left foot) 바닥의 반사대

1. 머리(Head)
2. 전두동(Frontal sinuses)
3. 소뇌(Cerebellum)
4. 뇌하수체(Pituitary gland)
5. 삼차신경(Temporal area)
6. 코(Nose)
7. 목(Neck)
8. 눈(Eye)
9. 귀(Ear)
11. 승모근(Trapezoid)
12. 갑상선(Thyroid glands)
13. 부갑상선(Parathyroid)
14. 폐와 기관지(Lungs and Bronchi)
15. 위(Stomach)
16. 십이지장(Duodenum)
17. 췌장(Pancreas)

2) 오른발의 반사구

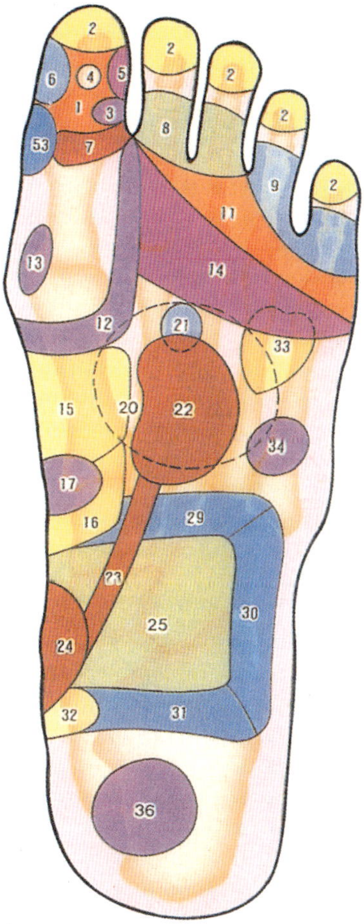

▶ 오른발(Right foot) 바닥의 반사대

18. 간장(Liver)
19. 담낭(Gall Bladder)
20. 태양신경총(Solar plexus)
21. 부신(Adrenal glands)
22. 신장(Kidneys)
23. 수뇨관(Ureters)
24. 방광(Bladder)
25. 소장(Small intestines)
26. 맹장(Appendix)
27. 회맹판(lieocecal value)
28. 상행결장(Ascending colon)
29. 횡행결장(Transversume colon)
30. 하행결장(Descending colon)
31. 직장(Rectum)
32. 항문(Anus)
33. 심장(Heart)
34. 비장(Spleen)
6. 생식선(Genital glands)

3) 내측의 반사구

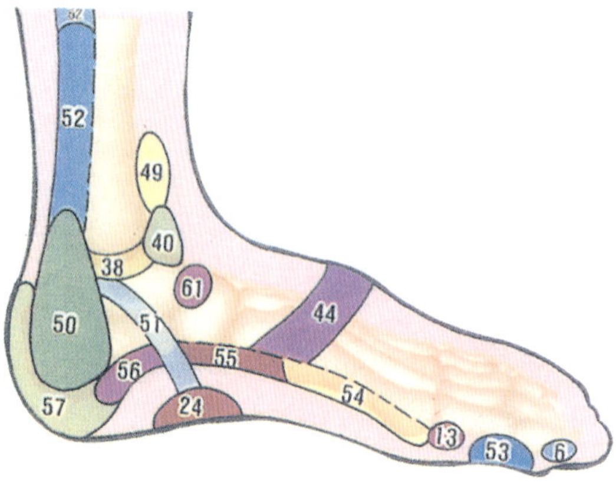

▶ 발의 내측(Inside Area)반사대

6. 코(Nose)
13. 부갑상선(Parathyroid)
24. 방광(Bladder)
38. 고관절(Hip-joint)
40. 하부 림프선(Lymph gland)
50. 자궁, 전립선(Uterus, Prostate)
51. 음경, 질, 요도
(Penis, Vagina, Uerthra)
52. 항문, 직장(Anus, Rectum)
53. 경추(Cervical vertebra)
54. 흉추(Dorsal vertebra)
55. 요추(Lumbar vertebra)
56. 천추(Sacrum)
57. 미골(Coccyx)

4) 외측의 반사구

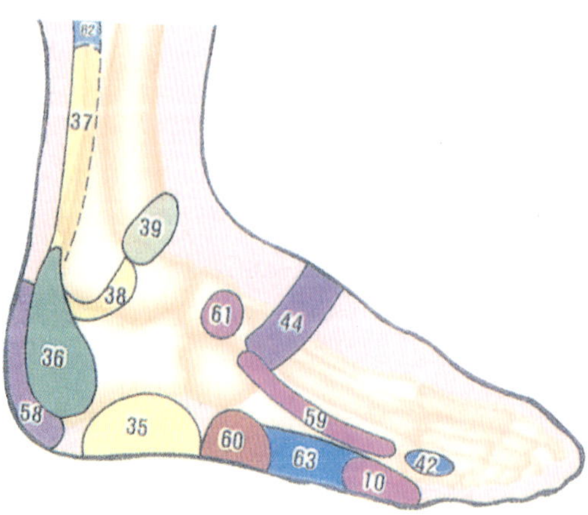

▶ 발의 외측(Outside Edge)반사대

10. 어깨(Shoulder)
35. 무릎(Knee)
36. 난소, 고환(Genital glands)
37. 하복부
(Relaxation of the Abdomen)
38. 고관절(Hip-joint)
39. 상부 림프선
(Lymph-gland, Upper body)
42. 반규관, 평형기관
(Balance organ)
43. 흉부(Cheat)
44. 횡격막(Diaphragm)
58. 외미골(Coccyx)
59. 견갑골(Scapular)
60. 팔목관절(Elbow joint)
61. 늑골(Ribs)
62. 좌골신경(Sciatic)
63. 팔(Arms)

5) 발등과 종아리 반사구

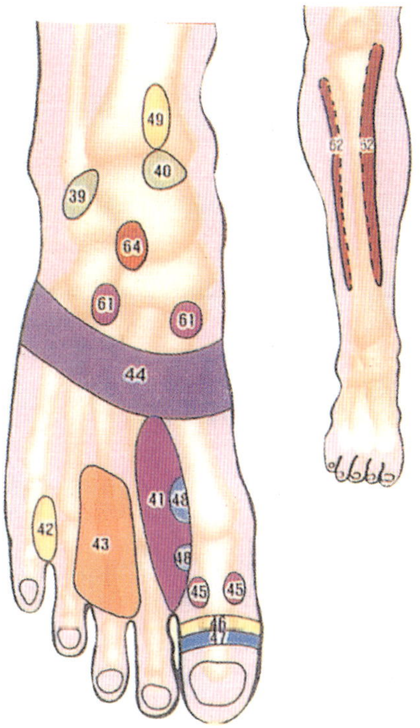

▶ **발등부위의 반사대**

39. 상부 림프선
    (Lymph-gland, Upper body)
40. 복부 림프선
    (Lumph-gland, Abdomen)
41. 흉부 림프선
    (Lumph-gland, Thorex)
42. 삼반규관, 평형기관(Balance, organ)
43. 흉부(유방, Chest)
44. 횡격막(Diaphragm)
45. 편도선(Tonsils)
46. 하악(Maxilla lower jaw)
47. 상악(Submaxilla upper jaw)
48. 성대(Larynx and Wind pipe)
49. 서혜부(Groin)
61. 늑골(Ribs)
62. 자골신경(Sciatic)

6) 팔과 나리의 상응반사 부위

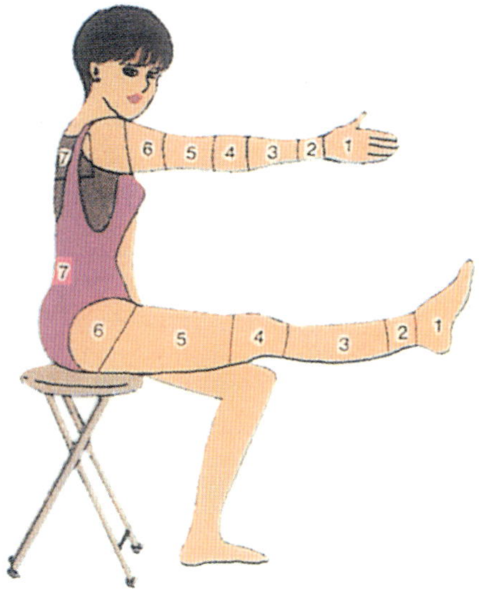

▶ **인체 상부와 하부의 대응관계**

1. 머리(Head)
2. 전두동(Frontal sinuses)
3. 소뇌(Cerebellum)
4. 뇌하수체(Pituitary gland)
5. 관자놀이(Temporal area)
6. 코(Nose)
7. 목(Neck)

2. 지압봉 종류와 사용법

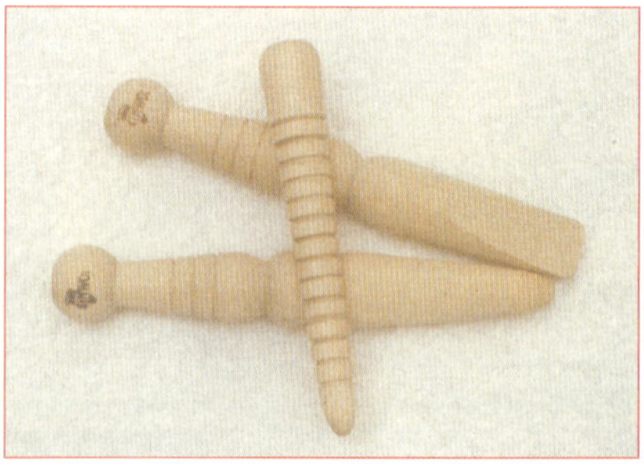

1) 지압봉 사용목적

① 손가락의 관절로 누르는 힘보다 강한 압력을 관리자가 적은 힘으로도 가할 수 있다.

② 관리자 손관절 보호

2) 지압봉 종류와 용도

(1) A봉

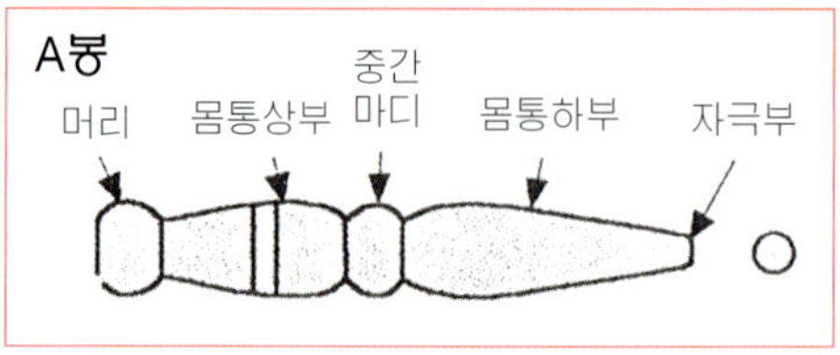

① 기본적인 힘을 가할때(약 3kg 미만의 압력)

② 초보자 및 자가 사용시

③ 반사구를 수직으로 누르거나 측면으로 문지르는 용

(2) B봉

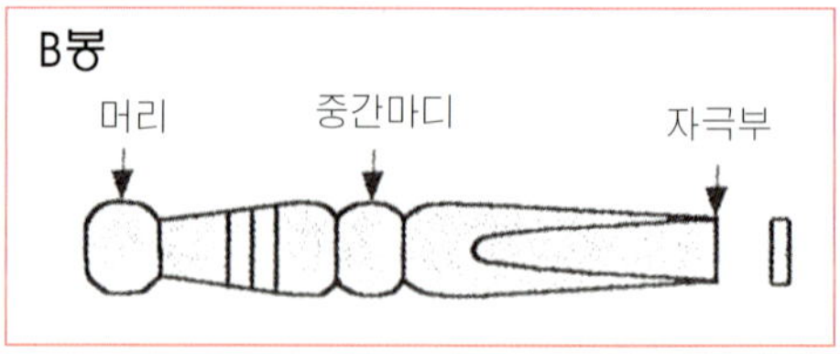

① 반사구가 넓은 경우 쓸어 올리거나 쓸어 내림용

② 발가락 사이, 발등, 뒤꿈치 등에 사용

(3) C봉

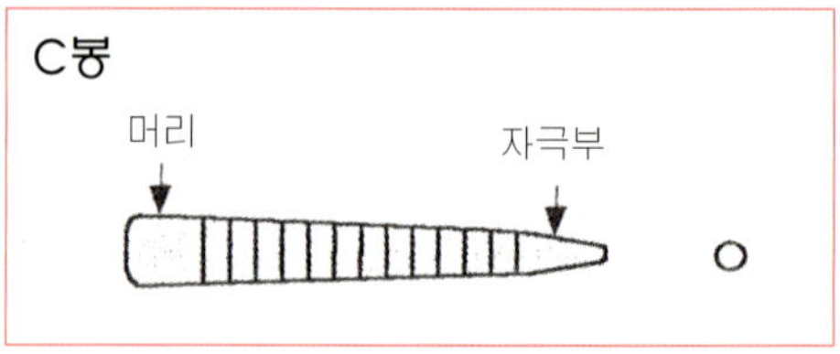

① 일반인 중 압을 강하게 요구할 경우

② 자신의 발을 직접 자극하는 경우

③ 반사구가 좁고 깊게 있는 경우

④ 치유효과를 얻고 싶을때

3) 지압봉 잡는법

(1) A봉

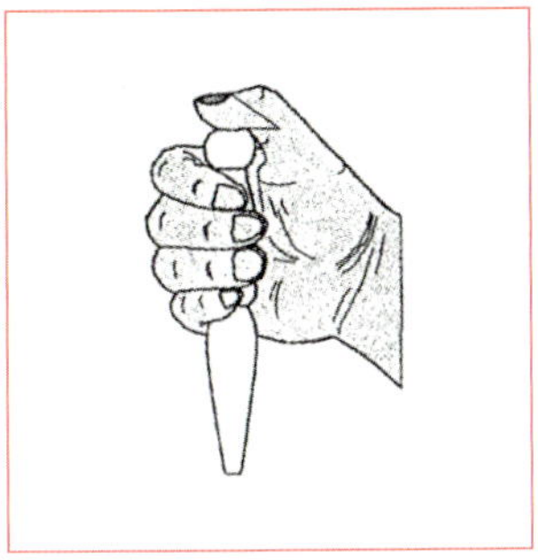

엄지손 머리 잡기

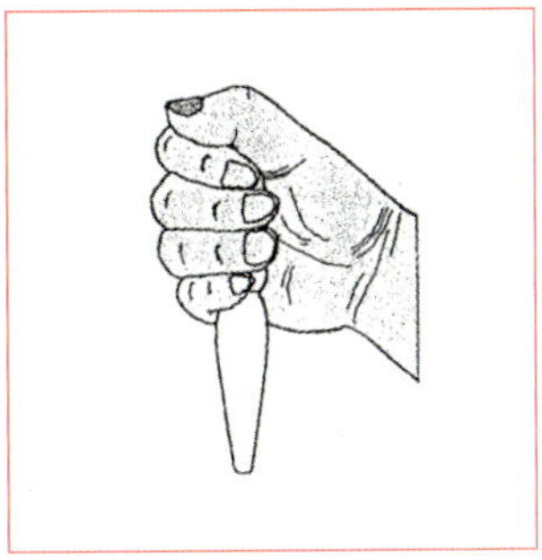

새끼손가락 중간마디 잡기

(2) B봉

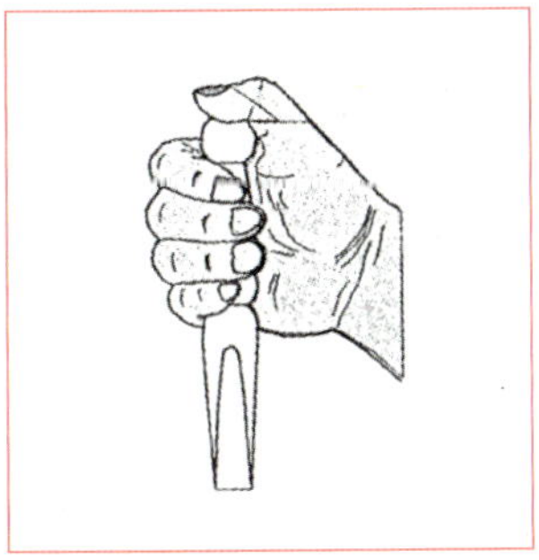

엄지손 머리 잡기

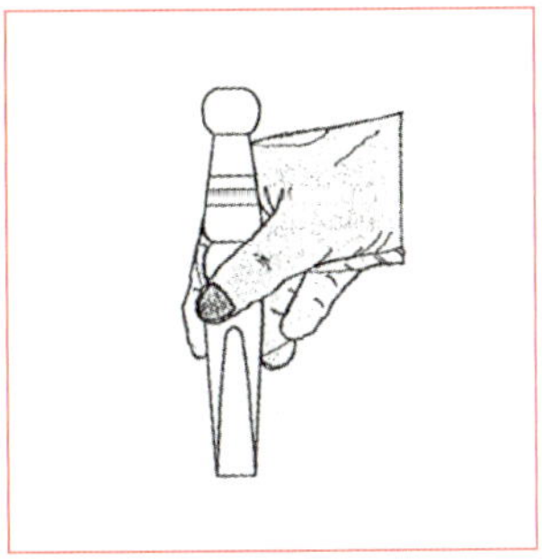

손가락 몸통 잡기

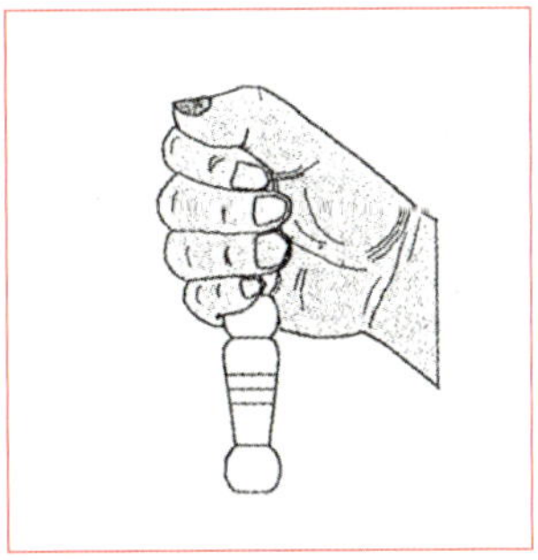

새끼손가락 중간마디 뒤로잡기

(3) C봉

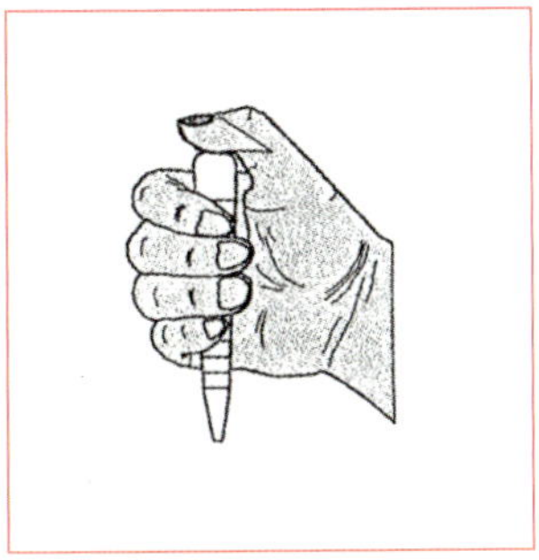

엄지손 머리 잡기

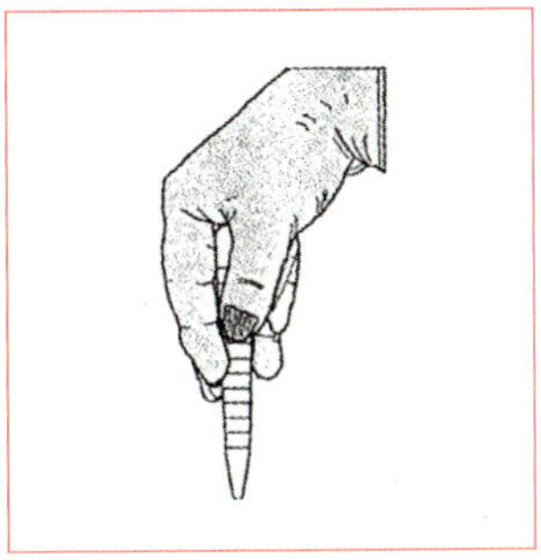

손바닥 눌러 잡기

4) 지압봉 사용의 실제

(1) A봉의 엄지손 머리잡기

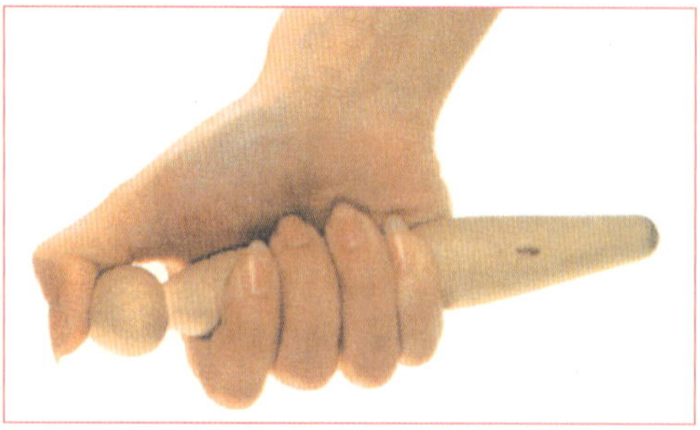

▶ 기본 반사구 자세

(2) A봉의 엄지손 중간마디 잡기

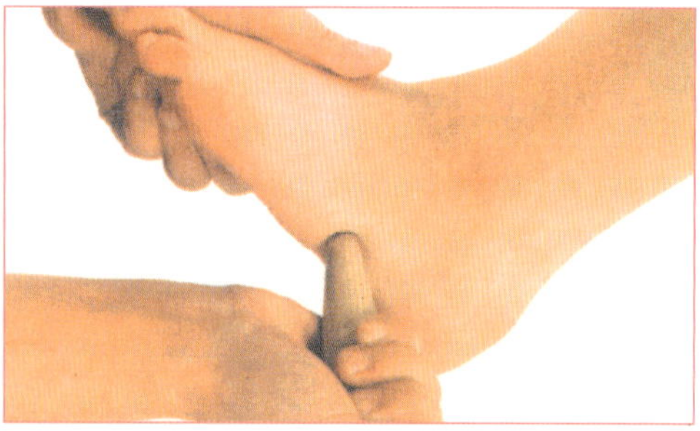

▶ 무릎 반사구 자세

(3) B봉의 손가락 중간마디 잡기

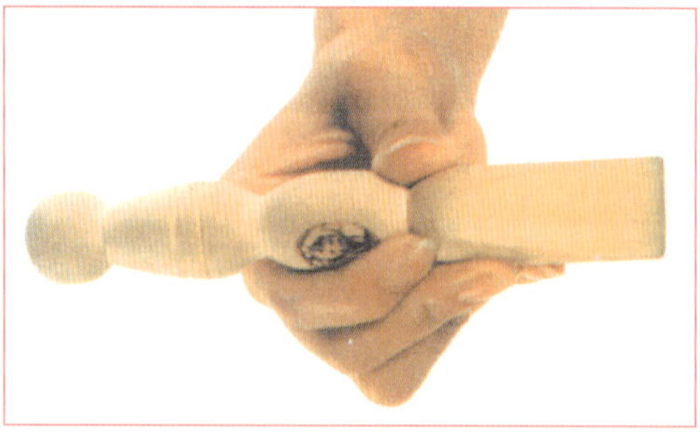

▶ 뇌하수체, 대뇌, 소뇌, 눈, 귀, 3차신경, 림프, 아랫턱, 윗턱, 안면신경, 발등, 생식선 자극자세

(4) B봉의 뒤로 젖히기 동작

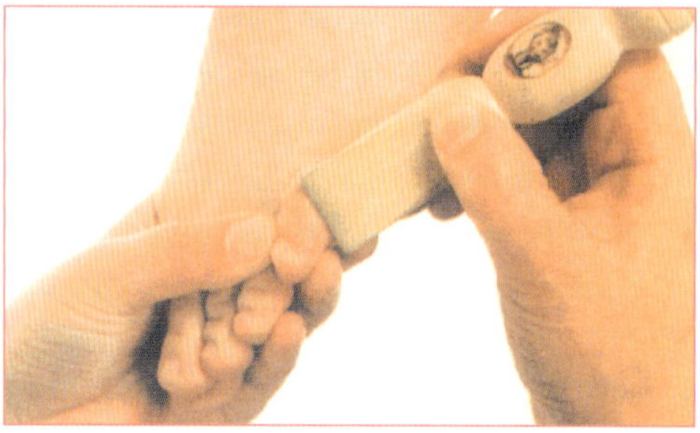

▶ 어깨, 팔, 팔꿈치, 외미골, 내미골, 코, 경추, 부갑상선, 흉추, 요추, 자궁전립선, 난소, 정소 자극시의 자세

5) 주의사항

① 지압봉으로 반사구를 누른 후, 엄지 손가락을 제외한 손가락으로 가볍게 원을 그리듯 마사지한다.

② 손가락으로 원을 그리듯 풀어 줄 때는 시계방향으로 한다.

③ 반사구를 누를 때 접촉면과 지압봉이 직각(90°)이 이룬 후 4초 동안 누른다.

④ 반사구를 누르거나 문지를 경우 상대방의 눈과 표정을 보면서 지압봉 압력이나 힘을 조절하며 실시한다.

⑤ 초보자와 일반인을 처음에 누르는 압은 정상압의 70~80%정도만 구사한다. 처음부터 강한 압력으로 자극하여 상대방이 아픔을 느낄 경우 자극에 대한 불쾌감과 거부감을 줄 수 있고, 근육이 경직되어 효과가 반감될 수 있다.

⑥ 반사부위를 봉으로 자극시 고객이 불쾌감이나 거부감을 표현할 경우에는 즉시 부드러운 동작으로 바꾼다.

⑦ 자극 위치나 부위에 따라 봉 끝에 크림을 충분히 바른후 손과 함께 문지르며 피부와 지압봉 사이에 일어나는 마찰을 최소화 한다(흉추, 요추, 미골, 자궁, 전립선, 정소, 난소).

⑧ 자극 부위를 봉으로 누를 경우에 봉이 미끌려서 나칠 우려가 있는 부위에는 봉 끝에 크림을 묻히지 않고 실시한다(전두동, 방광의 반사구).

⑨ 반사구 자극시 지압봉에 의해 뼈가 다칠 염려가 있는 부위는 반대쪽 손가락으로 봉이 미끌리지 않도록 지지하면서 실시한다.

6) 지압봉 보관방법

지압봉은 사용후 흐르는 수돗물에 중성세제로 청결히 닦은 후 물기를 제거하고, 자외선 살균기에 보관한다.

3. 발 반사요법 순서

1) 기본 반사구(비뇨기계통)－노폐물의 배설촉진

(1) 반사구 위치

- 부신 : 신장의 위에 위치. 제2, 3중족골의 사이로 세로 제Ⅱ선으로부터 약간 떨어진 곳(용천혈).
- 신장 : 발바닥의 제2, 3 중족골의 근위끝. 횡축 제Ⅱ선상에 위치
- 수뇨관 : 신장의 아래쪽에서부터 주상골의 내측 아래 사선으로 연결
- 방광 : 복사뼈의 내측으로 종골, 주상골, 제1쐐기골이 형성하는 아치 위
- 요도 : 내측 복사뼈 밑, 목발골과 종골사이

(2) 자극방법

- 신장(용천), 수뇨관, 방광, 요도의 자극
- 신장(4초씩 3회 누름), 수뇨관(9번 미끌어지듯), 방광(4초씩 3회 누름), 요도(엄지손가락 이용 9번 미끌어지듯)

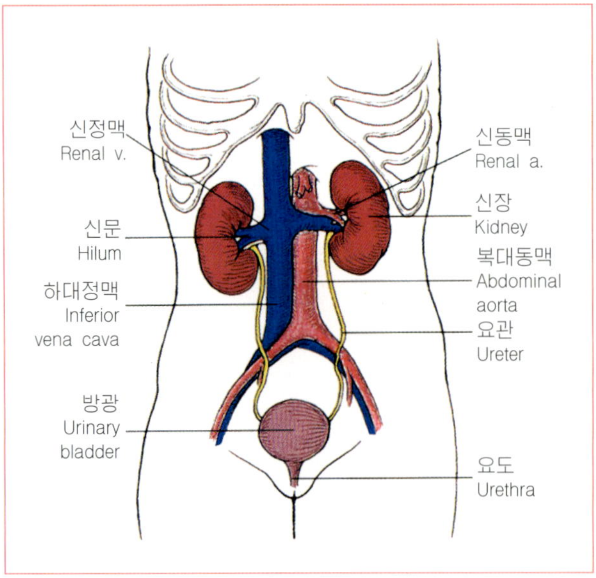

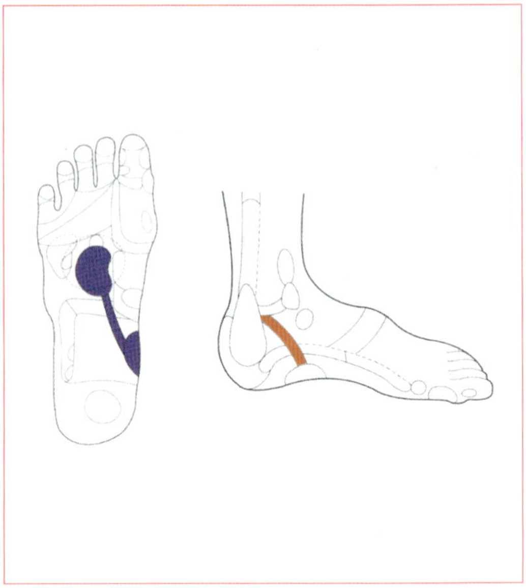

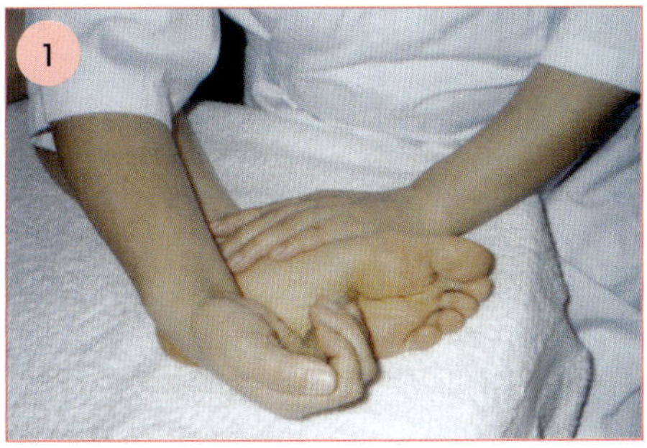

1. 신장

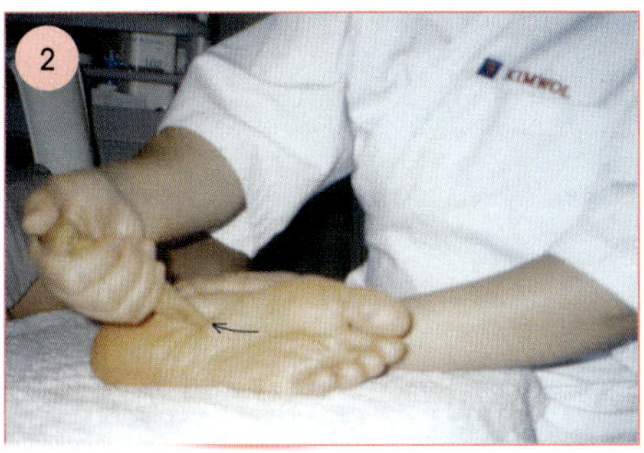

2. 수뇨관

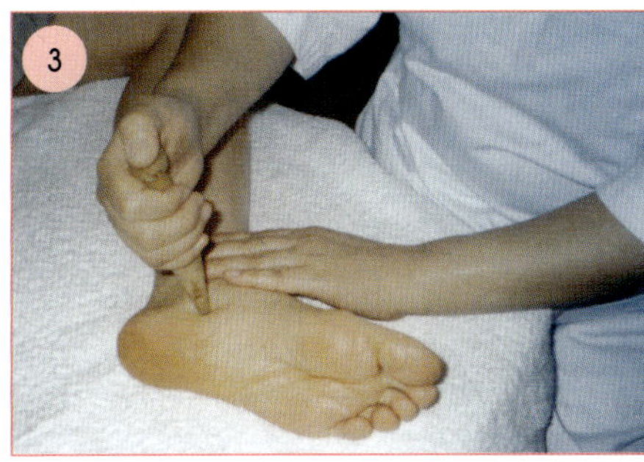

3. 방광

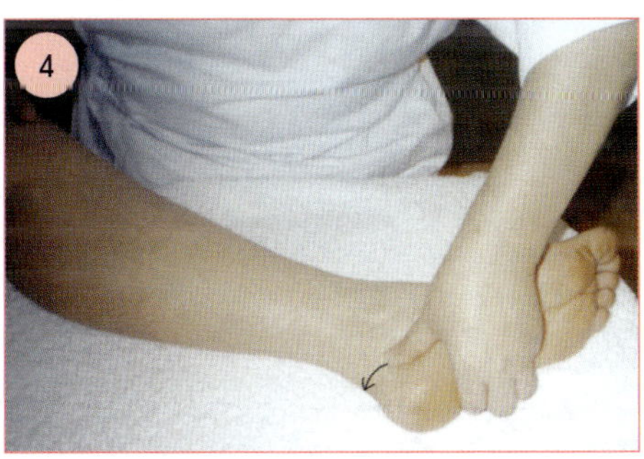

4. 요도

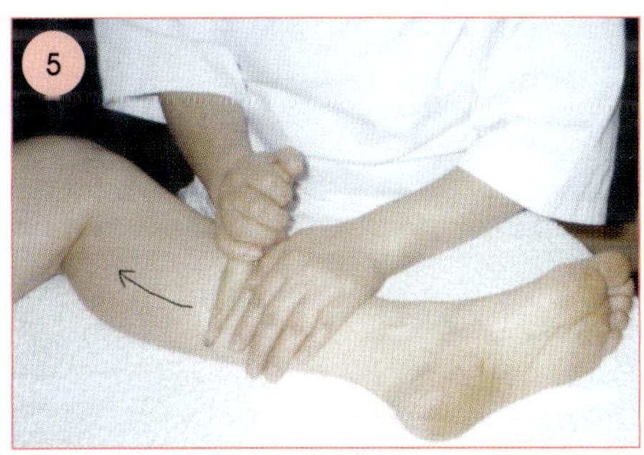

5. 정맥 쓸어 올리기

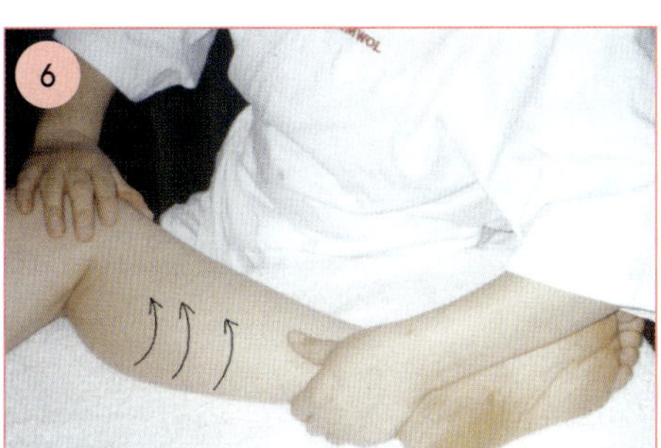

6. 정맥 손으로 쓸어 올리기

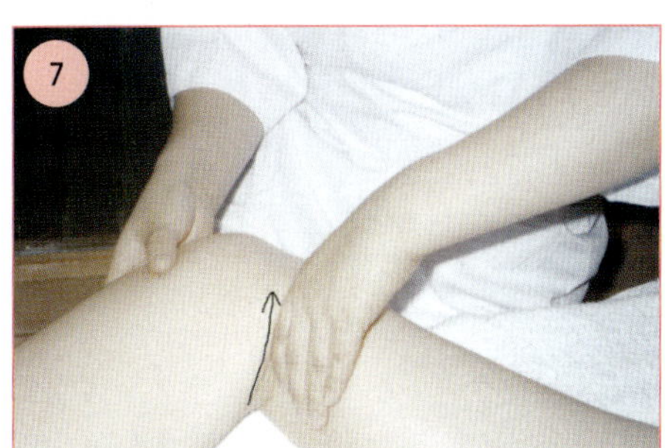

7. 슬와부 마무리

2) 척추 반사구

(1) 반사구 위치

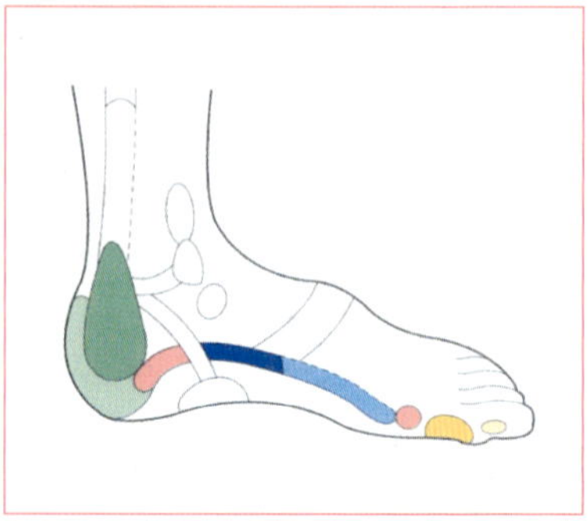

- 코 : 제1지 말절 내측 옆(발톱 옆)
- 경추 : 제1지 기절 내측 옆
- 부갑상선 : 제1지 기절 내측 옆
- 흉추 : 제1지 중족골 내측을 따라 위치
- 요추 : 제1쐐기골에서 주상골의 1/3부분에 위치
- 천추 : 요추를 따라 약간 아치 모양으로 위치
- 미골 : 종골 끝에서 복사뼈 내측 아래
- 자궁 · 전립선 : 내측 복사뼈 밑 후방의 중점

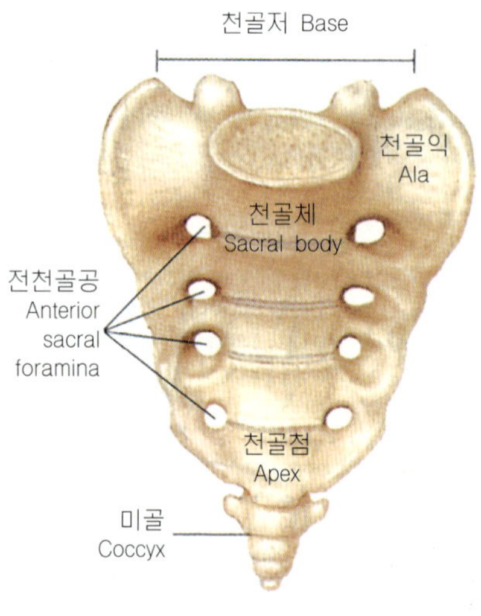

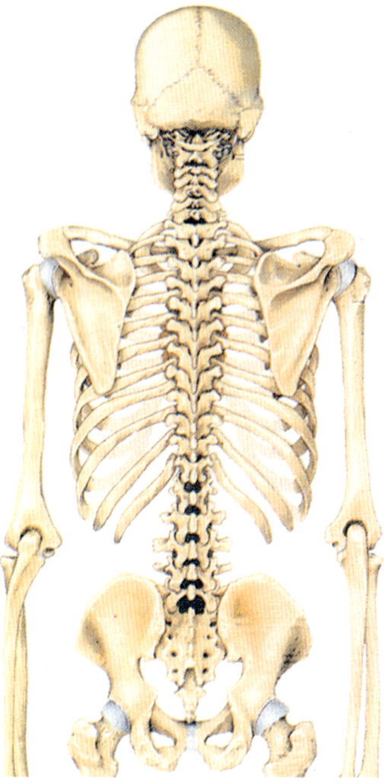

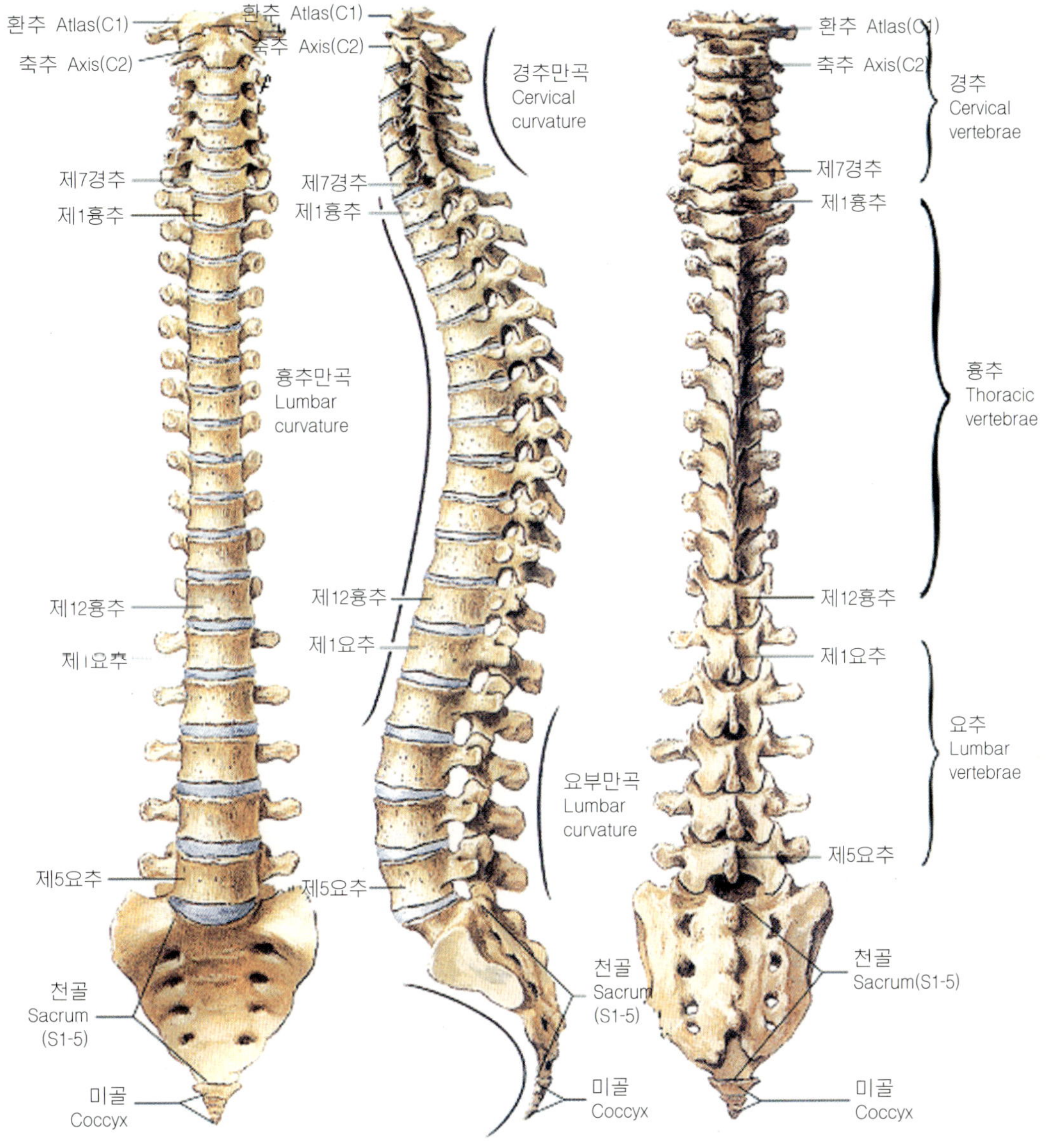
환추 Atlas(C1)
축추 Axis(C2)
제7경추
제1흉추
흉추만곡
Lumbar
curvature
제12흉추
제1요추
제5요추
천골
Sacrum
(S1-5)
미골
Coccyx
경추만곡
Cervical
curvature
요부만곡
Lumbar
curvature
경추
Cervical
vertebrae
흉추
Thoracic
vertebrae
요추
Lumbar
vertebrae
Sacrum(S1-5)

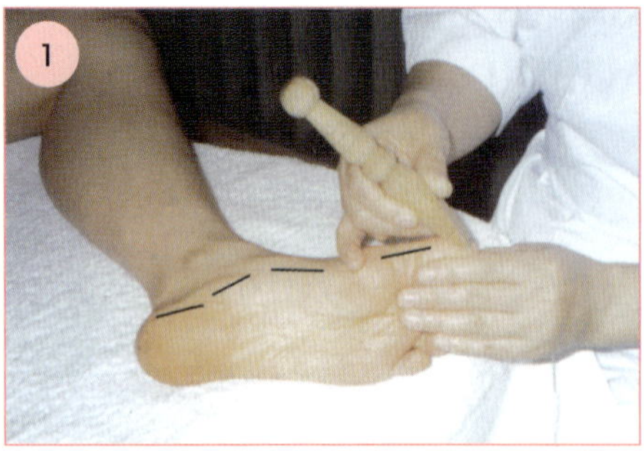

1. 코

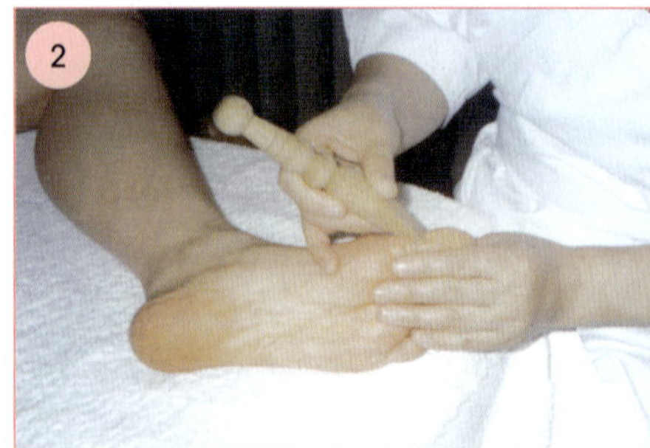

2. 경추

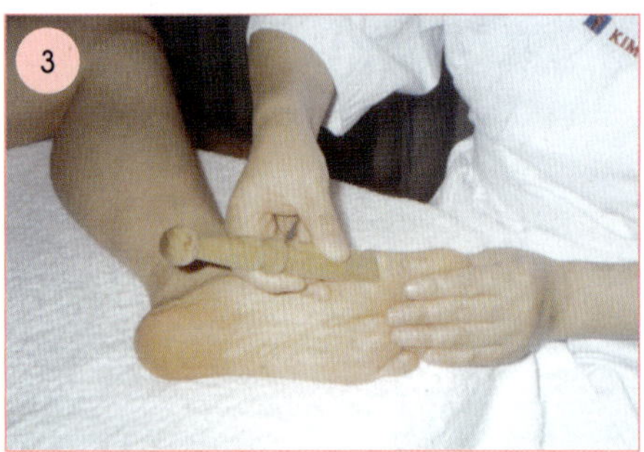

3. 부갑상선

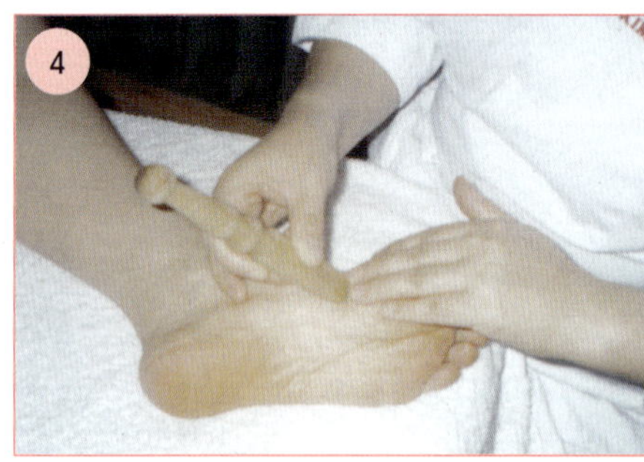

4. 흉추

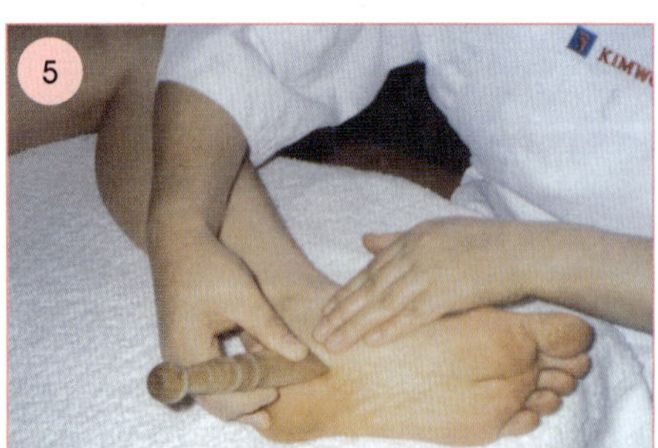

5. 요추

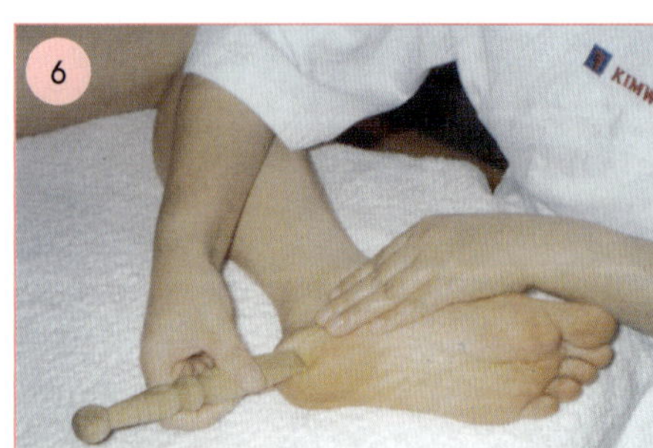

6. 미골

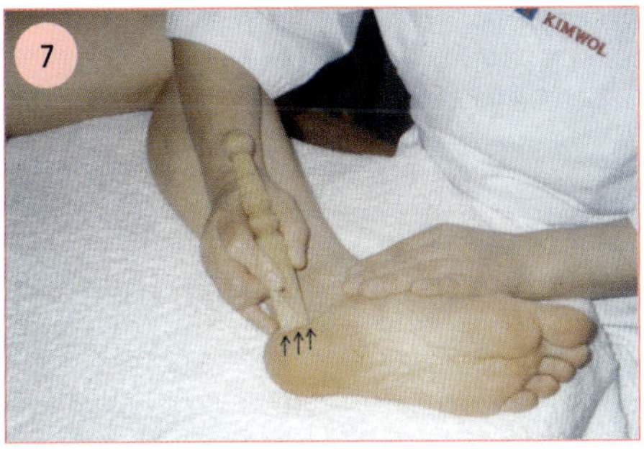

7. 자궁, 전립선

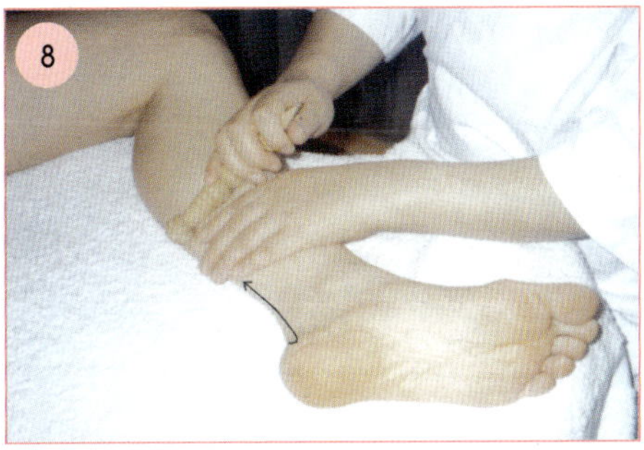

8. 정맥 쓸어 올리기

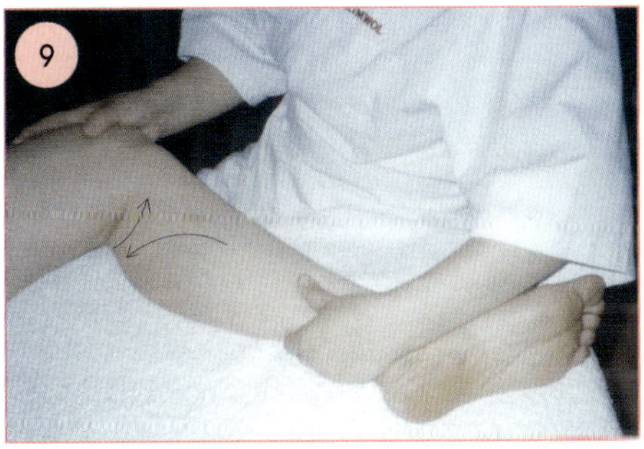

9. 정맥 손으로 쓸어 올리기

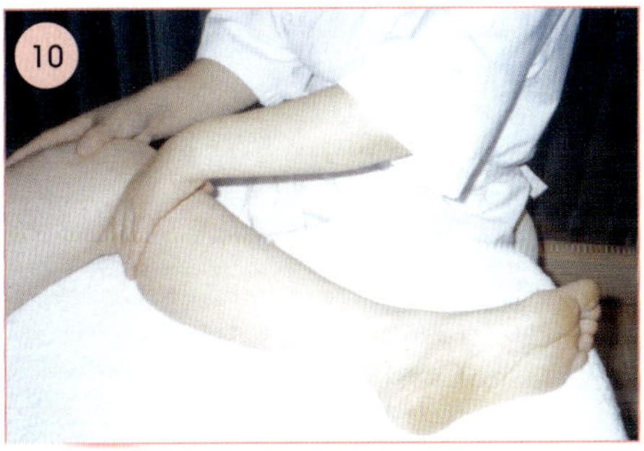

10. 슬와부 마무리

3) 전두동 반사구

(1) 반사구 위치

· 전두동 : 각 발가락의 끝의 둥근 부위

(2) 자극방법

· 발 끝부분을 자극한다(전두동).

· B봉을 사용하여 4초씩 3번 지긋이 누른 후 엄지손가락으로 자극된 부위를 부드럽게 문질어 준다.

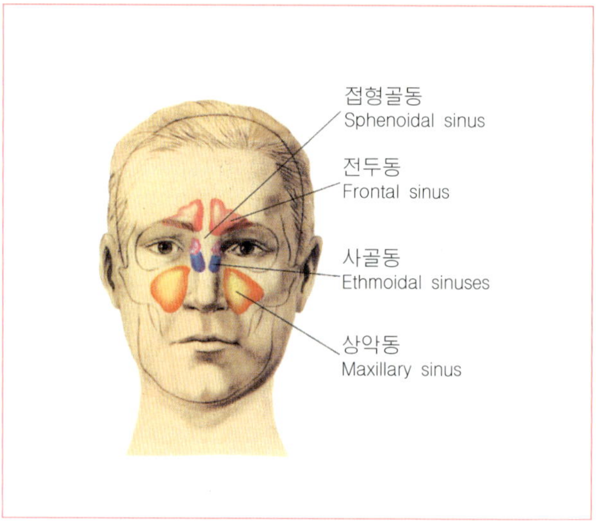

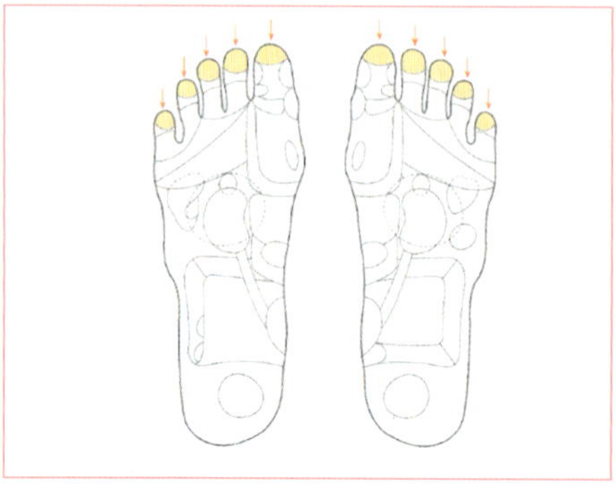

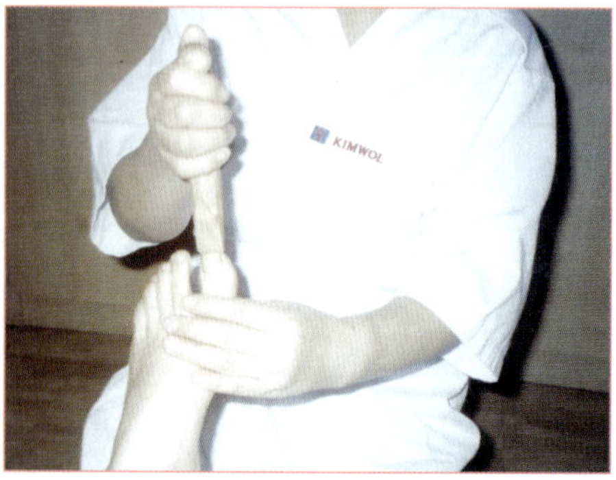

4) 뇌하수체, 대뇌, 소뇌 반사구

(1) 반사구 위치

· 뇌하수체, 대뇌, 소뇌 : 엄지발가락 족문부분 중앙의 가장 높은 부위

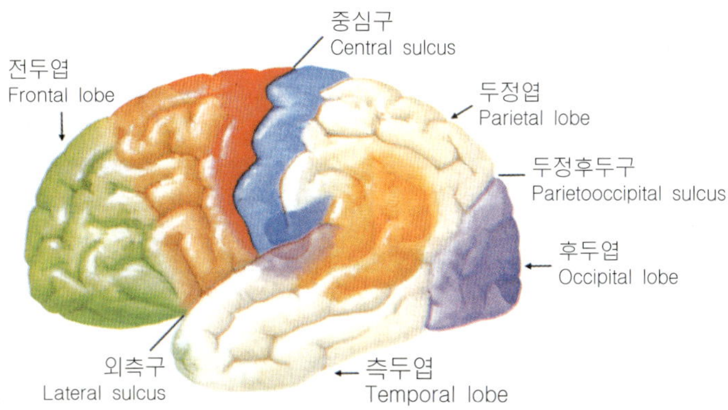

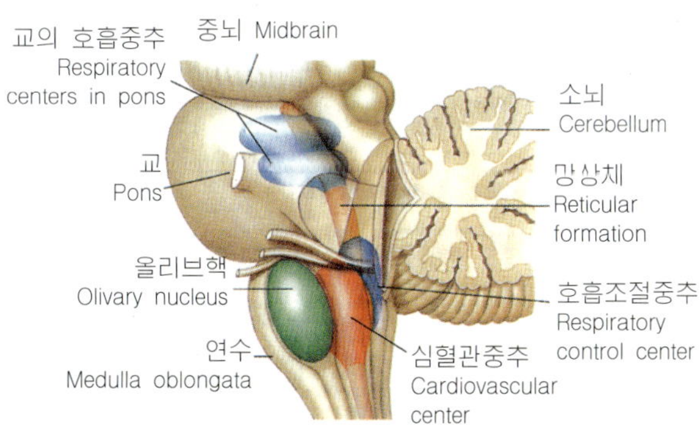

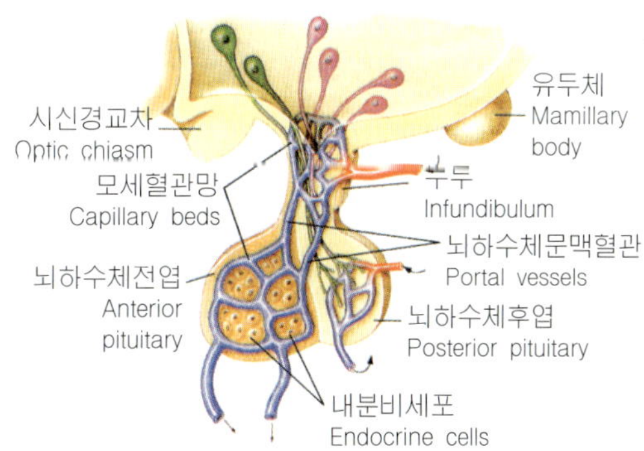

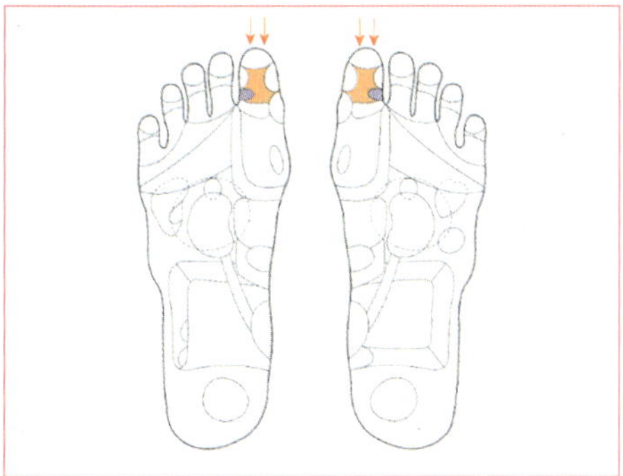

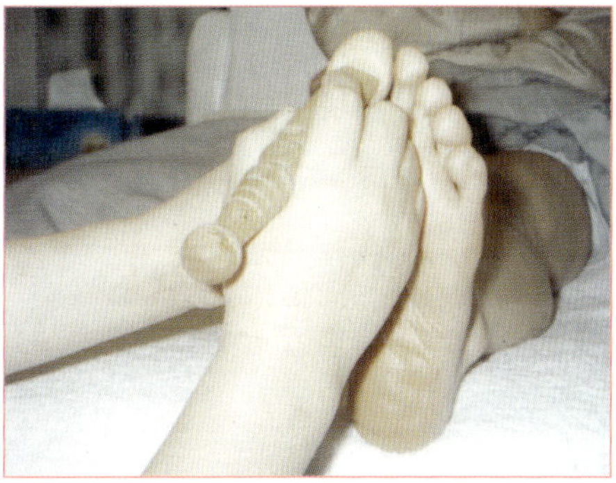

5) 경부 반사구

(1) 반사구 위치

· 엄지발가락 기점 전체

(2) 자극방법

· 엄지발가락 뿌리부분을 B봉으로 발바닥 쪽으로 가볍게 파내듯 눌러준다. 발가락 뿌리 부분을 1/3로 나누었을 때 한 곳을 3회씩 3번 반복한다.

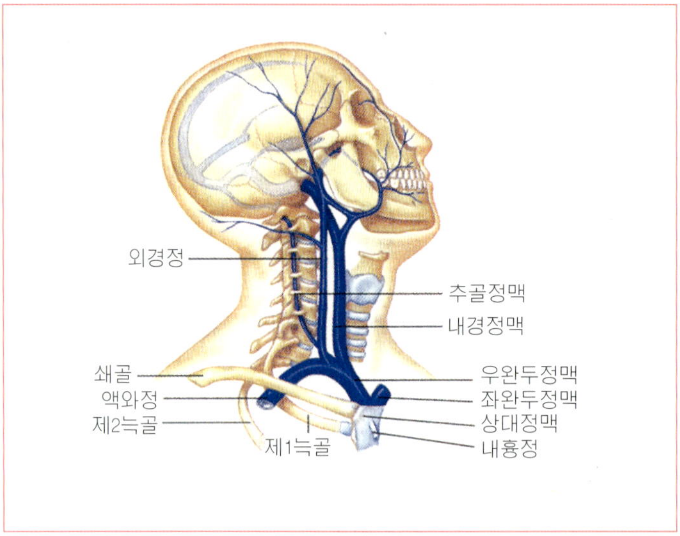

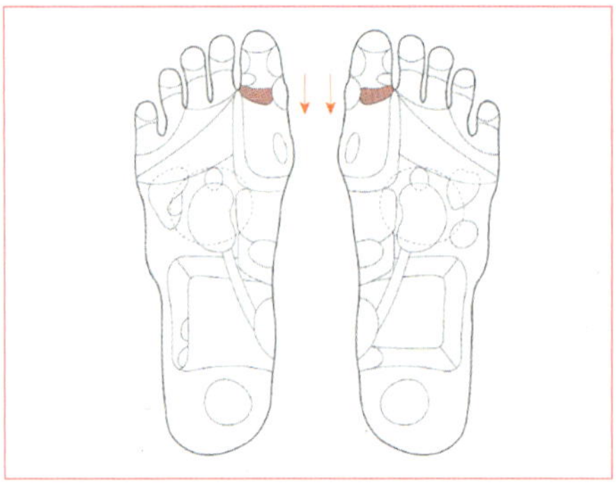

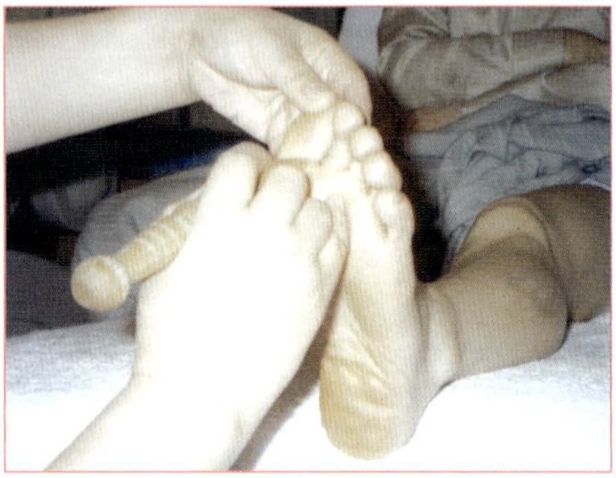

6) 눈 반사구

(1) 반사구 위치

· 제2, 3말절의 근위 끝에서 중절, 기점의 2/3정도

(2) 자극방법

· 제2, 3지 뿌리부분을 B봉을 사용하여 아래로 미끌어지듯 자극한다.
· 3회씩 3번을 자극하고 손으로 가볍게 문지른다.

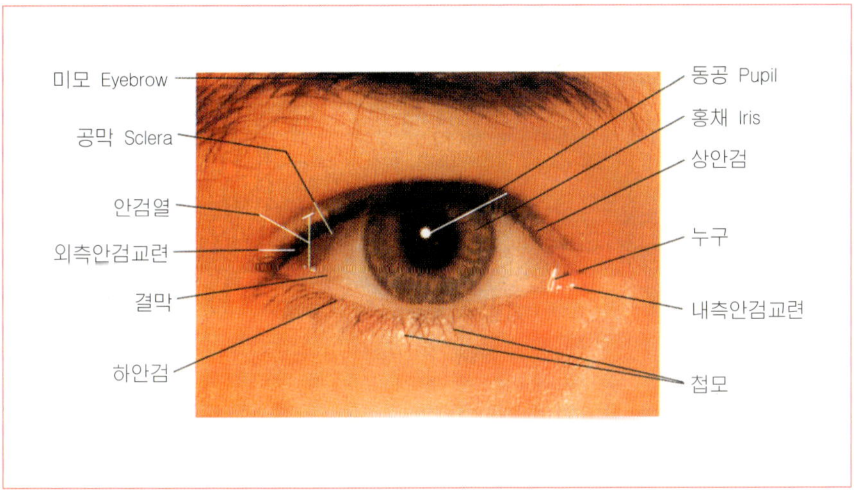

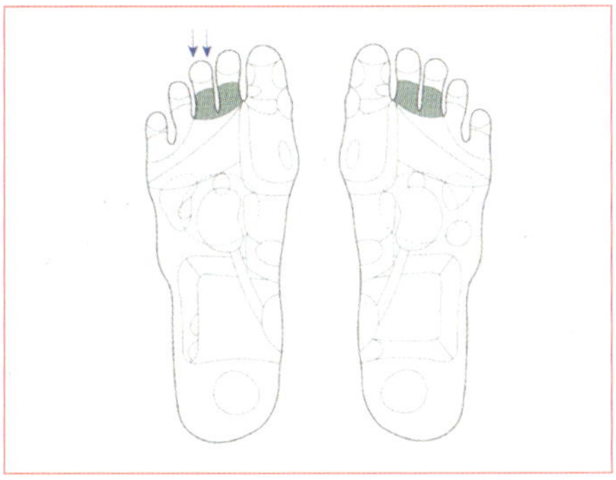

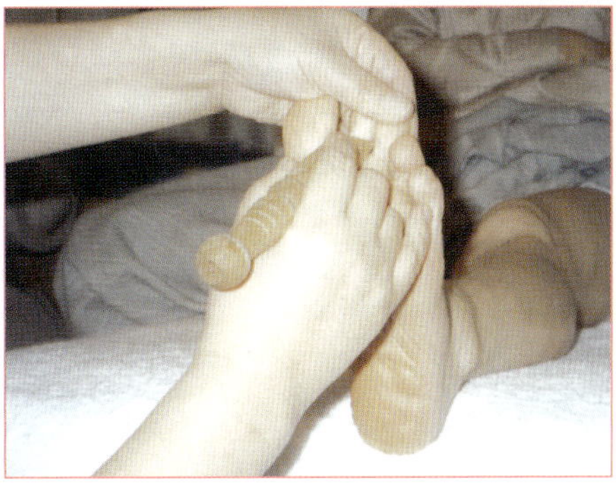

7) 귀(이명 멀미, 평형감각) 반사구

(1) 반사구 위치

· 제4, 5지 발바닥의 말절 근위 끝에서 중절, 기점의 2/3정도

(2) 자극방법

· 제4, 5지 뿌리 부분을 B봉에 크림을 묻혀 3번씩 9번 위에서 아래로 미끌어지듯 자극을 준 후에는 엄지손가락을 이용하여 부드럽게 문지른다.

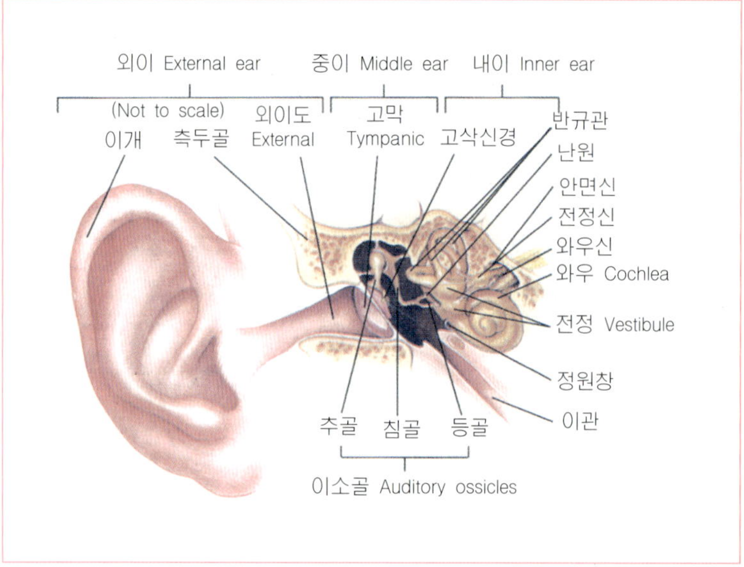

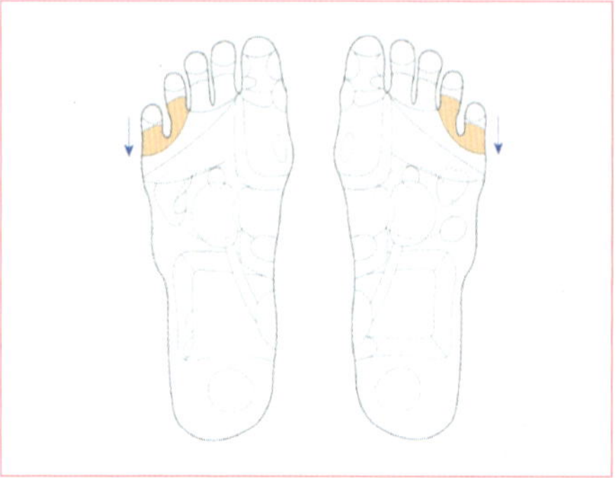

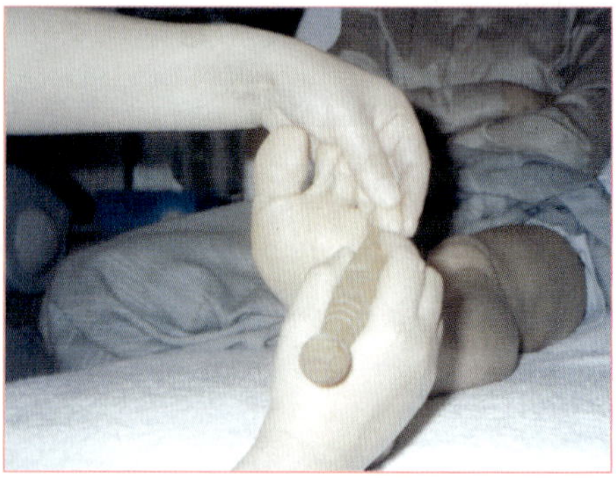

8) 삼차신경

(1) 반사구 위치

· 제1지 말절 안쪽으로 마주하는 곳

(2) 자극방법

· 삼차신경(안면신경)-눈, 코, 입, 귀를 관장하는 신경. B봉에 발크림을 묻혀 발끝에서 발가락 사이를 아프지 않도록 살살 미끌어지듯 자극한다. 이곳은 요산 침전물이 고이는 곳이기도 하다.

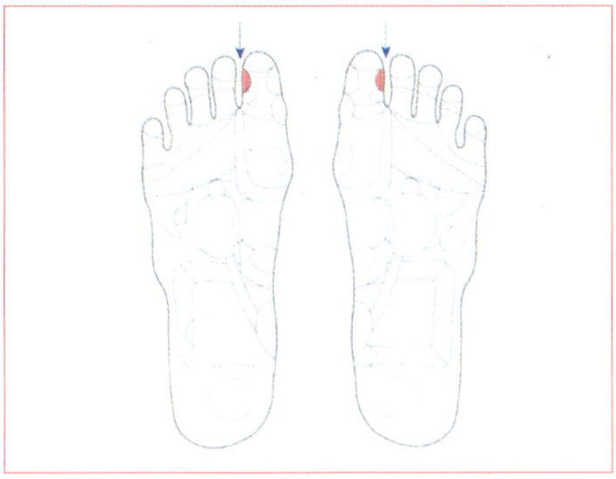
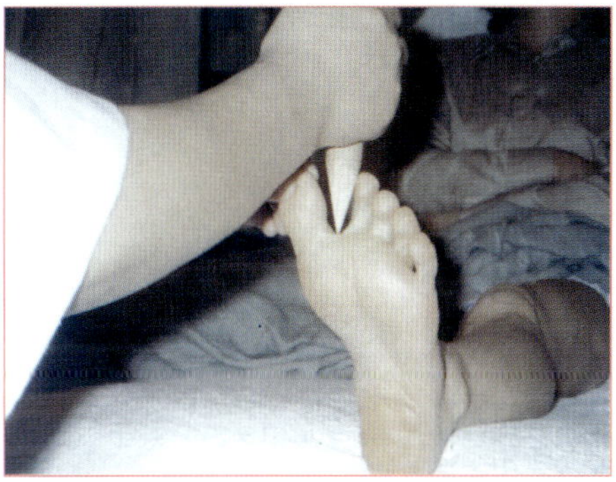

9) 림프선

(1) 자극방법

· 이곳은 림프의 반사부위로 주로 면역력 강화의 감기예방 상응부위, 발가락 사이를 B봉이나 엄지손가락을 이용하여 아프지 않도록 자극하되 무좀이 있는 발은 하지 않는다(3회).

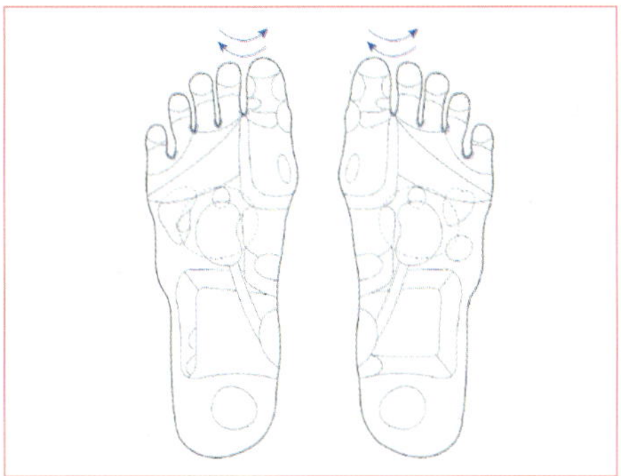
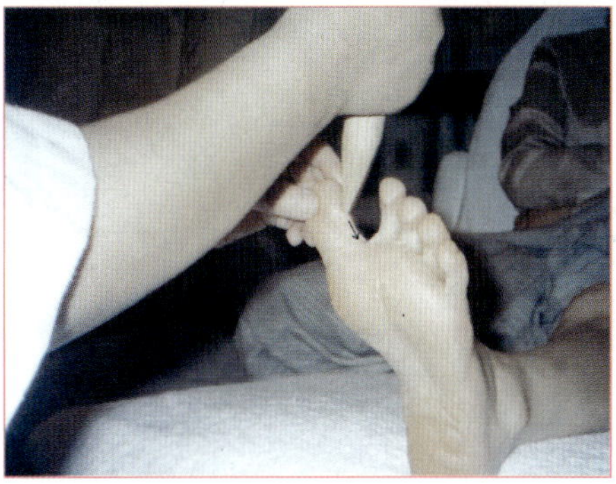

10) 갑상선 반사구

(1) 반사구 위치

· 제1기점의 절반과 제1중족골 근처 가장자리의 일부를 차지하고, 횡축선에 걸쳐있으며 제1지와 제2 사이에 위치

(2) 자극방법

· 발바닥에서 봉을 사용하지 않고 엄지손가락을 이용하여 중족골 사이를 L자 모양으로 자극한다(9회).

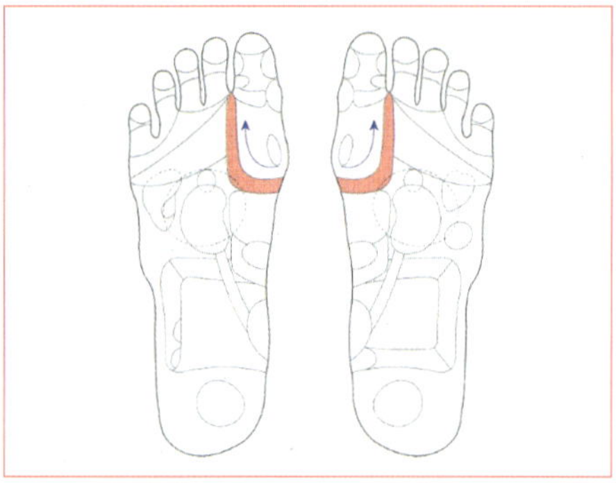

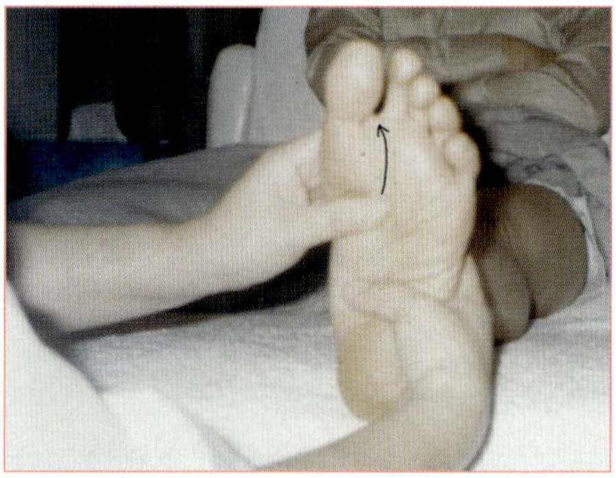

11) 승모근 반사구

(1) 반사구 위치

· 중족골 상지대 제5지에서 제1, 2지 사이에 위치

(2) 자극방법

· 이곳은 지압봉을 사용하지 않고 엄지만 이용한다.
· 제5지에서부터 제2지 쪽으로 엄지손가락 지문부위를 이용하여 자극한다(9회)

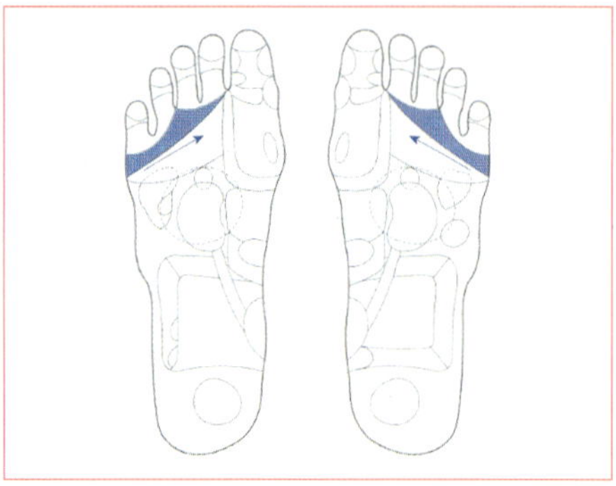

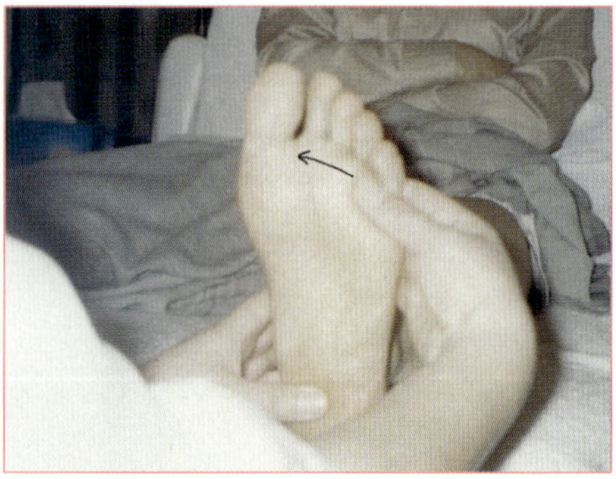

12) 폐와 기관지 반사구

(1) 반사구 위치

· 제1중족골부터 제5중족골 상부 발바닥뼈 전체

(2) 자극방법

· 엄지손가락을 이용하여 지그재그로 발가락뼈 사이를 미끌어지듯 자극한다(9회).

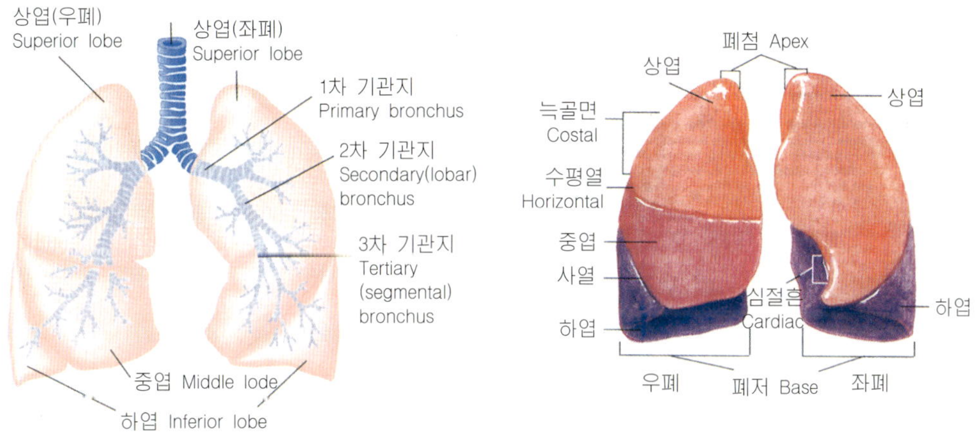

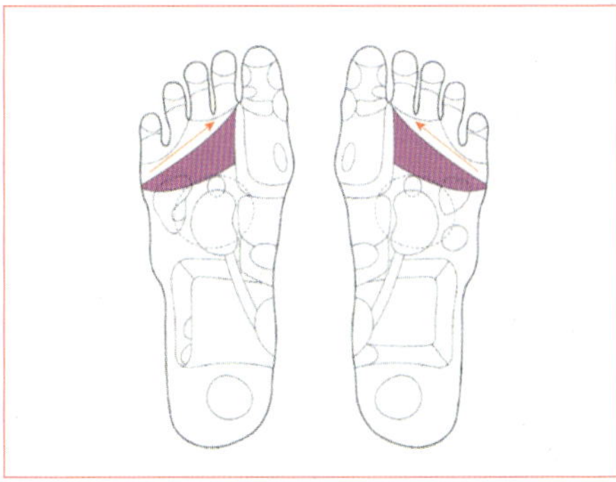

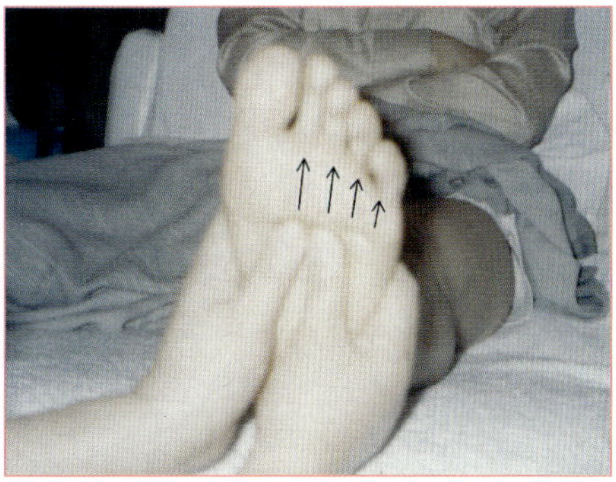

13) 위 반사구

(1) 반사구 위치

- 제1중족골 중앙 부근에서 제2중족골까지의 반달 모양, 갑상선 바로 밑

(2) 자극방법

- 봉을 사용할 때 - 4초씩 고정시켜 누른 후 압통을 완화시키기 위해 손으로 문지른다.
- 손을 이용할 때 - 엄지손가락으로 원을 그리듯 3회 돌리고 4초 동안 정지해서 지긋이 누른다.

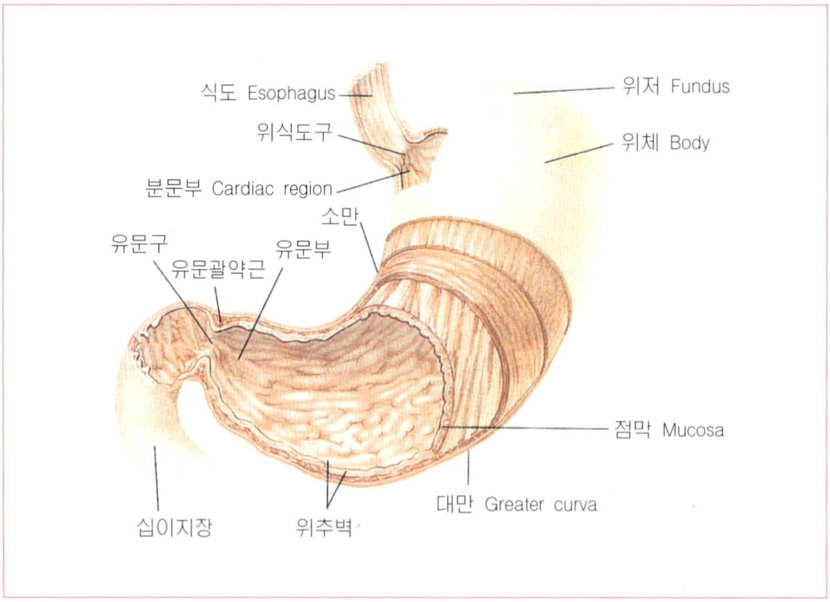

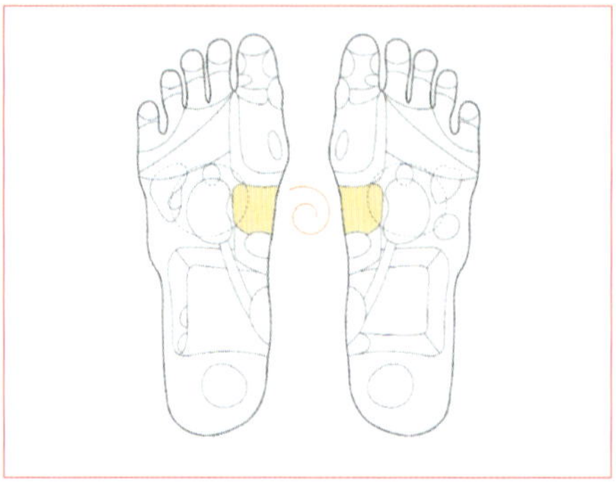

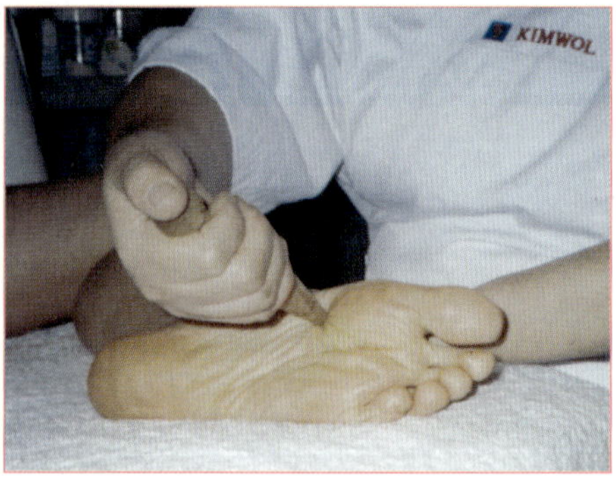

14) 췌장 반사구

(1) 반사구 위치

- 제1중족골 중간, 위 바로 아래에 위치, 십이지장의 윗부분

(2) 자극방법

- 봉을 사용할 때 - 4초 동안 고정시켜 지긋이 누른 후 봉을 뗀 후에 압통을 완화시키기 위해 손으로 원을 그리며 문지른다.
- 손을 이용할 때 - 엄지손가락으로 원을 그리듯 3회 천천히 돌리고 4초 동안 고정한 후 지긋이 누른다.

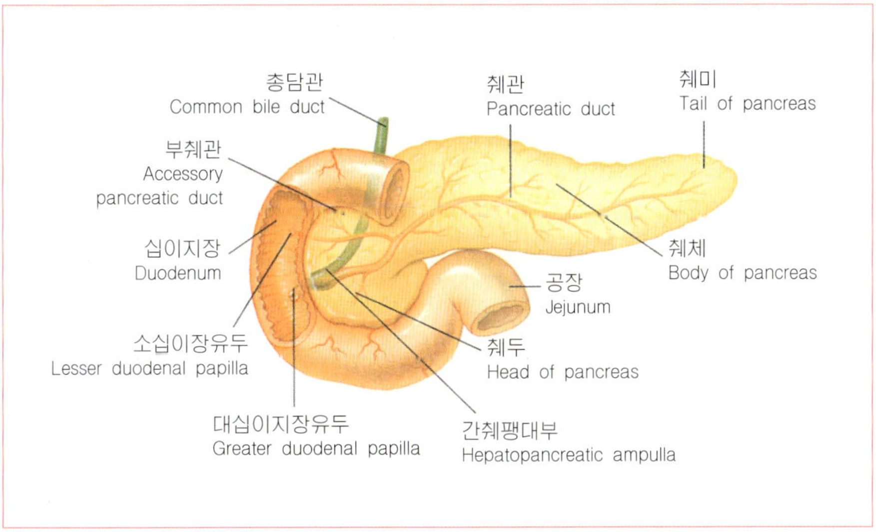

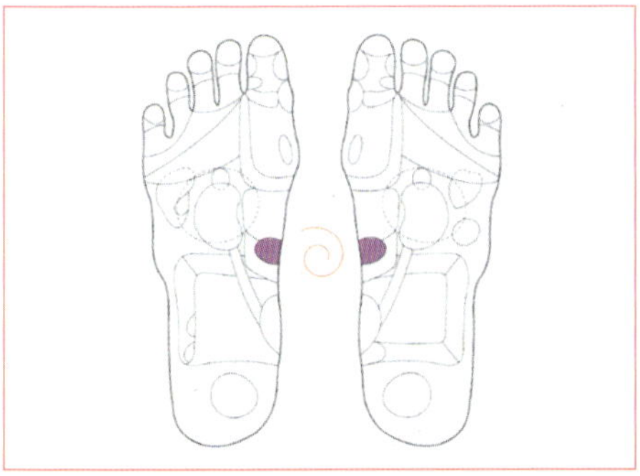

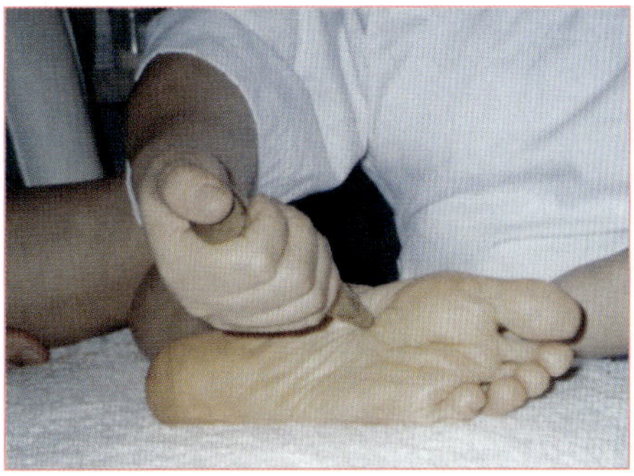

15) 십이지장 반사구

(1) 반사구 위치

· 제1중족골 기저부, 췌장 바로 밑

(2) 자극방법

· 봉을 사용할 때 - 4초 동안 고정시켜 지긋이 눌러준 후 엄지손가락으로 원을 그리며 마무리해 준다. 3회 반복한다.

· 손을 이용할 때 - 엄지손가락으로 원을 그리듯 3회 천천히 돌리고 4초 동안 정지해서 지극히 누른다. 3회 반복한다.

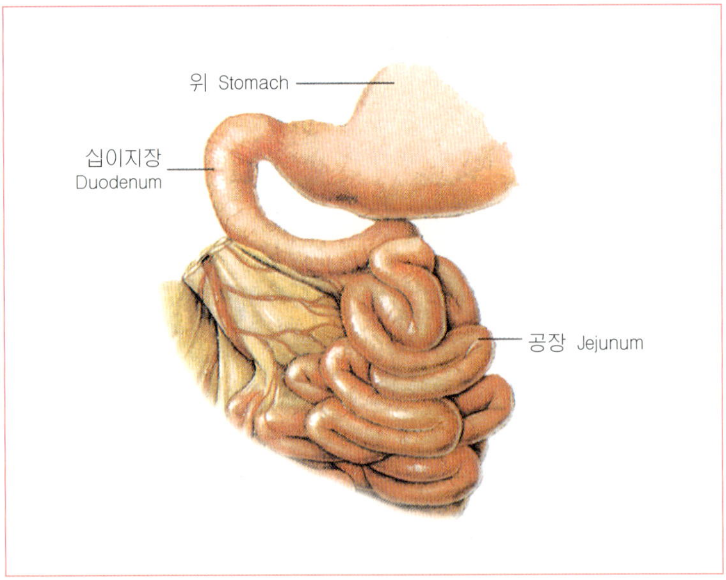

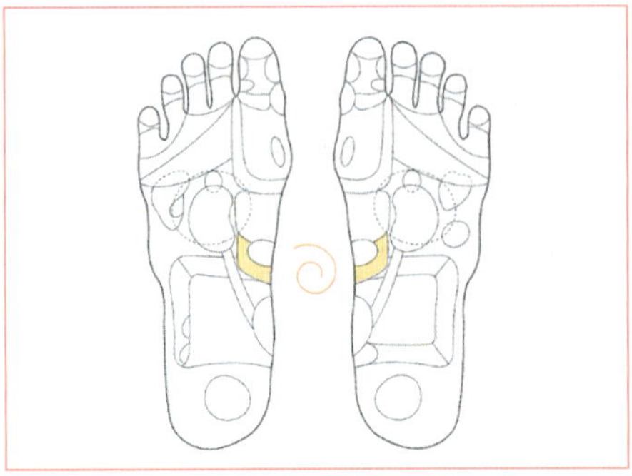

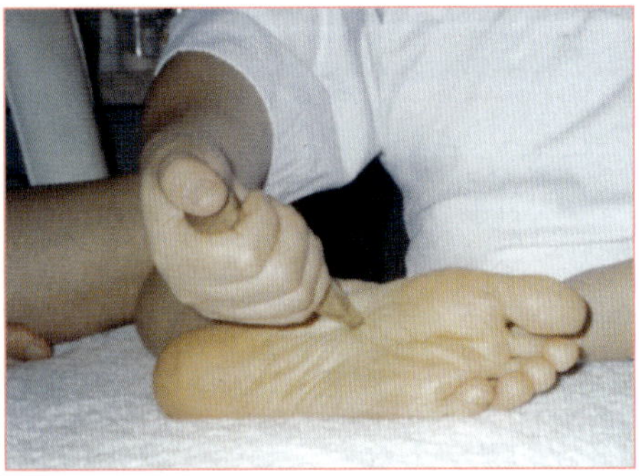

16) 소장 반사구

(1) 반사구 위치

· 발바닥 아치 전체(쐐기골, 주상골)

(2) 자극방법

· 봉을 사용할 때 - 용천(신장의 반사구)에서부터 지긋이 누르면서 발바닥 아치가 끝나는 지점에서 같은 압력으로 미끌어지듯 자극한다. 흉추, 요추 부위까지 왕복 3회 이상 반복한다. 유난히 간지러워하거나 아프면 손으로만 한다.

· 손으로 자극할 때 - 엄지손가락을 용천에서 발바닥 아치가 끝나는 지점까지 미끌어지듯 일정한 압력으로 자극한다. 3회 이상 반복한다.

· 소화기계통의 가스찬 데, 비만의 자극법

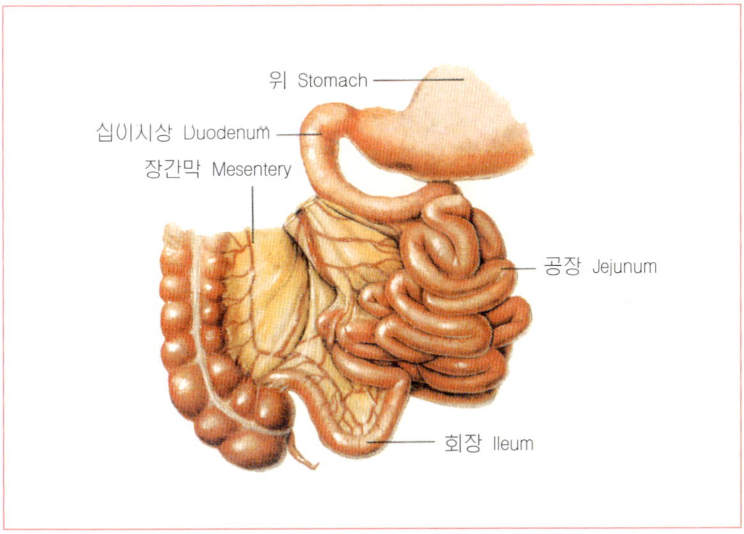

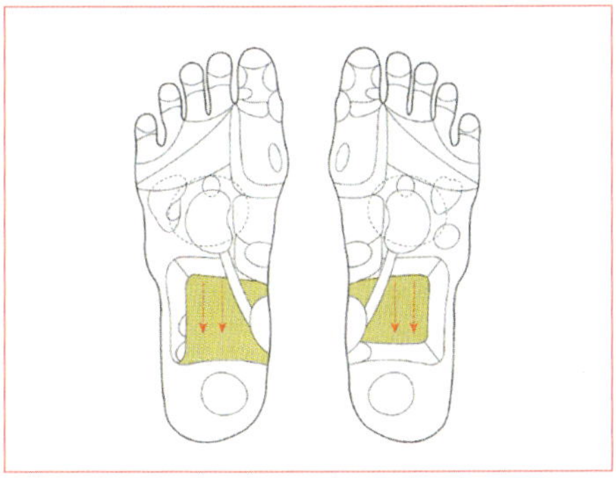

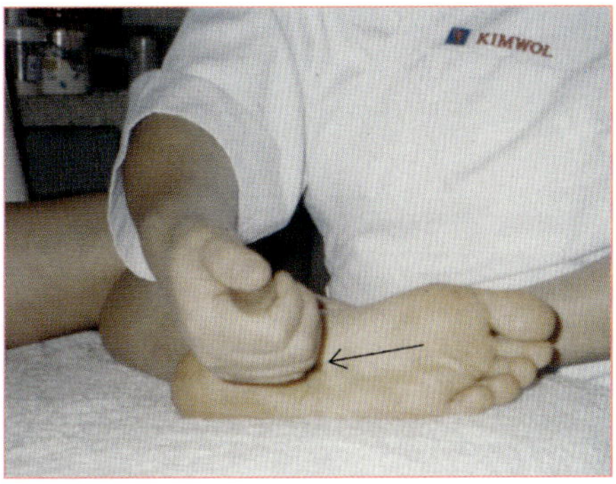

17) 맹장 반사구(오른발)

(1) 반사구 위치

- 제5지 아래, 상행결장 아래에 위치

(2) 자극방법

- 봉으로 자극한다 - 회맹면 바로 밑부분으로 역시 작은 봉을 이용하여 강하게 4초씩 3회 이상 반복하여 누른다.
- 이곳도 손으로는 반사가 잘 되지 않는 상응부위이므로 봉으로만 누른다.

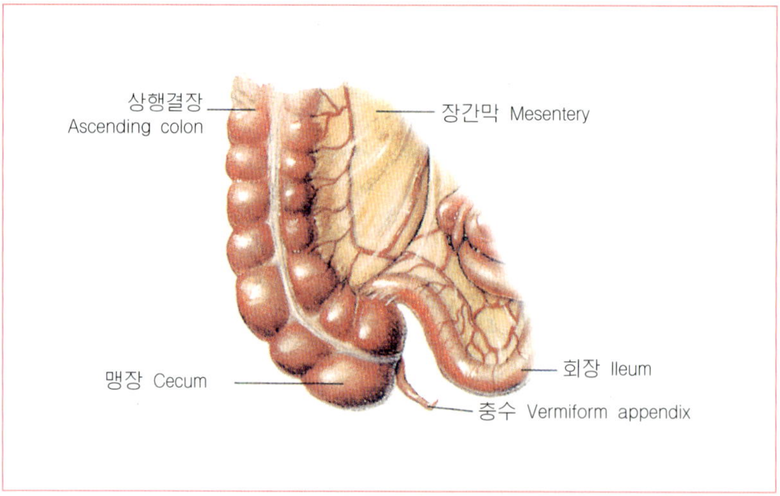

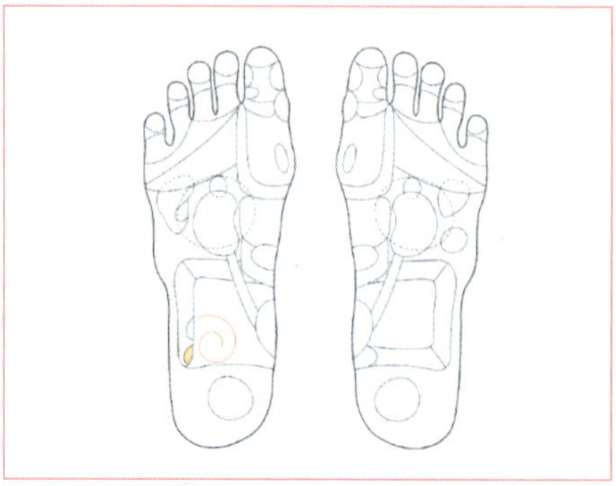

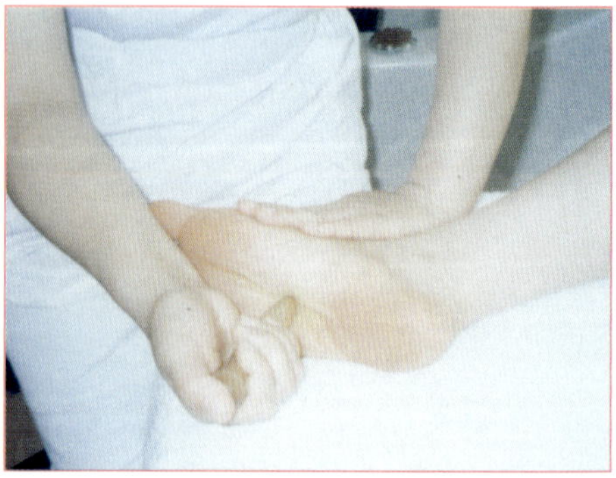

18) 상행결장(대장) 반사구

(1) 반사구 위치

· 오른발 종골 상부 1/3부터 시작해 바깥측면을 따라 상행한다. : 중족골 제4, 5지 사이

(2) 자극방법

· 봉으로 자극할 때 - 오른발의 제5지와 수직으로 되는 발바닥 부위를 봉으로 4초씩 고정시켜 누른 후 가볍게 손으로 문지른다. 4초씩 3회 반복한다.
· 손으로 자극할 때 - 엄지손가락으로 발뒤꿈치 쪽에서 다섯째 발가락 쪽으로 미끌어지듯 문지른다.

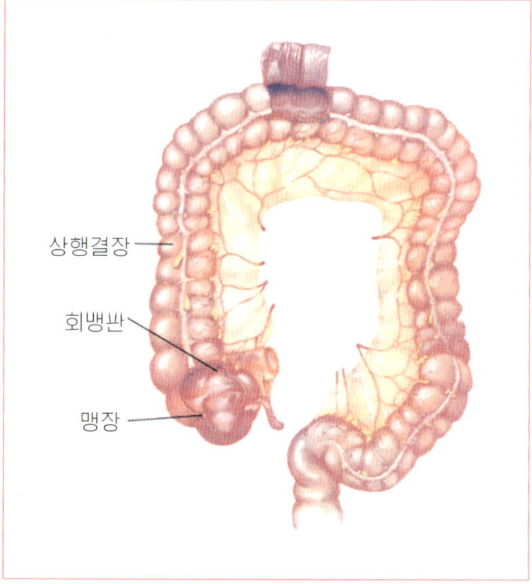

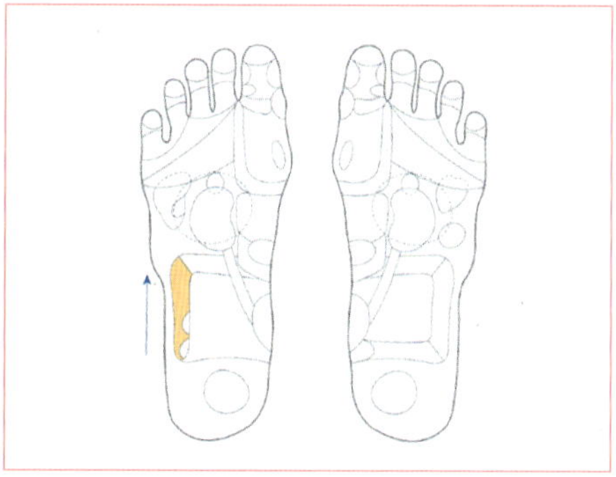

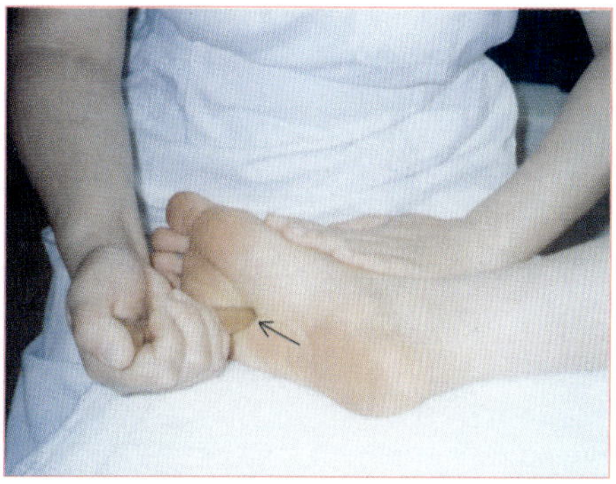

19) 횡행결장(가로결장) 반사구

(1) 반사구 위치

· 왼발 십이지장 아래 외측 방향으로 제4, 5지 중족골 기저부에 위치(횡축 제Ⅱ선)
· 오른발은 상행결장에 이어 내측으로 횡단하여 십이지장 아래에 위치

(2) 자극방법

· 봉으로 자극할 때 - 십이지장의 반사부에서부터 시작하여 4초씩 고정시켜 지긋이 1번씩 누른 후 점을 찍듯 화살표 방향으로 이동한다. 봉으로 누른 후엔 엄지손가락으로 문질러 준다.
· 손으로 자극할 때 - 엄지손가락 끝에 크림을 묻혀 미끌어지듯 힘을 주어 화살표 방향으로 자극한다. 9회 이상 반복한다.

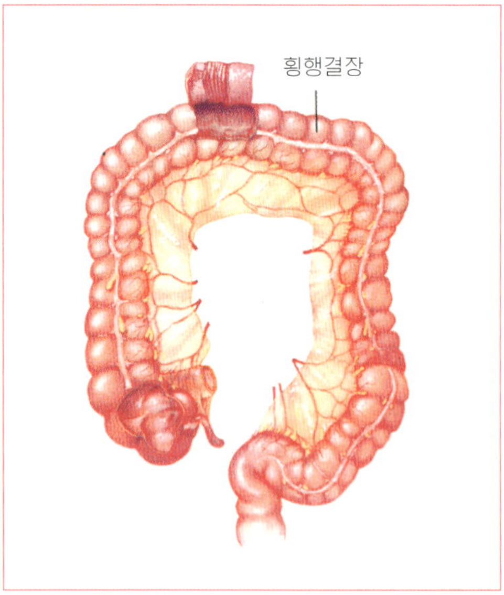

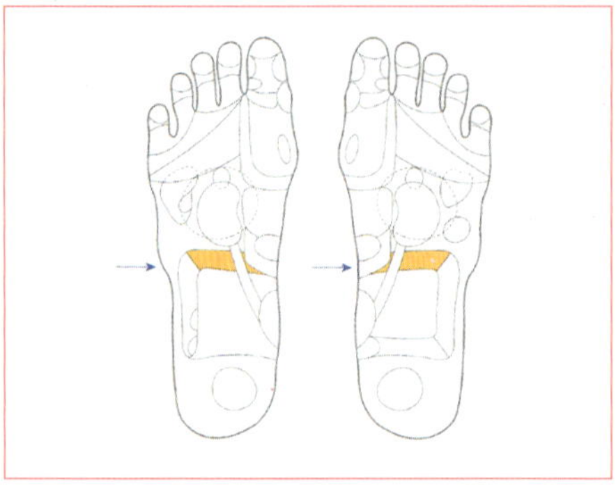

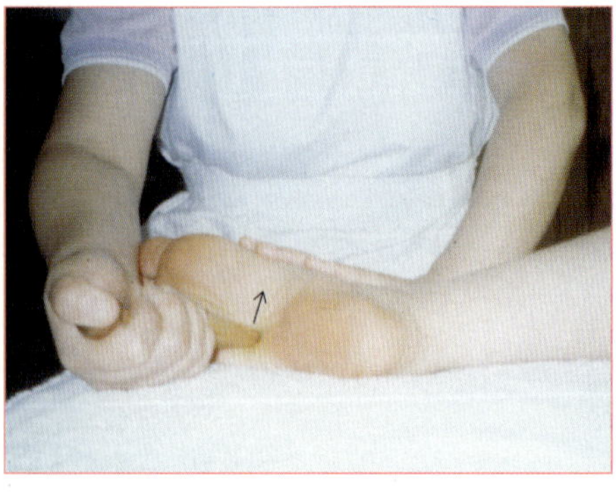

20) 하행결장(내림결장) 반사구

(1) 반사구 위치

· 왼발바닥의 바깥쪽을 따라 하행하여 종골 1/3까지

(2) 자극방법

· 봉으로 자극할 때 - 하행결장의 반사구는 왼발에만 있다. 제4지 밑으로 수직선상에 위치하여 4초씩 고정시켜 화살표 방향으로 누른 후 손으로 마무리 한다.

· 손으로 자극할 때 - 엄지손가락을 이용하여 제4지 밑부분에서 발뒤꿈치 쪽으로 미끌어지듯 자극한다. 9회 이상 반복한다.

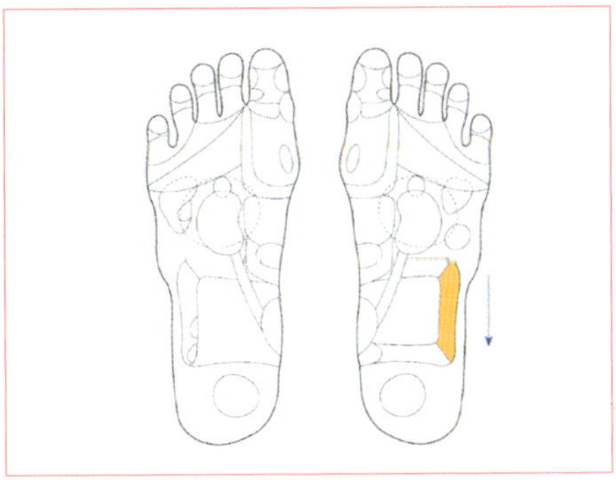

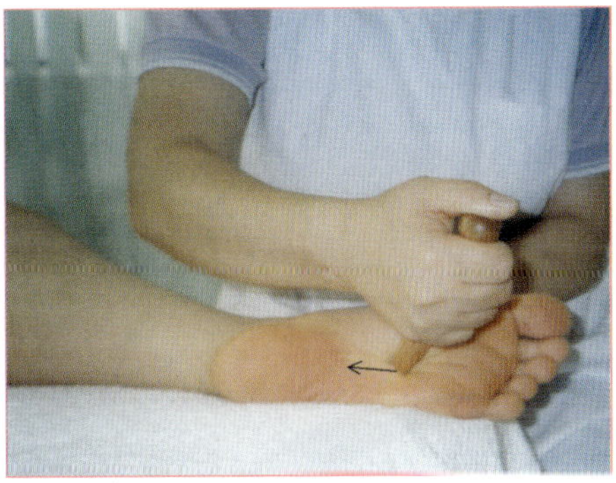

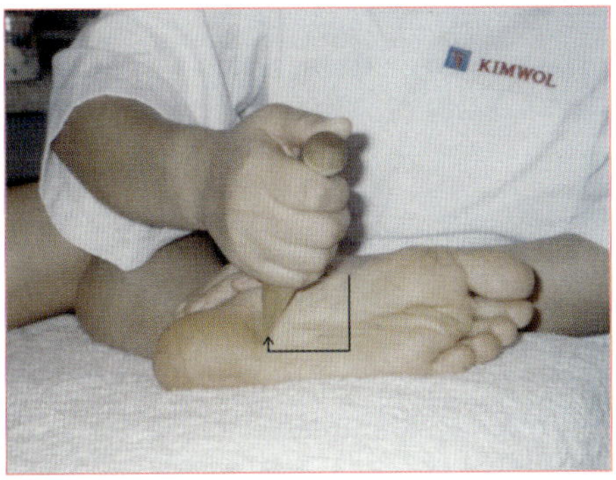

횡행, 하행 S자결장

21) 직장 반사구(오른발, 왼발)

(1) 반사구 위치

· 오른발 내측 복사뼈 위에서 경골을 따라
· 왼발 바깥측 복사뼈 위에서 비골을 따라 무릎아래까지

(2) 자극방법

· 손을 이용한 자극법-엄지손가락과 종아리에 크림을 바른 후 안쪽 복사뼈에서 경골을 따라가고, 바깥쪽 복사뼈에서 비골을 따라 슬와부까지 엄지 손가락을 세워서 밀어 올린다(3회반복).

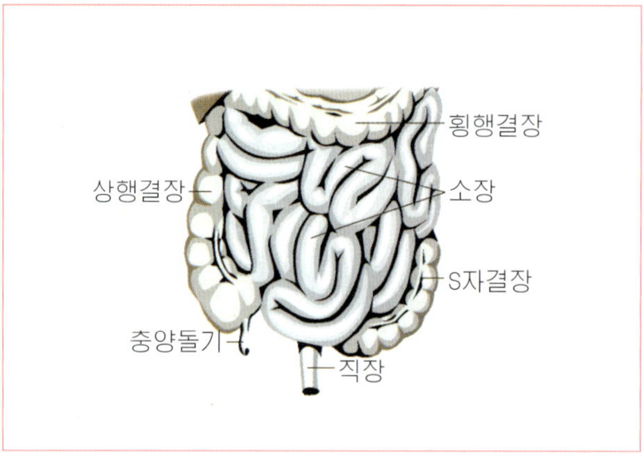

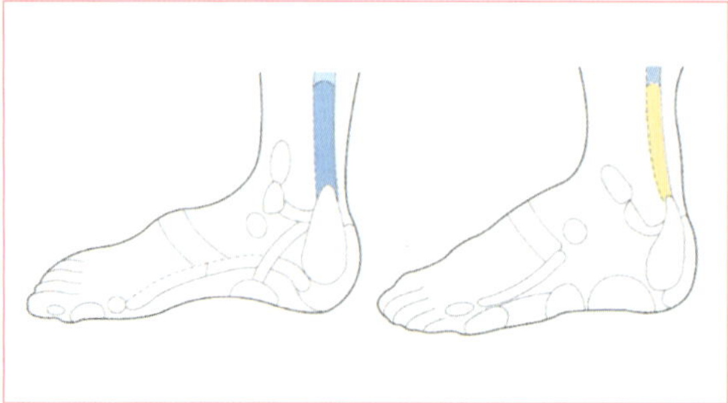

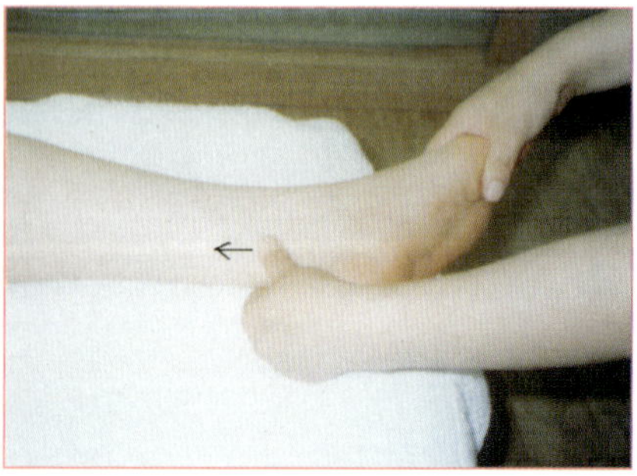

22) S자결장 및 직장의 반사구

(1) 반사구 위치

· 하행결장에 이어 횡측 제Ⅲ선상에서 내측으로 종골 상부 가장자리부터 발뒤꿈치까지 이르고, 항문으로 연결된다.

(2) 자극방법

· 봉으로 자극할 때 - S자 결장은 왼발에만 있으므로 발바닥 아치가 끝나는 부분에 위치한다. 제4지 쪽에서부터 시작하여 4초씩 고정시킨 후 지긋이 눌러 3회씩 반복하여 화살표 방향으로 이동한다. 봉으로 자극한 후엔 반드시 엄지손가락 밑부분으로 부드럽게 문질러 압통을 사라지게 한다.

· 손으로 자극할 때 - 엄지손가락으로 힘껏 발바닥 안쪽으로 밀어준다. 12번 반복한다.

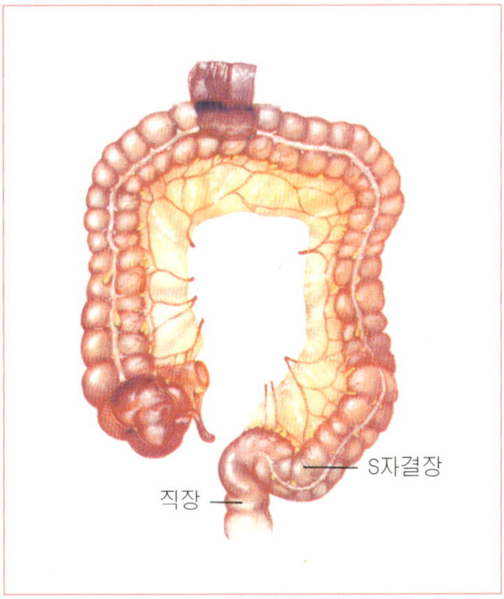

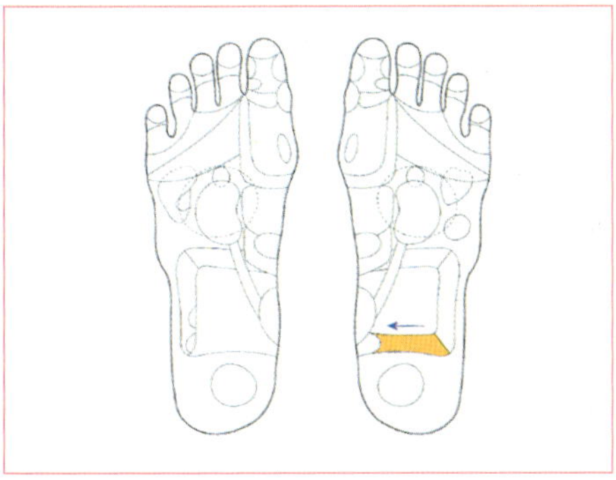

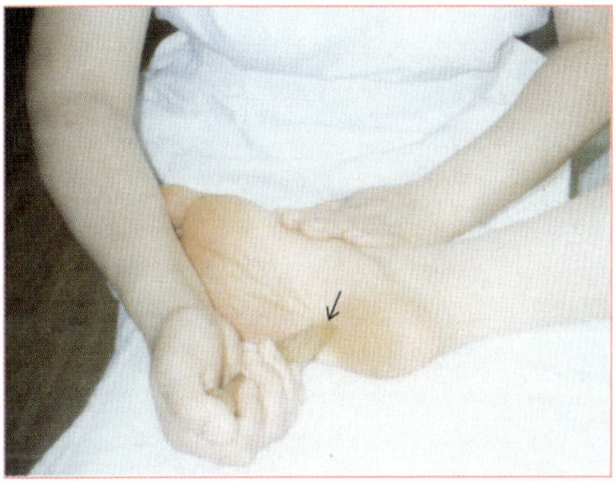

23) 항문(치질) 반사구(왼발)

(1) 반사구 위치

・왼발 제1지 아래 종골의 내측 위에 위치

(2) 자극방법

・봉으로 자극할 때 - 방광의 반사부위 바로 밑부분으로 부터 시작하여 수직으로 4초 이상 지긋이 누른 후 엄지손가락을 이용하여 원을 그리듯 압통을 가시게 문지른다. 3회 이상 반복한다.

・손으로 자극할 때 - 엄지손가락으로 10초 이상 강하게 눌러도 좋다. 1분 이상 자주 한다.

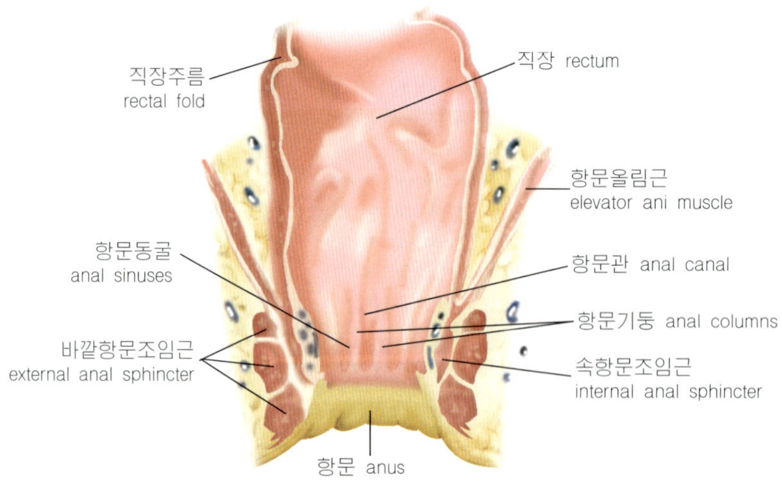

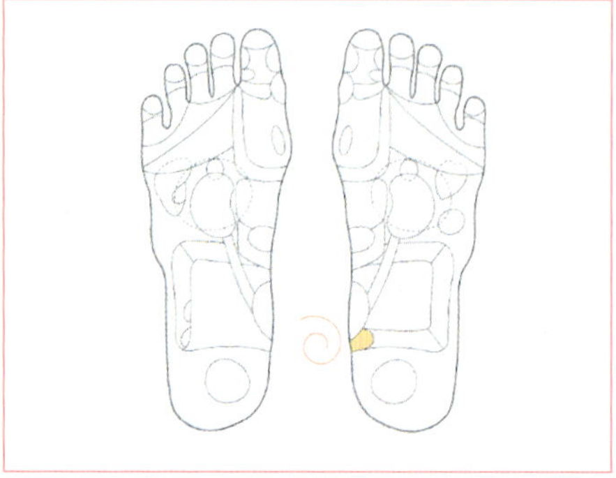

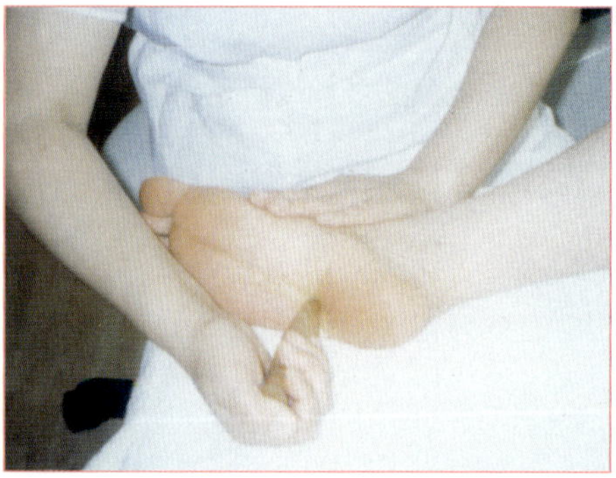

24) 회맹판 반사구(오른발)

(1) 반사구 위치

· 종골 위쪽 맹장 위에 위치, 대장과 소장의 경계로 대장의 내용물 역류 방지

(2) 자극방법

· 봉으로 자극할 때 - 제4지에서 발바닥쪽으로 수직선상에 위치하며 4초씩 3회 이상 누른다. 크게 눌러도 압통을 거의 느끼지 않은 곳이므로 작은 봉을 사용해도 좋다.
· 손으로 반사가 잘 되지 않는 상응부위이다.

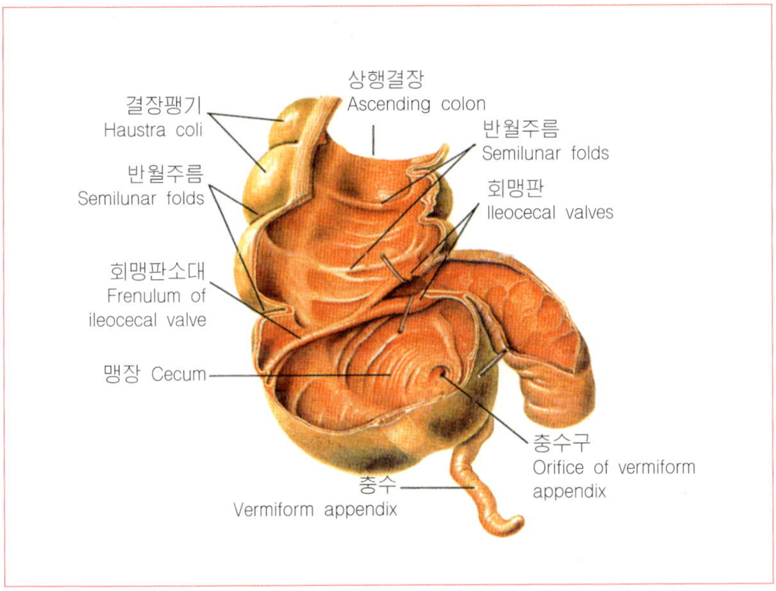

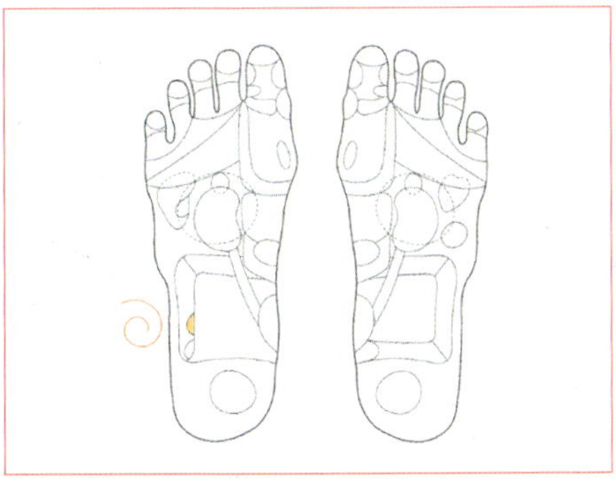

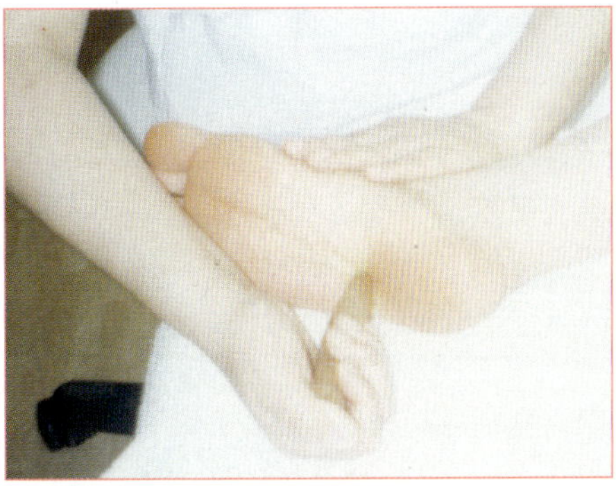

25) 심장, 비장 반사구(왼발)

(1) 반사구 위치

- 심장 : 왼발 바닥의 제4, 5지의 사이 중족골 상부부위
- 비장 : 제4, 5지의 중족골 기부에서 횡측 제Ⅱ선 위에 있는 원형의 반사구

(2) 자극방법

- 봉으로만 자극하여 왼발 제4지에서 수직으로 미끌어지듯 내려온 곳과 위의 상응부위에서 수평으로 만나는 지점으로 4초씩 3번 이상 반복하여 누른 후 화살표 방향으로 누르면서 미끌어지듯 9회 반복하여 자극한다.

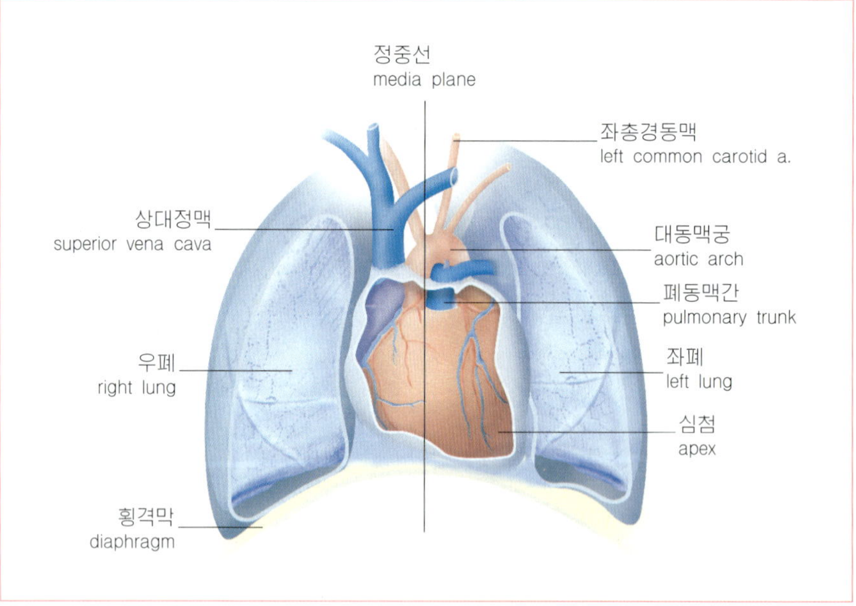

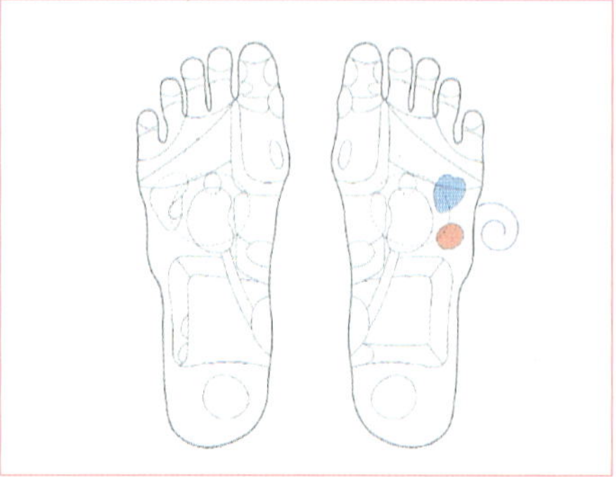

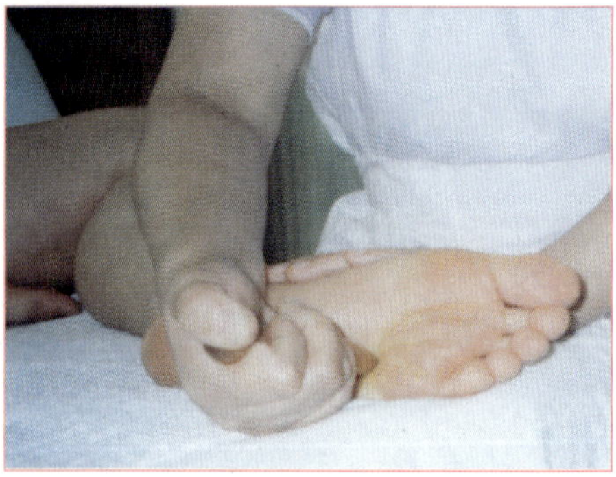

26) 간, 담 반사구(오른발)

(1) 반사구 위치

· 간장 : 오른발 제2~5 중족골 사이의 상부에 위치(폐반사구와 겹쳐 있음)

· 담낭 : 제4~5중족골 사이 기부에 위치, 간장에 포함

(2) 자극방법

· 봉으로만 자극한다.

· 오른발 제4지에서 수직으로 내려오는 발바닥 아치부분으로 4초씩 3회 이상 자극한 후 간, 담 반사부위를 동시에 화살표 방향으로 그 곳을 미끌어지듯 9번 반복하여 자극한다.

· 손으로 반사가 잘 되지 않는 부분으로 C봉을 사용하는 것이 효과적이다.

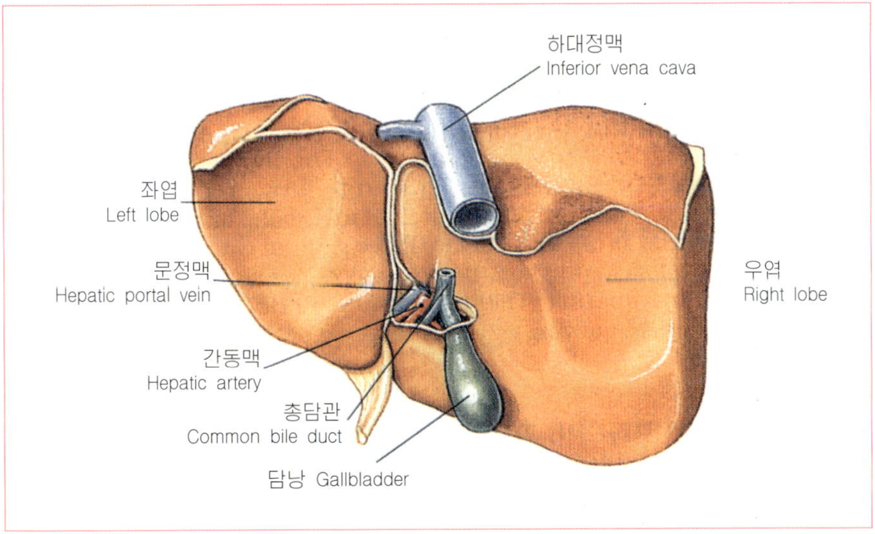

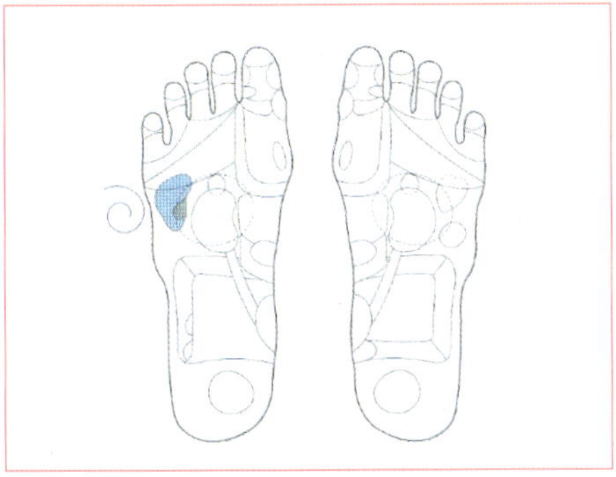

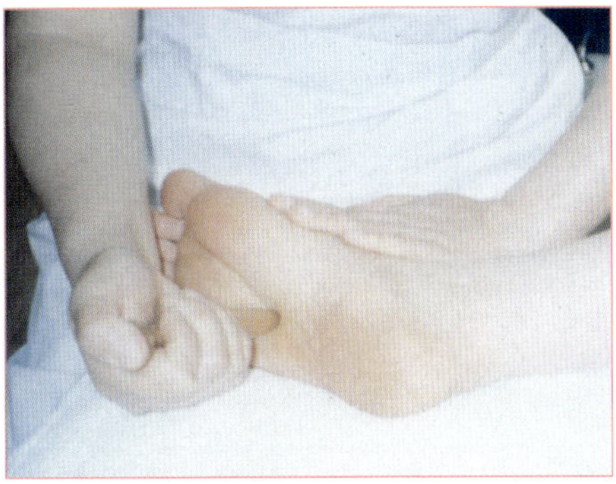

27) 생식선 반사구(왼발, 오른발)

(1) 반사구 위치

- 발바닥 종골 중앙(골반강)과 그 주변에 위치

(2) 자극방법

- 납작한 봉을 이용하여 뒤꿈치 쪽으로 미끌어지듯이 자극한다.
- 각질이 있는 부분이므로 자극적이어도 무리가 없다. 9번 반복한다.

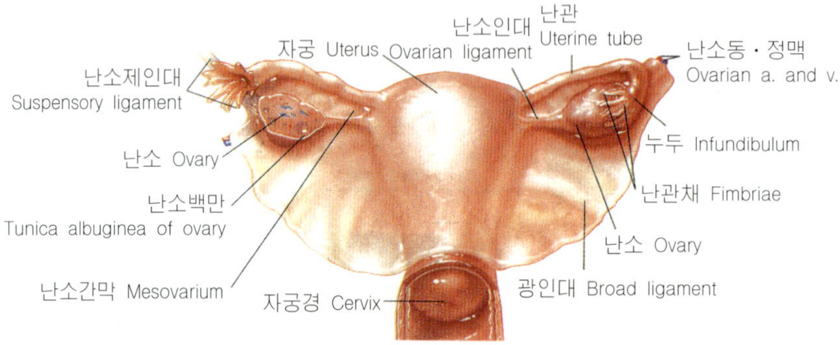

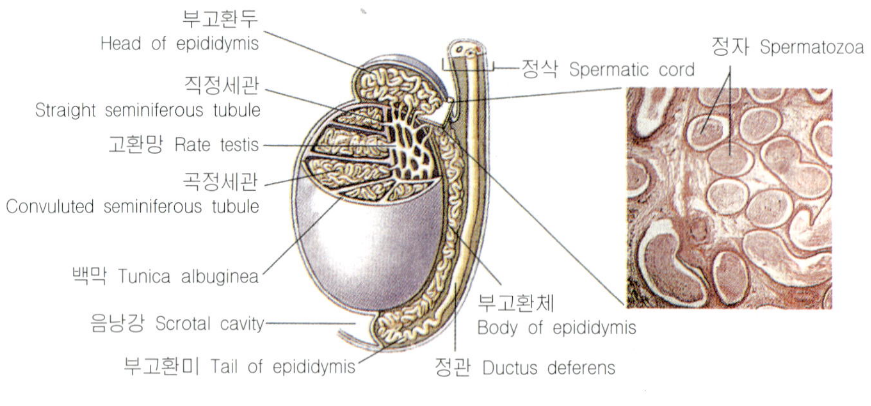

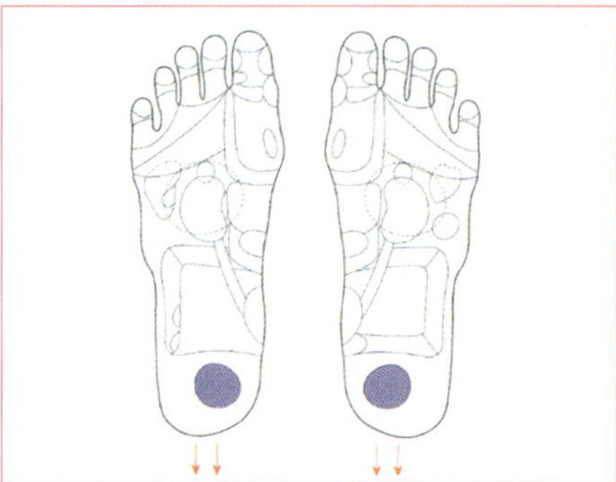

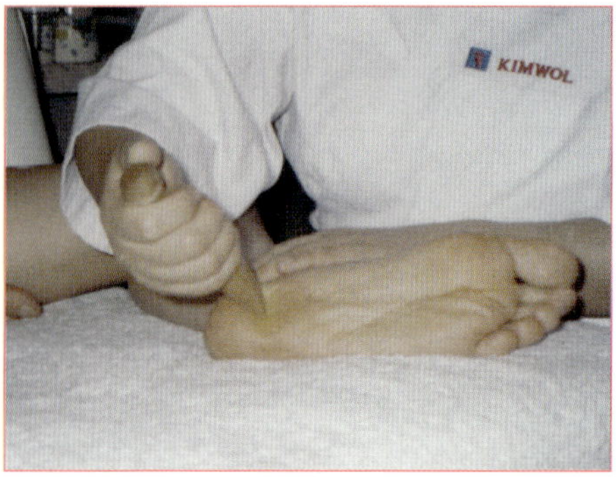

28) 상악 · 하악, 편도 반사구

(1) 반사구 위치

- 상악 : 제1지 말절의 하부(발톱 기저부 아래)
- 하악 : 제1지 기절(상악 아래)
- 편도 : 제1지 상악, 하악의 좌 · 우 바깥쪽 옆에 위치

(2) 자극방법

- 봉으로 자극할 때 - 납작한 봉에 크림을 묻힌 후 화살표 방향으로 9회 정도 쓸어 올린다.
- 손으로 자극할 때 - 엄지손가락에 크림을 바른 후 화살표 방향으로 발가락 등을 누르면서 미끌어지듯 9회 이상 반복한다.

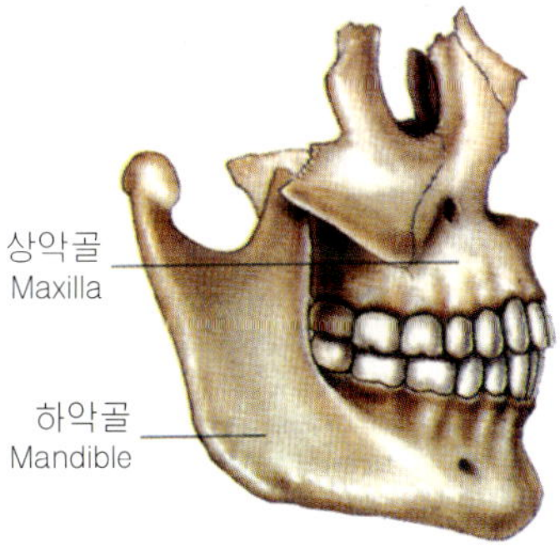

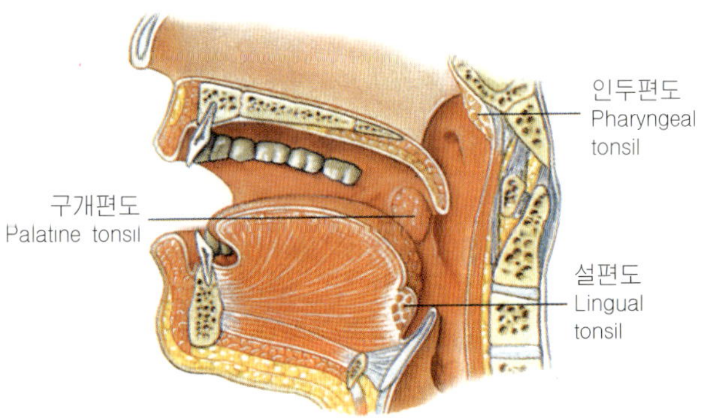

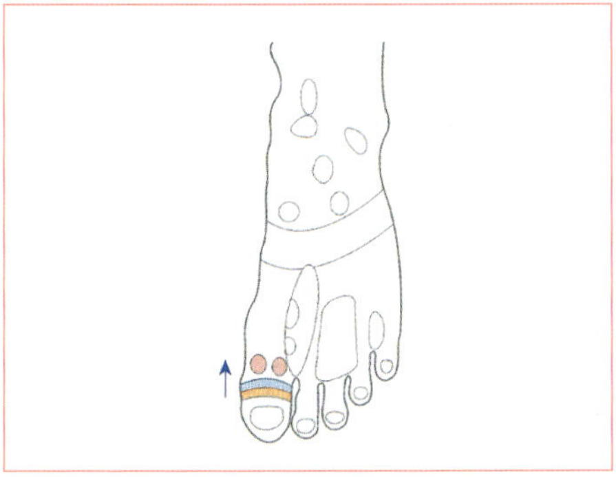

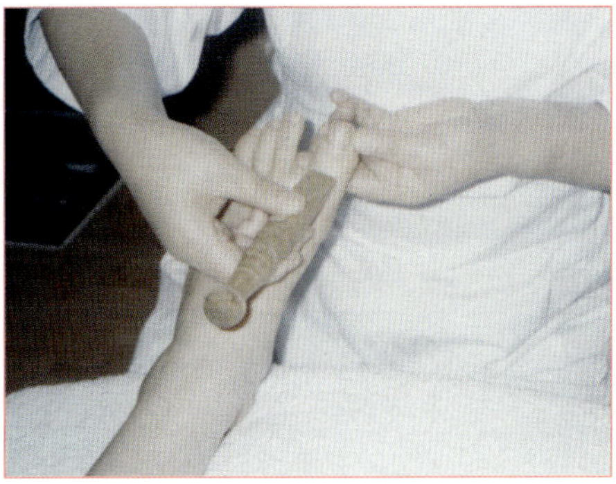

29) 치아 및 안면표정 근육 반사구

(1) 반사구 위치

- 제1지의 관절을 사이에 두고 말절은 상악의 앞 치아, 기절은 하악의 앞 치아
- 제2지의 내측이 제2치 앞 치아, 외측 제3치
- 제3지의 내측이 제4치, 외측 제5치(소구치)
- 제4지의 내측이 제5치, 외측 제6치(대구치)
- 제5지 사랑니

(2) 자극방법

- 봉으로 자극할 때 - 납작한 봉에 크림을 묻혀 발등 쪽으로 미끌어지듯 가볍게 쓸어 준다. 한곳에 9번 자극한다.

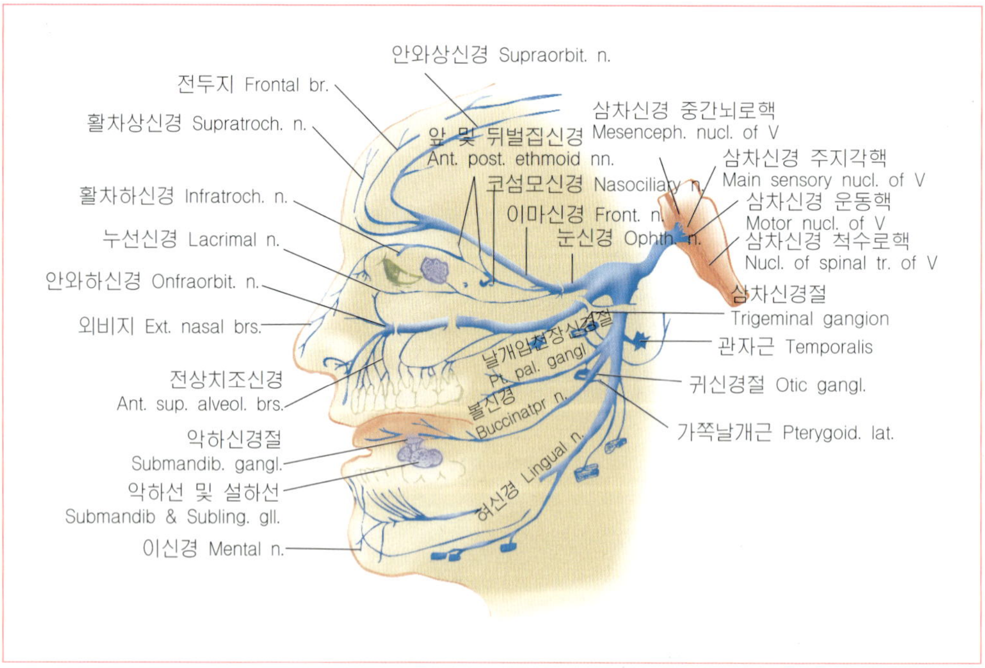

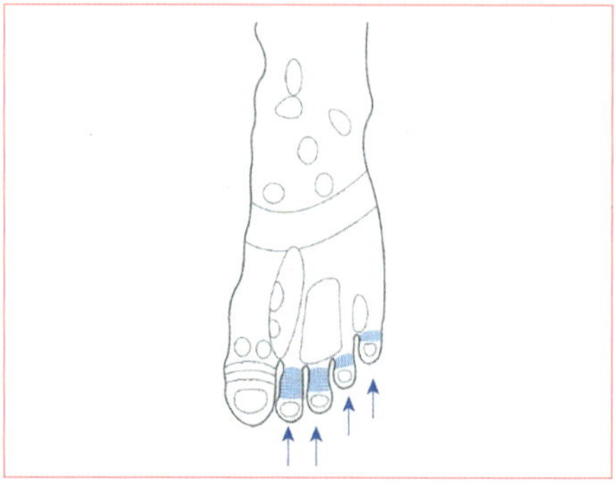

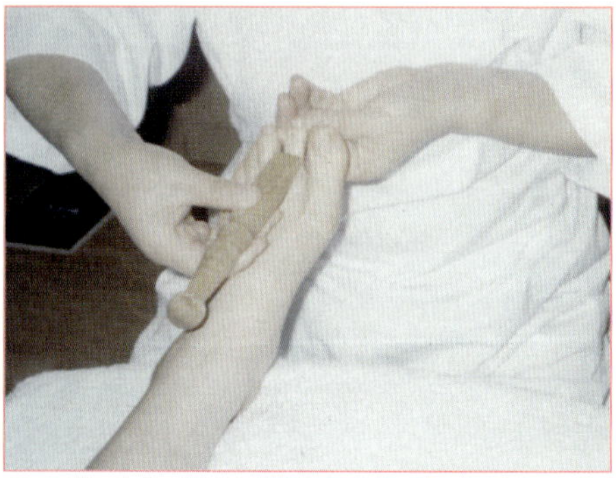

30) 어깨, 팔, 팔목 관절 반사구(왼발, 오른발)

(1) 반사구 위치

- 어깨관절 : 제5중족골 말초부, 상지대 수평촌에 겹쳐 있음
- 팔 : 제5중족골 외측, 어깨와 팔꿈치 사이
- 팔목 관절 : 제5중족골 기부

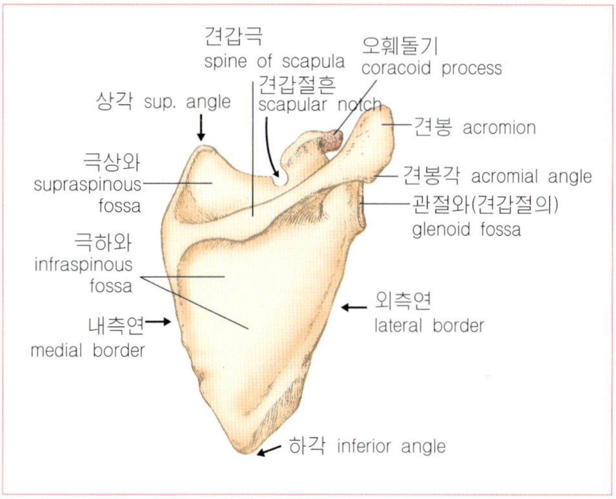

(2) 자극방법

- 봉으로 자극할 때 - B봉으로 화살표 방향으로 한 곳을 4회 이상 미끌어지듯 발꿈치 쪽으로 쓸어 내린다.

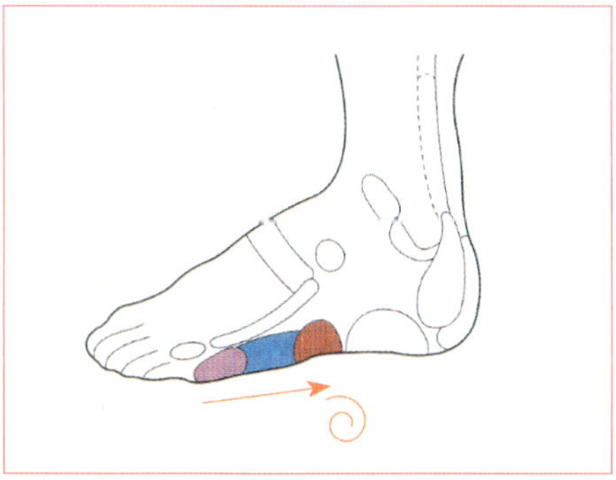

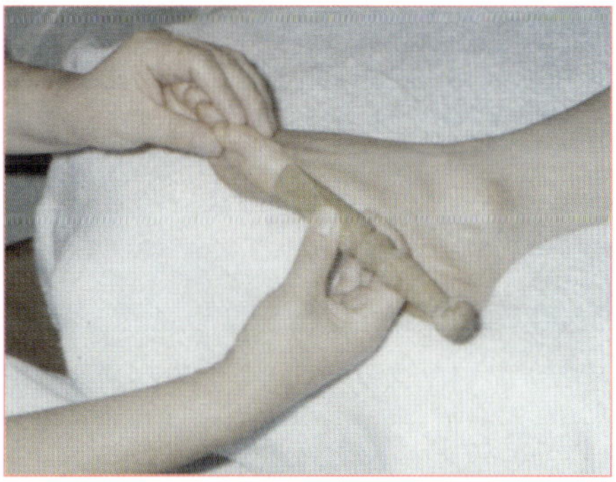

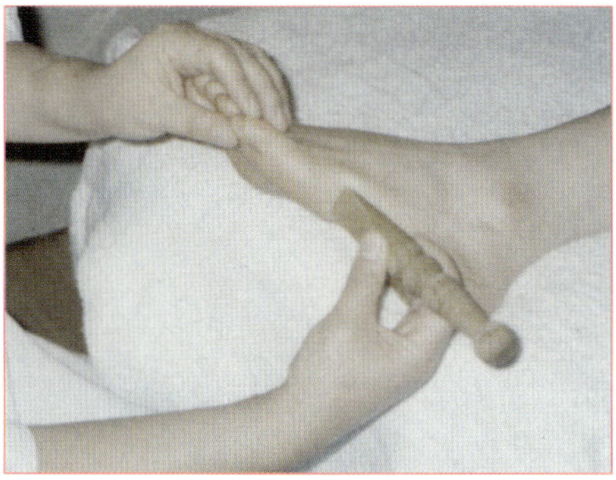

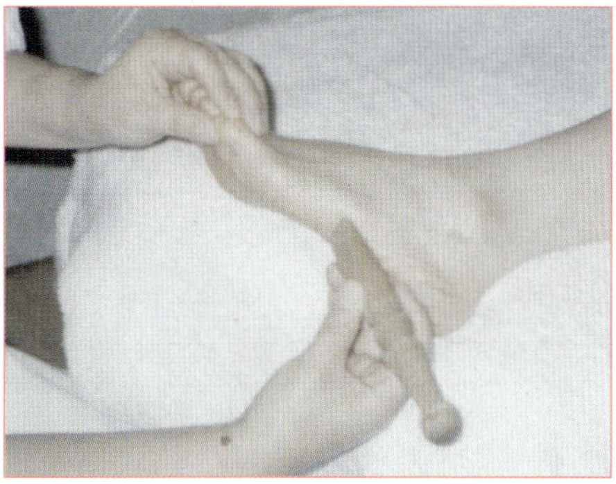

31) 무릎 반사구(왼발, 오른발)

(1) 반사구 위치

· 외측 복사뼈 바로 아래 발뒤꿈치 가장자리에 위치

(2) 자극방법

· 봉으로만 자극한다. 반사구가 깊숙한 곳에 있으므로 작은 봉으로 4초 이상 지긋이 정지하여 누른 후 손으로 압통을 제거하듯 문지른다. 5회 이상 반복한다.

· 납작한 지압봉으로도 가능하다.

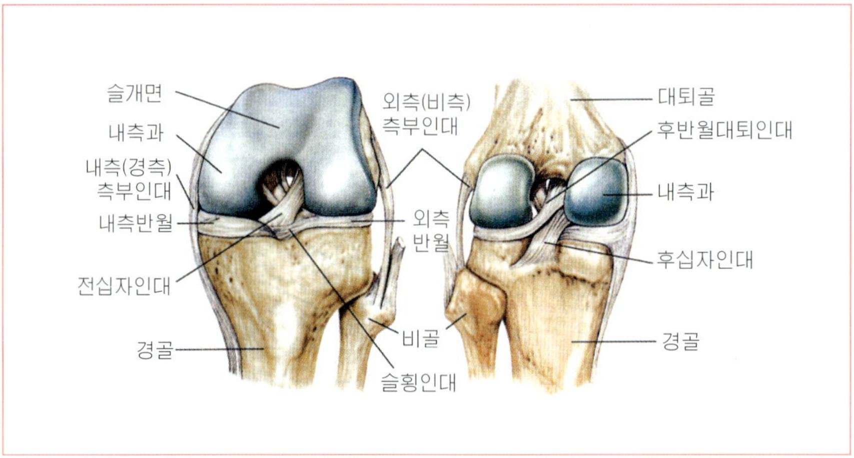

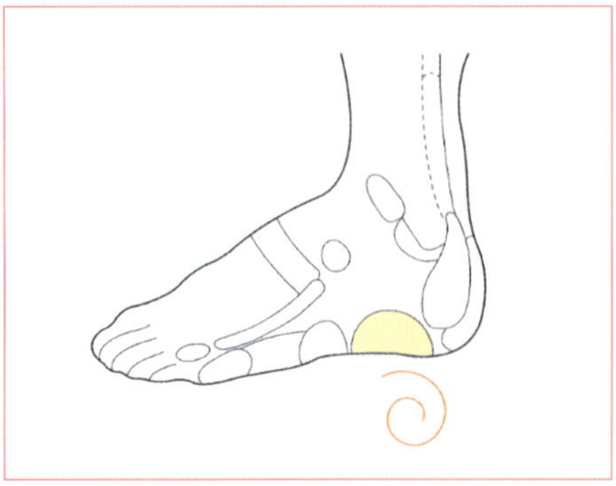

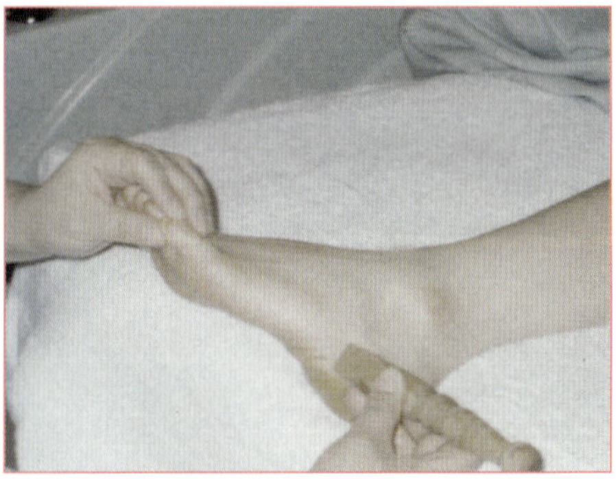

32) 외미골 반사구(왼발, 오른발)

(1) 반사구 위치

· 발뒤꿈치 부분

(2) 자극방법

· 봉으로 자극하거나 미끌어지듯 문질러도 좋다. 뒤꿈치는 종골이 위치하여 딱딱하므로 손으로 자극하는 방법보다는 납작한 봉을 이용하여 화살표 방향으로 쓸어준다. 9번 반복한다. 이때 크림을 꼭 바를 것.

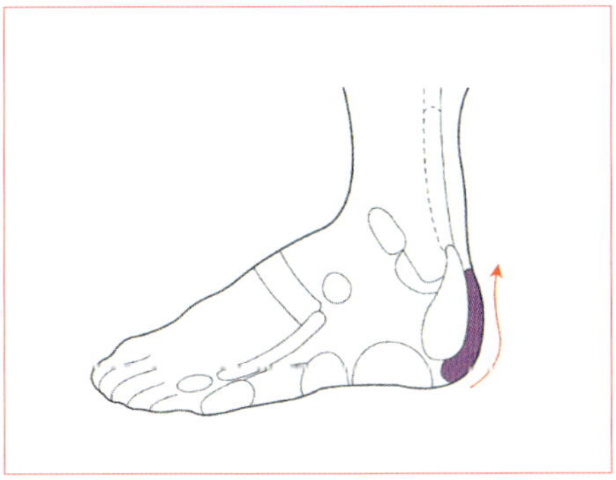

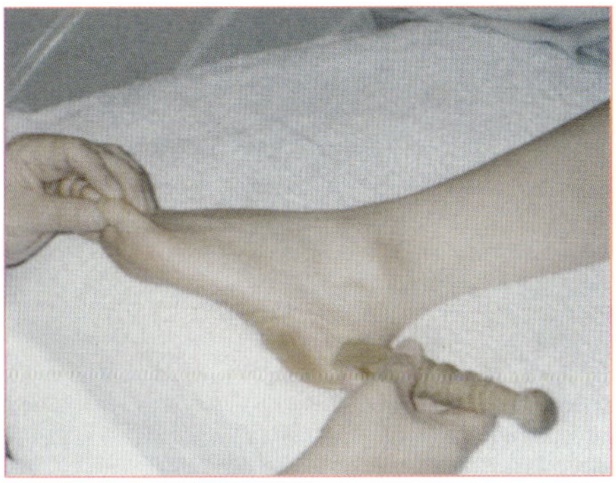

33) 난소, 고환 반사구

(1) 반사구 위치

· 난소, 고환 : 발의 바깥 복사뼈와 종골 뒤쪽 아래 가장자리를 잇는 중앙선

(2) 자극방법

· 엄지로 쓸어준다.

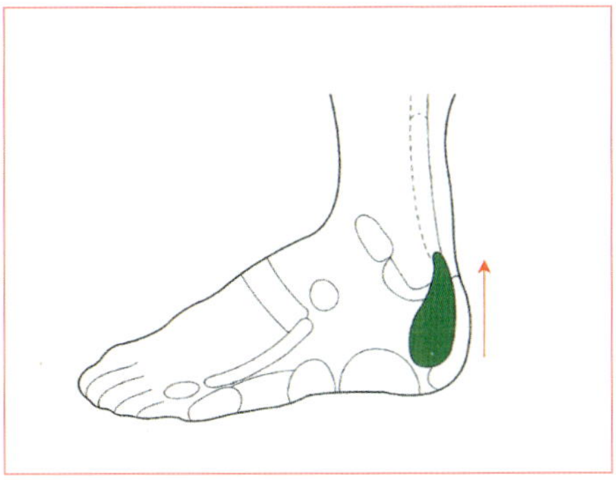

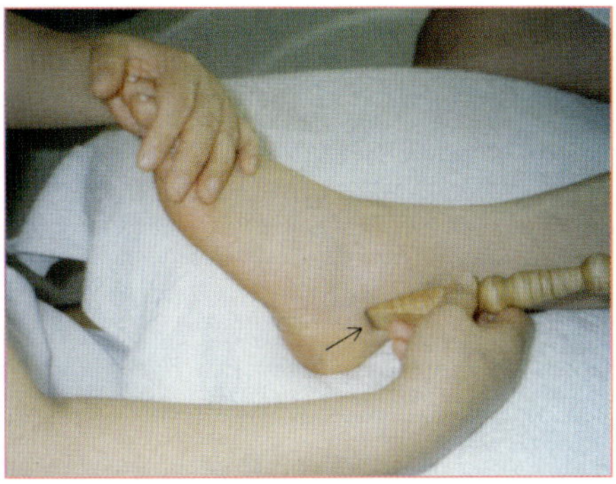

34) 봉으로 하는 발등 동작

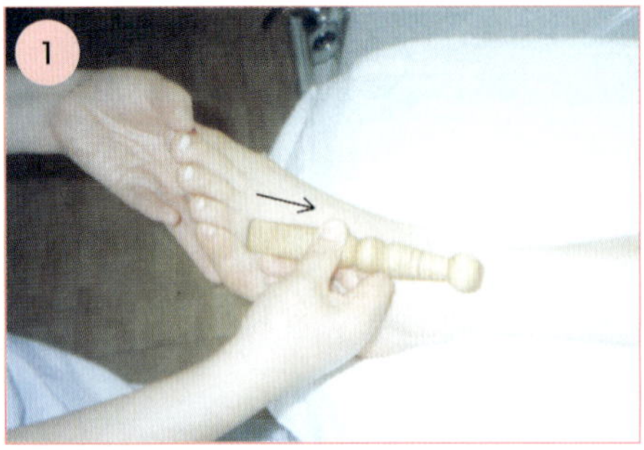

1. 발등코림으로 쓸어 올리기

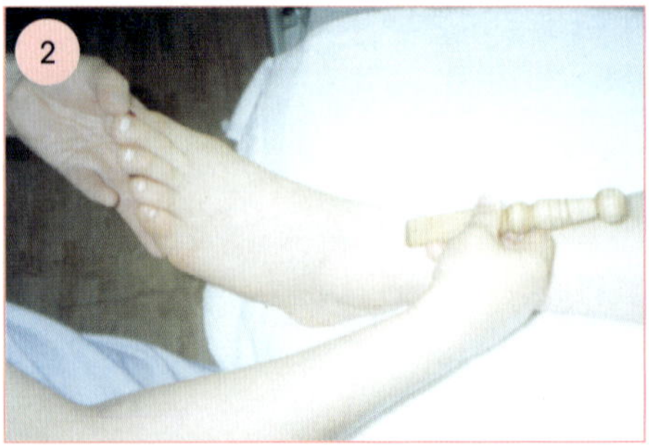

2. 발목 쓸어 올리기

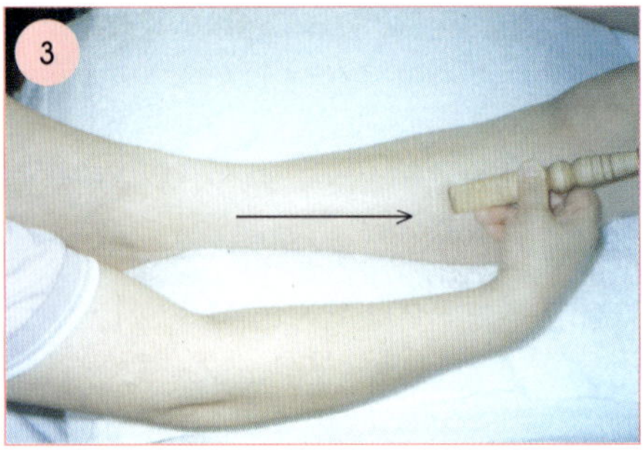

3. 전경골근 쓸어 올리기

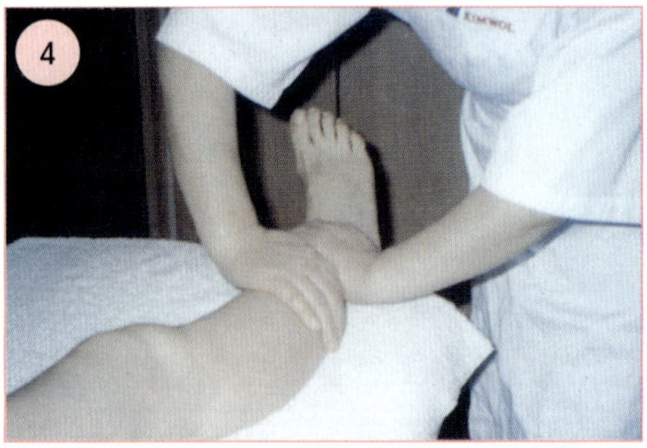

4. 발목에서 무릎 밑까지 쓸어 올리기

35) 손으로 하는 발등 동작

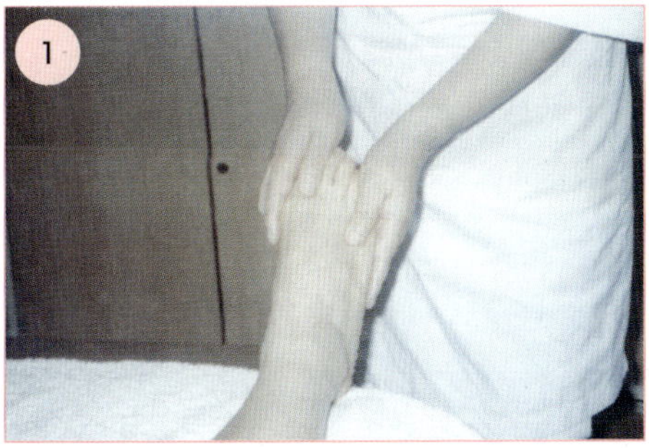

1. 상부 임파선

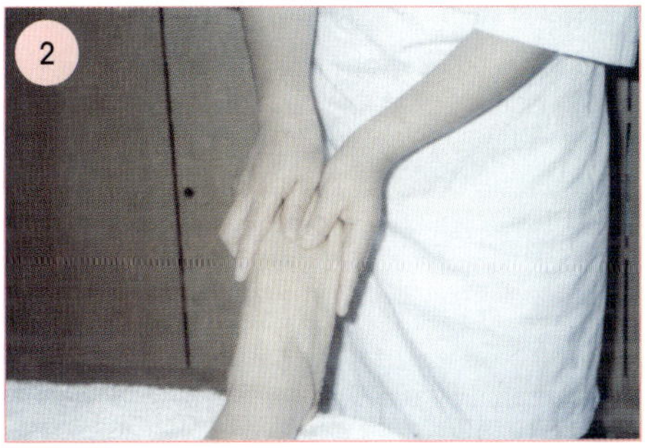

2. 흉무

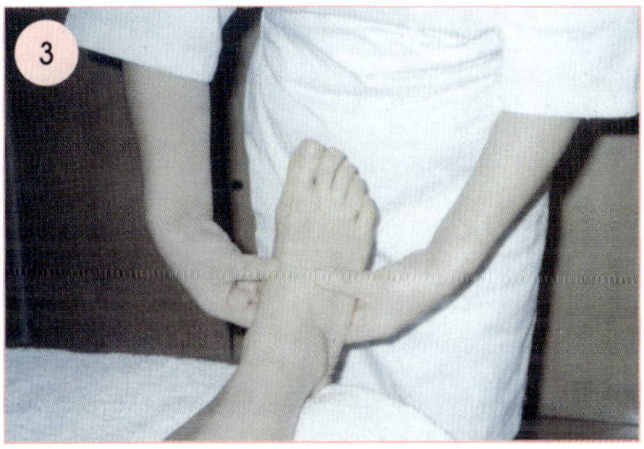

3. 횡격막

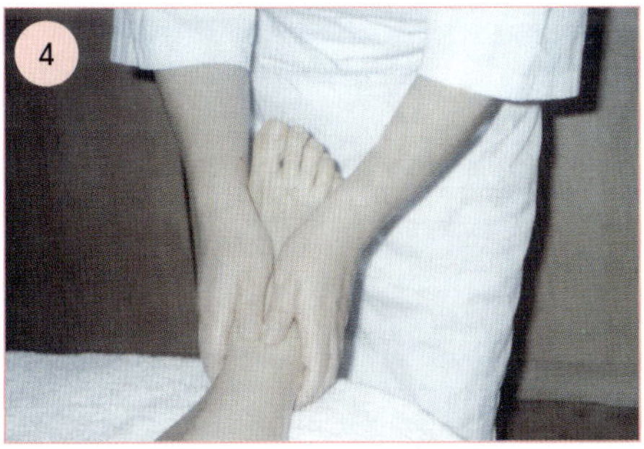

4. 서혜부 임파선

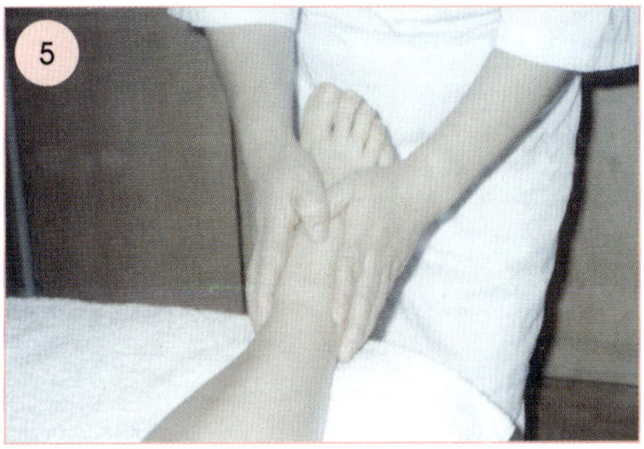

5. 복사뼈 둘레

36) 식도 · 성대 반사구

(1) 반사구 위치

· 발등 제1, 2지 사이의 중족골 사이

(2) 자극방법

· 이곳은 뼈의 측면에 반사부위가 위치하므로 봉을 사용하지 않고 엄지손가락 지문부분을 이용하여 크림을 묻혀 미끌어지듯 나른다. 12회 반복한다.

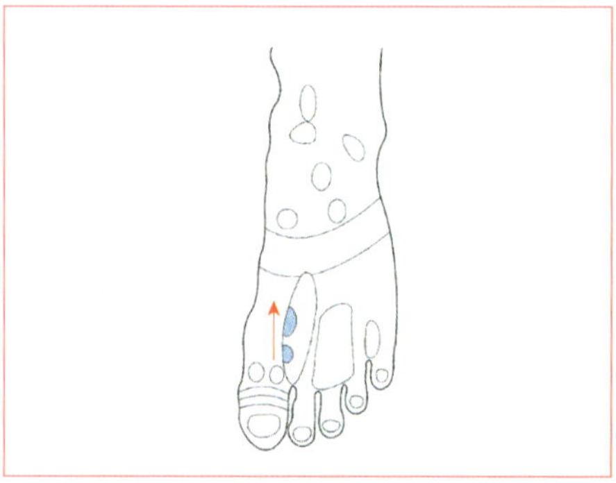

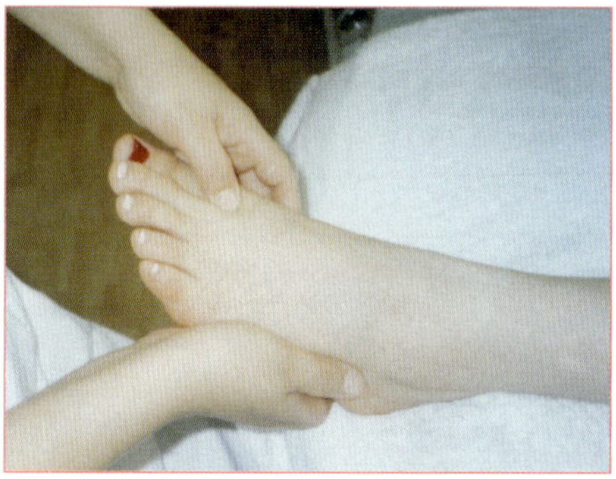

37) 흉부 림프 반사구(왼발, 오른발)

(1) 반사구 위치

· 유선을 포함한 흉부선 반사구로 제2, 3, 4지의 중족골의 중앙에 위치

(2) 자극방법

· 발등은 뼈와 상피조직으로 밀착되어 있으므로 봉으로 누를 수가 없다.

· 엄지손가락에 크림을 묻혀서 제3, 4중족골 사이를 마사지하듯 9회 이상 문지른다.

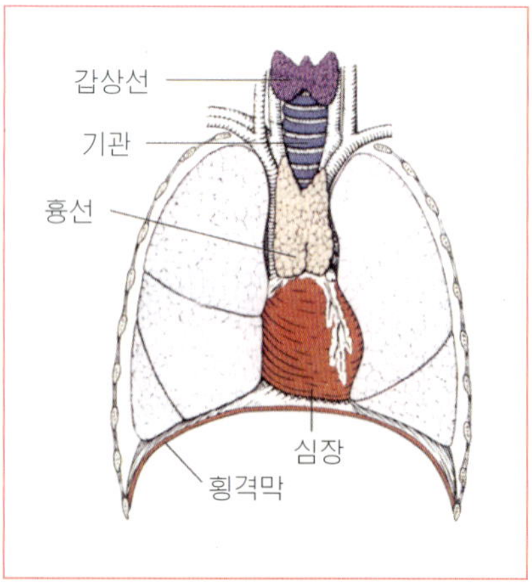

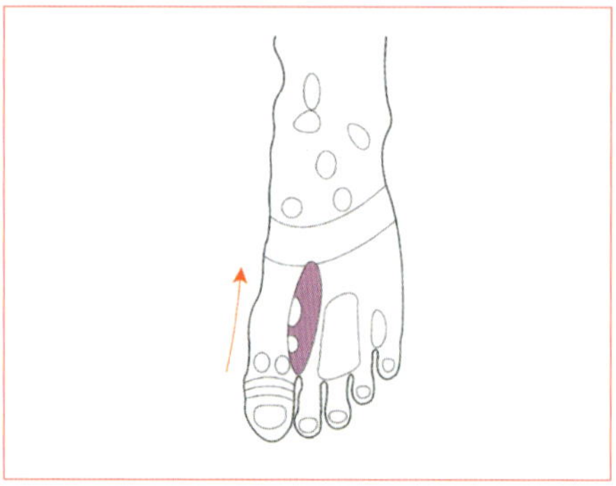

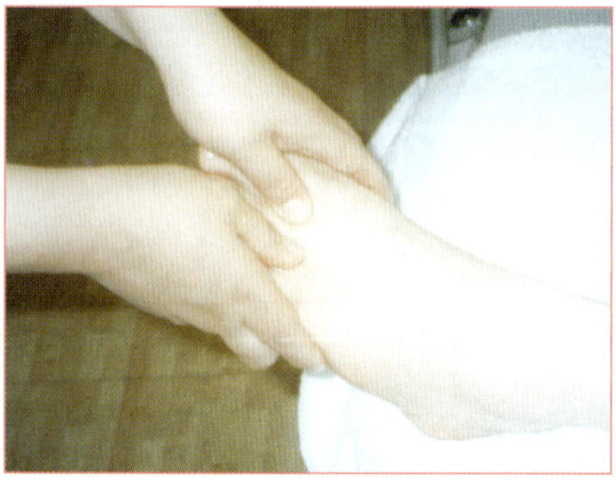

38) 평형감각기관 및 삼반규관(오른발, 왼발)

(1) 반사구 위치

· 발등쪽 제4, 5지 사이 중족골의 상부에 위치

(2) 자극방법

· 4초씩 지긋이 누르며 화살표 방향으로 향한다. 9회 이상 반복한다.

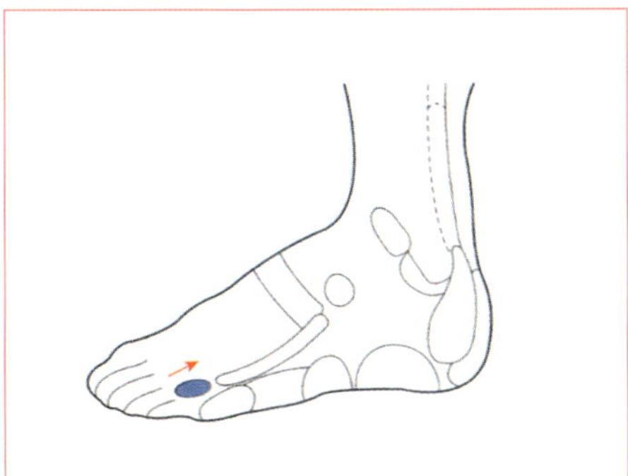

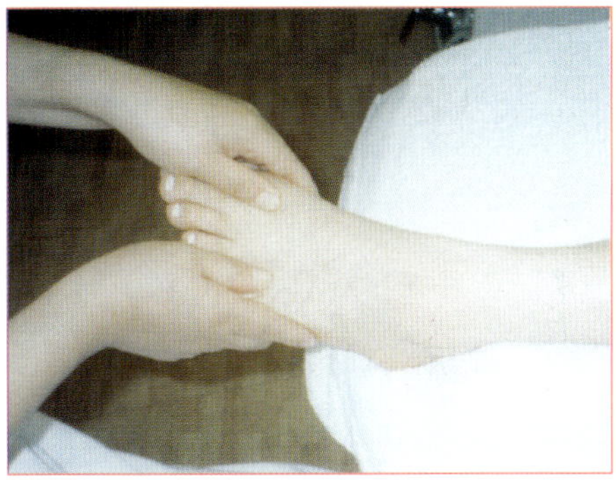

39) 견갑골 반사구(왼발, 오른발)

(1) 바사구 위치

· 제5중족골 발등부위에 위치

(2) 자극방법

· 손으로만 자극한다. 제5중족골 발등부위를 엄지손가락 내측으로 4초씩 정지하여 누른 후 화살표 방향으로 이동한다. 9회 이상 반복한다.

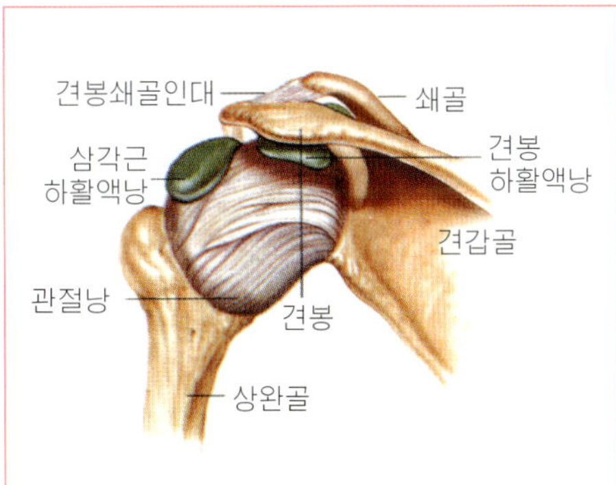

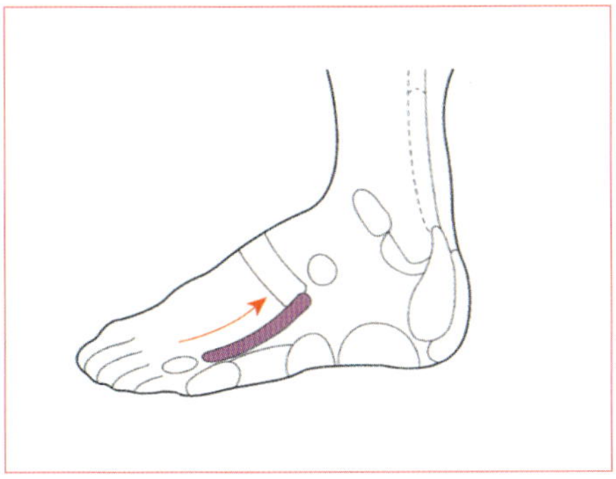

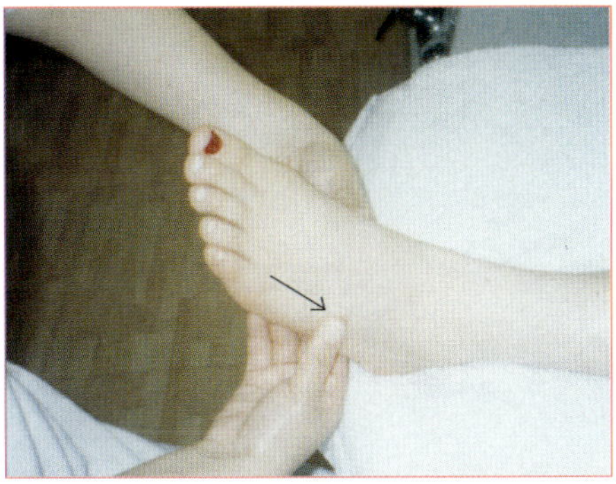

40) 횡격막 반사구(왼발, 오른발)

(1) 반사구 위치

· 횡축 제2선과 제2선의 중앙, 즉 제1~4중족골 사이에 횡으로 위치

(2) 자극방법

· 발등은 아치뼈 부위를 양손의 엄지손가락을 이용하여 엇갈리듯 문지른다. 크림을 바른 후 자극해야 하며 9회 이상 반복한다.

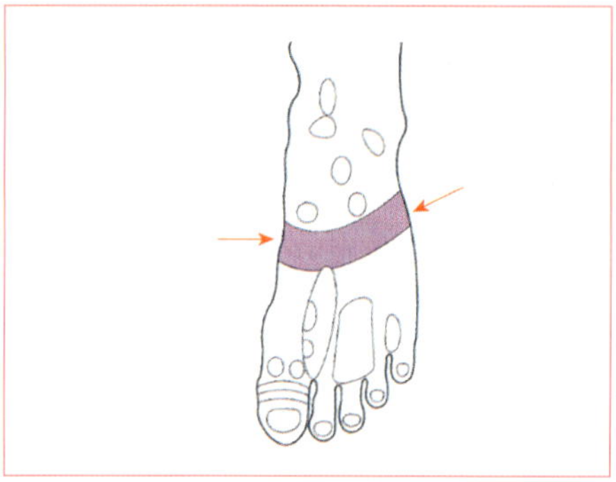

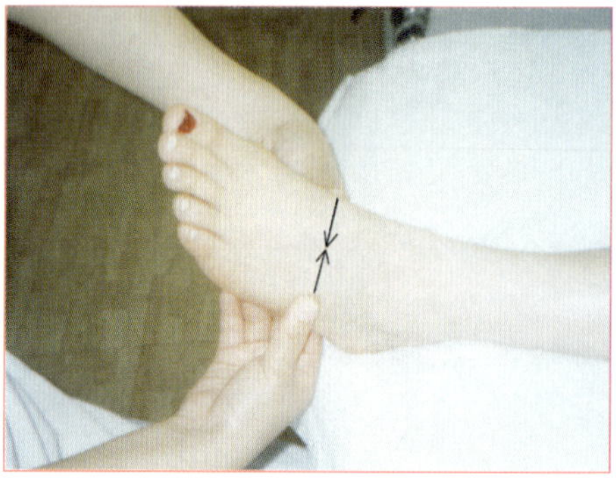

41) 상반신 림프 반사구(오른발, 왼발)

(1) 반사구 위치

· 오른발과 왼발 안쪽 복사뼈 옆에 위치

(2) 자극방법

· 관절 사이에 반사구가 위치하므로 지압봉으로 누르지 않는다. 엄지손가락을 이용하여 원을 그리듯 3회 이상 자극한다.

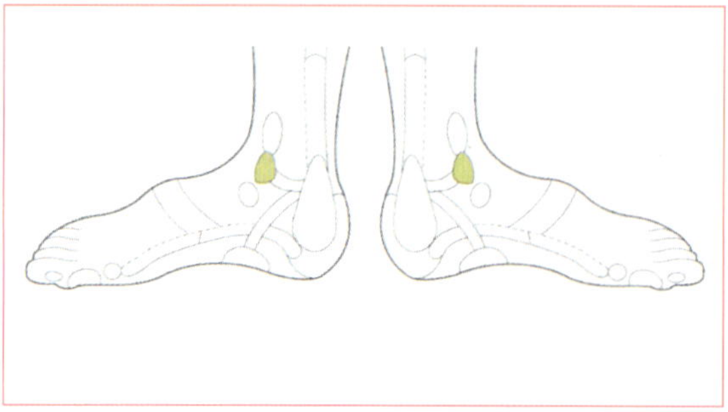

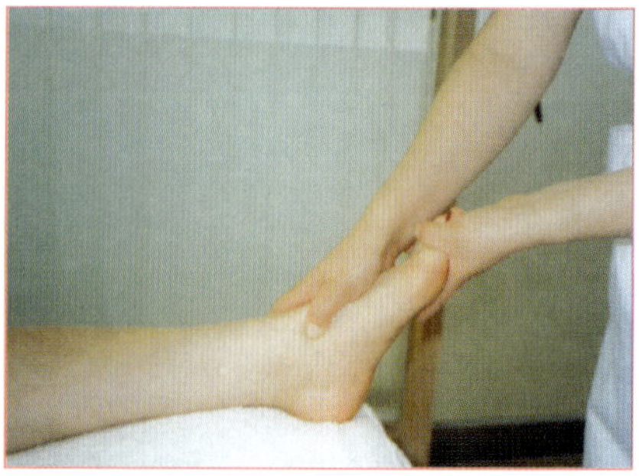

42) 늑골 및 장골 반사구(왼발, 오른발)

(1) 반사구 위치

· 횡격막 반사부위 바로 윗부분

(2) 자극방법

· 엄지손가락으로 이용하여 4초씩 지긋이
원을 그리듯 누른다. 3회 반복한다.

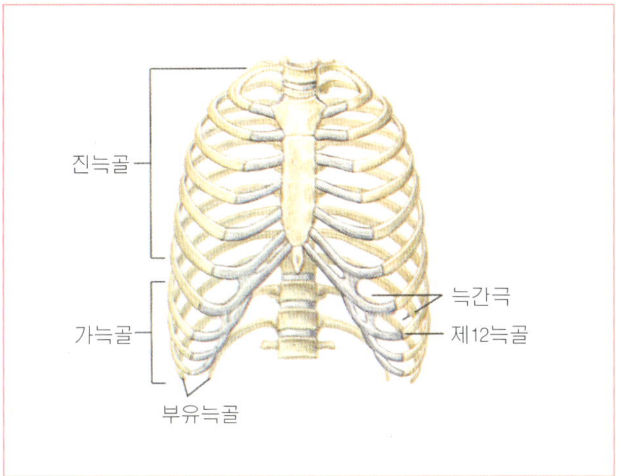

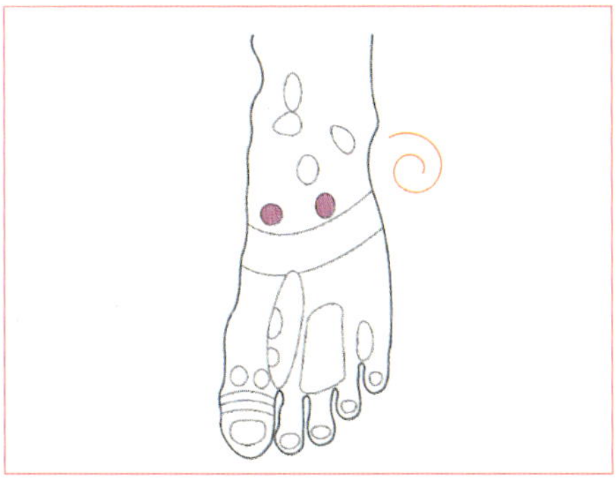

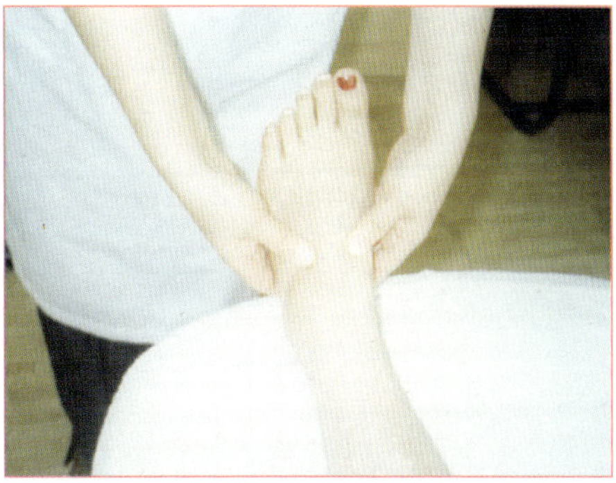

43) 하복부 림프선 반사구

(1) 반사구 위치

· 오른발과 왼발의 바깥쪽 복사뼈 윗부분에 위치
· 발등 횡축 제1선 아래의 제4, 5지 중족골 사이

(2) 자극방법

· 엄지손가락을 이용하여 큰 원을 그리듯 3회 이상 자극한다(이곳은 지압봉을 사용하지 않는다).

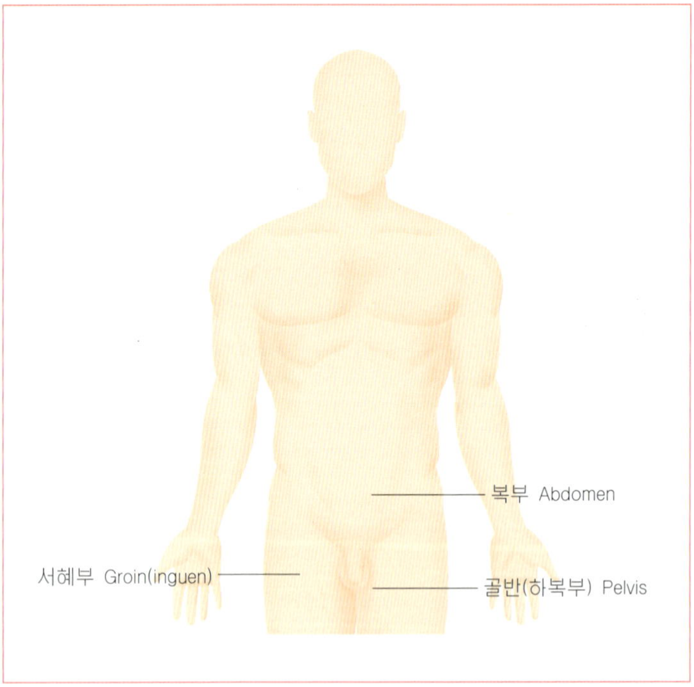

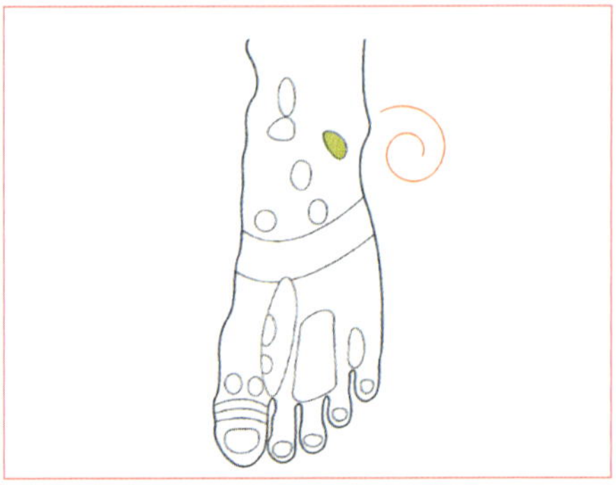

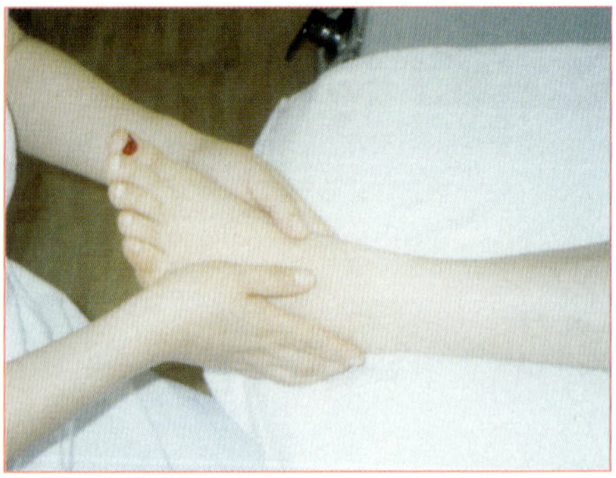

44) 고관절 반사구

(1) 반사구 위치

- 내외측 복사뼈 밑에 위치

(2) 자극방법

- 관절 사이에 반사구가 위치하므로 지압봉으로 누르지 않고 엄지손가락을 이용하여 원을 그리듯 3회 이상 자극한다.

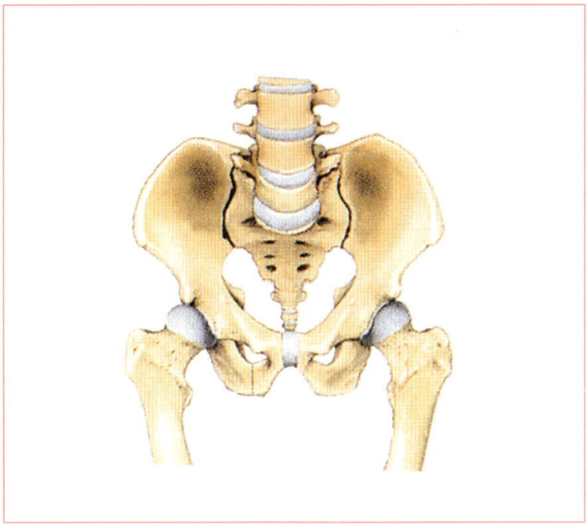

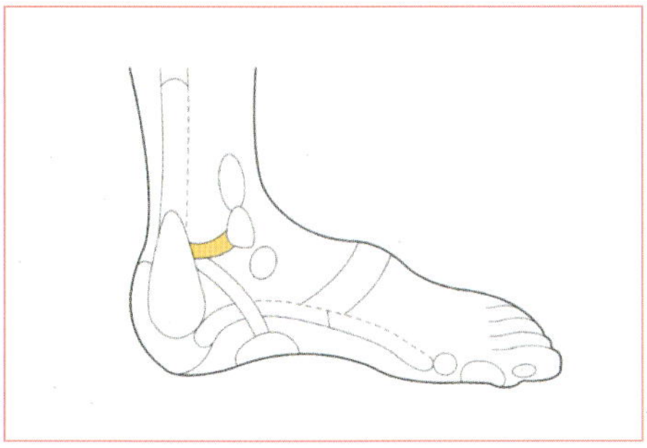

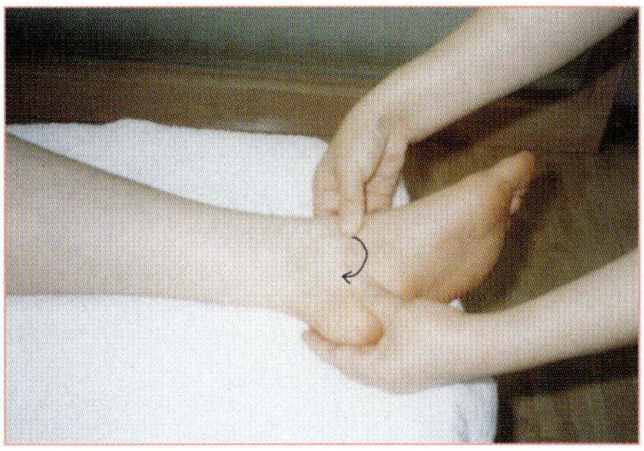

45) 서혜부 림프선 반사구

(1) 반사구 위치

· 발등 안쪽 복사뼈와 바깥쪽 복사뼈를 이은 선 사이의 중앙부위
· 발등의 횡축 제Ⅲ선과 접하고 있다.

(2) 자극방법

· 엄지손가락 2개를 포개어 지긋히 4회 이상 누른다.
· 엄지손가락 지문 부위를 발목을 향해 미끌어지듯 9회 자극

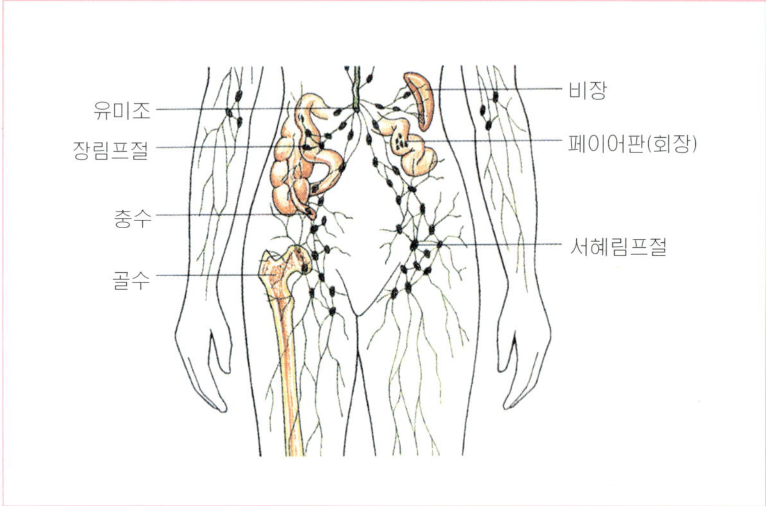

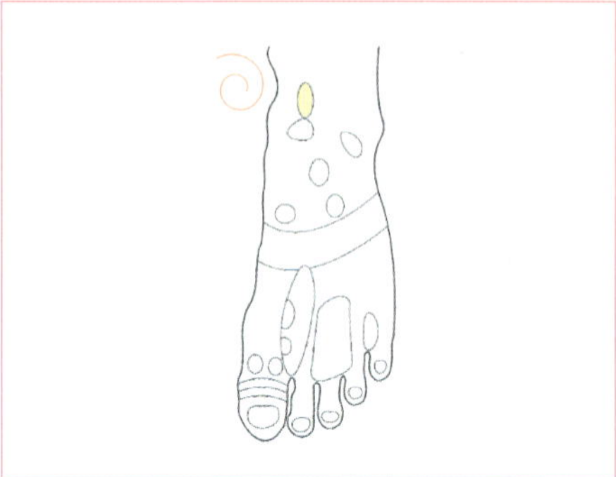

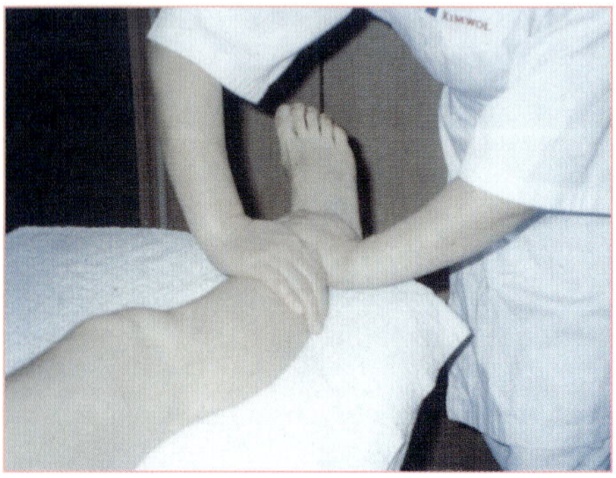

4. 족부 소퇴반사(足部 小退反射)

1) 위경 반사구

(1) 위치 : 하퇴 정면에서 경골과 비골 사이
(2) 자극방법 : 엄지손가락의 측면을 이용해서 발목에서 위쪽으로 3회 반복
(3) 적응증 : 소화기 계통

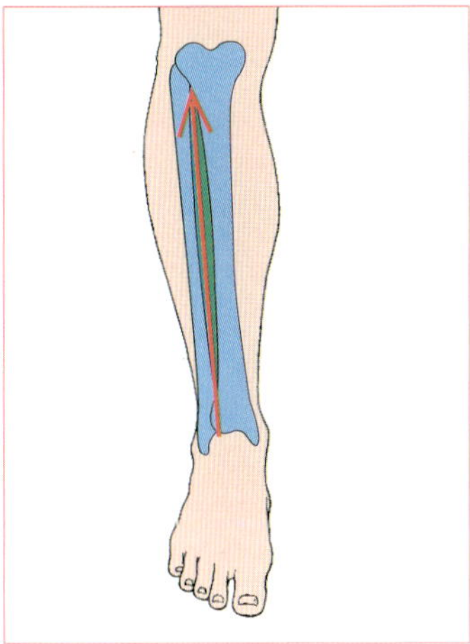
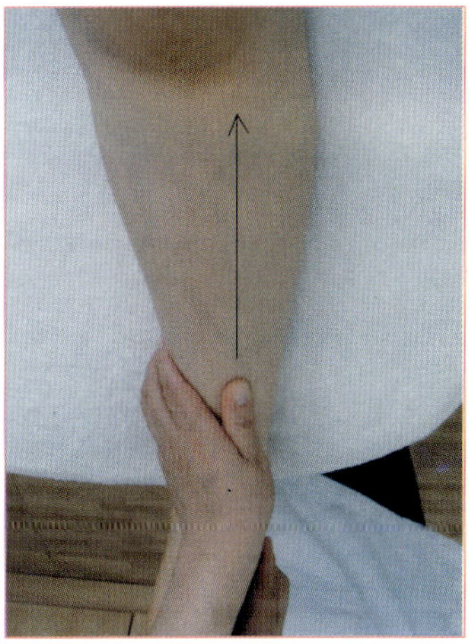

2) 간경 반사구(외측면)

(1) 위치 : 하퇴 바깥측에서 경골 옆
(2) 자극방법 : 양 엄지손가락을 이용해서 족삼리(足三里)까지 쓸어 올림 3회 반복
(3) 적응증 : 간, 담

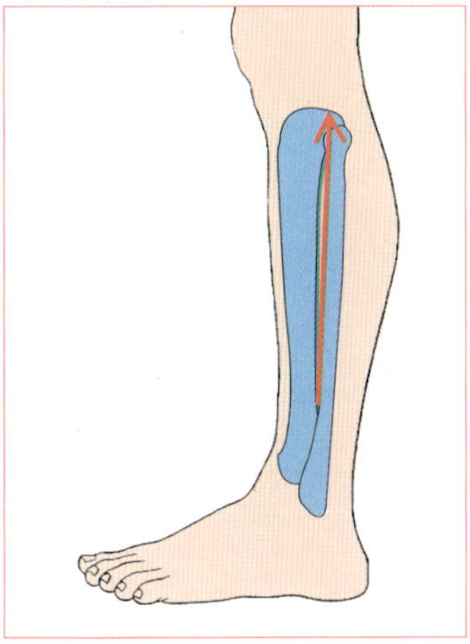
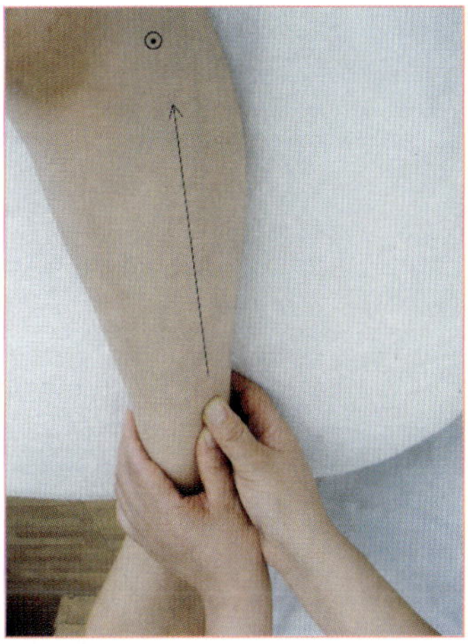

3) 좌골신경 반사구(외측면)

(1) 위치 : 외측 좌골신경 : 왼발 바깥측 복사뼈 위에서 무릎뼈까지
(2) 자극방법 : 내측 좌골신경과 같이 반복함.

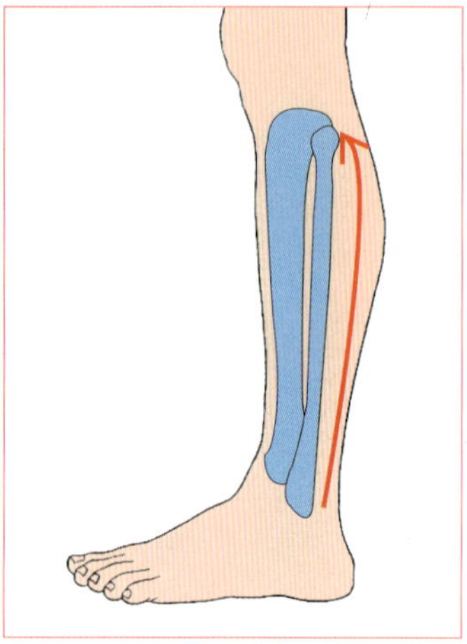
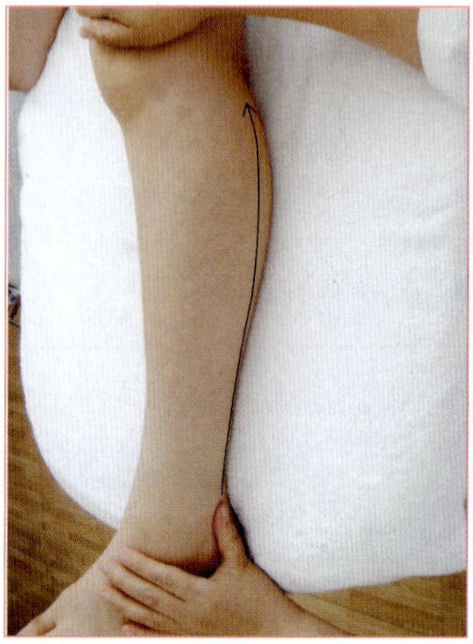

4) 비경 반사구

(1) 위치 : 하퇴 측면에서 비골 옆
(2) 자극방법 : 엄지손가락을 이용해서 안쪽 복사뼈에서 위쪽으로 3회 반복

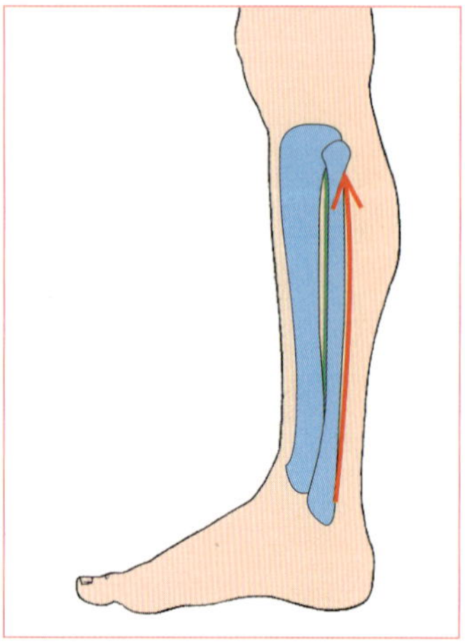
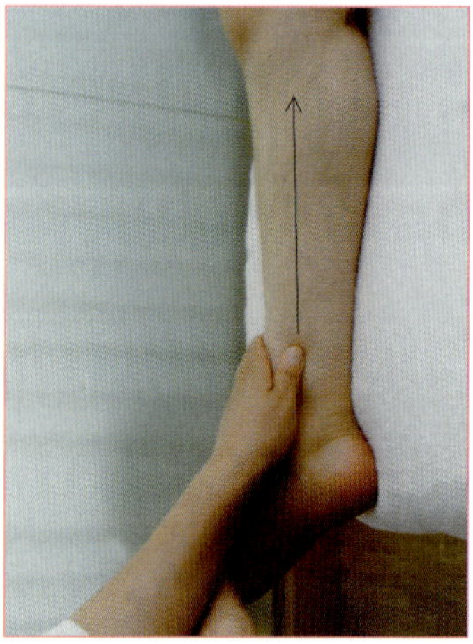

5) 내측 좌골신경 반사구(내측면)

(1) 위치 : 내측 좌골신경 : 오른발 내측 복사뼈 위에서 무릎뼈까지
(2) 자극방법 : 엄지손가락을 이용해서 슬와부까지 3회 반복

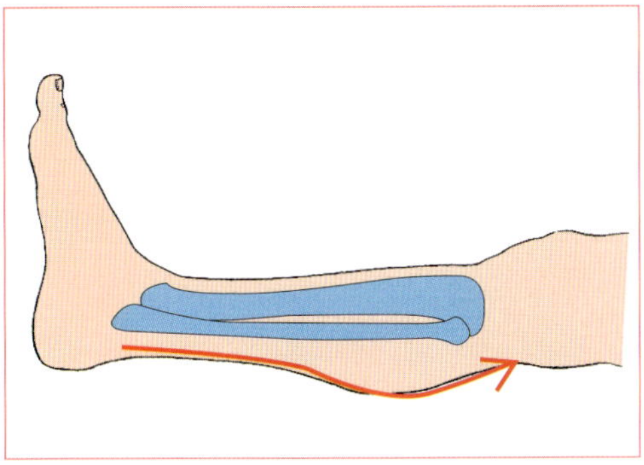
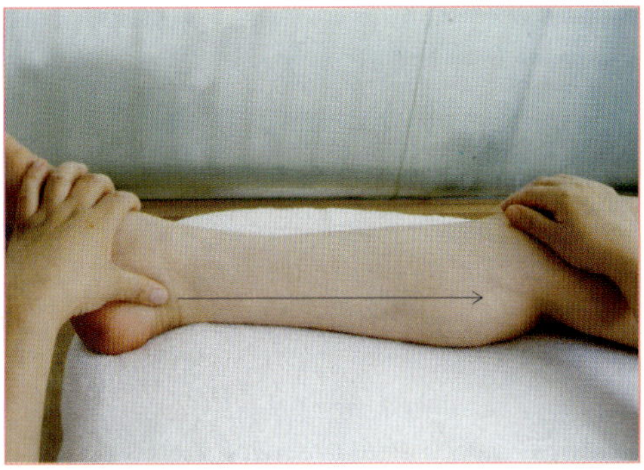

6) 방광경 반사구(배부)

(1) 위치 : 종아리 배부(뒷부분)
(2) 자극방법 : 엄지손가락을 이용해서 슬와부까지 쓸어올림.

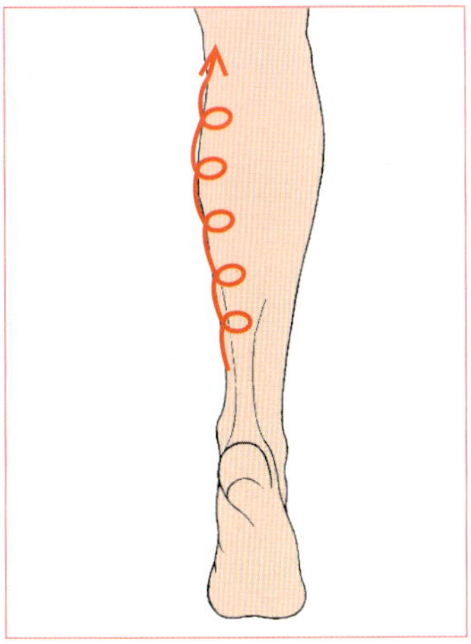
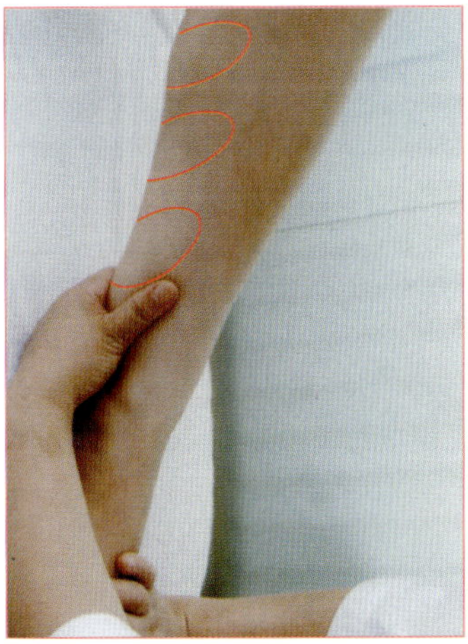

5. 기본 반사구

처음 시작할 때 자극했던 기본 반사구(비뇨기계통 : 신장, 수뇨관, 방광, 요도)를 다시 반복한다.

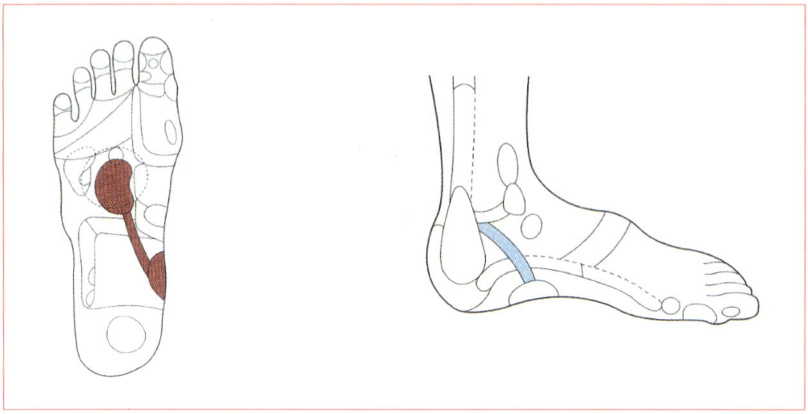

(1) 반사구 위치

- 부신 : 신장의 위에 위치. 제2, 3 중족골의 틈으로 횡축 제Ⅱ선으로부터 약간 떨어진 곳(용천혈).
- 신장 : 발바닥의 제2, 3 중족골의 근위끝. 횡축 제Ⅱ선상에 위치
- 수뇨관 : 용천 아래쪽에서부터 주상골의 내측 아래 사선으로 연결
- 방광 : 복사뼈의 내측으로 종골, 주상골, 제1쐐기골이 형성하는 아치 위
- 요도 : 거골 아래에서 내측 복사뼈 밑, 목말골과 종골 사이

(2) 자극방법

- 신장(용천), 수뇨관, 방광, 요도의 자극
- 신장(4초씩 3회 누름), 수뇨관(9번 미끌어지듯), 방광(4초씩 3회 누름), 요도(엄지손가락 이용 9번 미끌어지듯).

6. 발반사요법의 시술 후

- 흐르는 시원한 물(찬물)에 비누를 이용하여 팔목까지 손과 팔을 깨끗히 씻는다.
- 가슴운동과 어깨관절 운동을 1분정도 하며 몸을 푼다.
- 시원한 바깥 공기를 마신다.
- 시원한 물을 한컵 마신다.

7. 발판 밟기<약석(若石)신부 추천의 글>

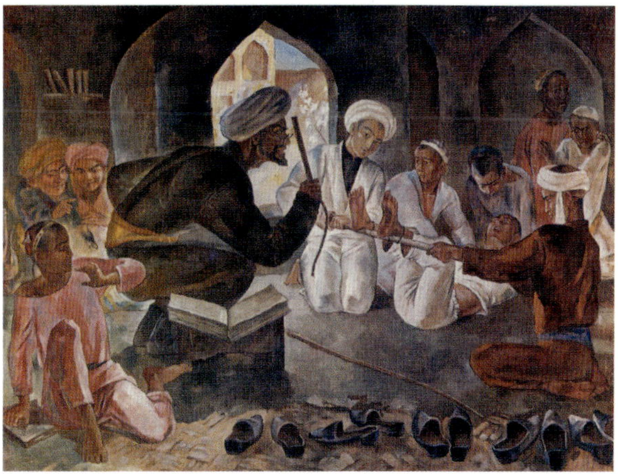
그림 7-1 중앙아시아의 학교 체벌 모습

미래를 위한 건강(Gesund in die Zu Kunft)의 저자인 Miss Hedi masafret은 스위스의 Stoss 시의 건강센타(Center for Fitness Tvaining)에서 여러형태의 서로 다른 돌출 부위가 있는 발바닥 지압용 발판을 설치해 놓고, 발판위에 올라가 체중을 이용해 발바닥을 지압하도록 해 수많은 사람들이 만성 질병으로부터 회복되었다는 것을 알게되었다.

대만에 돌아와 나는 발반사 부위를 고려하여 아래와 같은 발지압 발판을 고안해 냈다. 이 발시압용 발판을 매일 10분에서 20분정도 밟음으로써 여러가지 질병의 증세가 호전되거나 자연치유되었다는 보고가 줄을 이었는데 이를들면 관절염, 위궤양, 신장질환, 류마티스 등이었다.

발반사요법이 중국의 고대의술에 기원을 두고 있다는 것은 확실한 것 같다.

우연한 기회에 대륙으로 부터 온 노인의 발을 만지게 되었는데 그 노인은 발반사요법을 받고 난후 나에게 이렇게 말했다.

"어렸을때 고향에선 대개 이렇게 해서 병이 나은적이 많았어요라고..."

Fr. Josef Eugster 요셉 신부

8. 방법

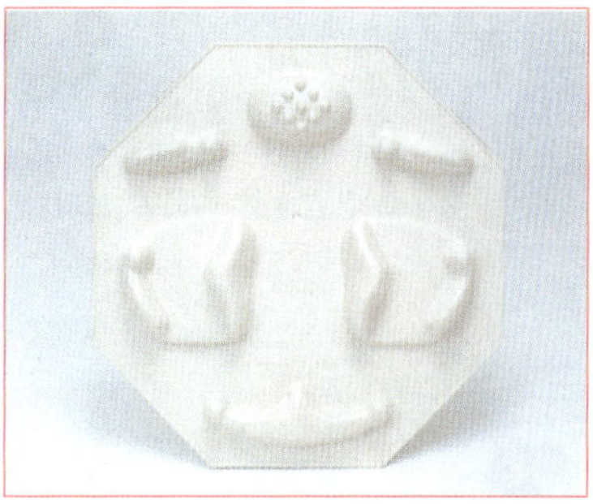
그림 7-2 발판 요셉 신부

전문가로부터 수기요법이나 봉을 이용한 반사요법 관리를 받을 수 없는 경우, 직장이나 가정에 발판을 구비하여 놓고 다음과 같은 방법으로 수시로 밟아 주어 발반사요법의 효과를 대신할 수 있다.

1) 요통

(1) 방법

· 양손을 뒤로 잡고, 양 무릎을 붙여 앞으로 굽히면서 숨을 멈추고, 4초간 머무른 후에 일어서면서 숨을 내쉬기(양발 동시 실시)

(2) 횟수

· 3회 반복

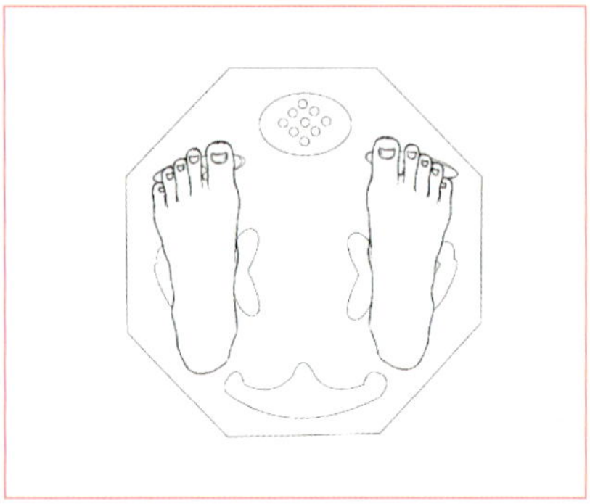

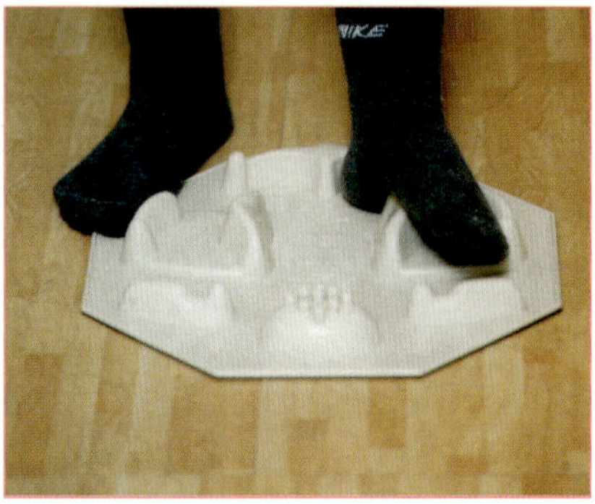

2) 머리부분, 소화기계통, 생식선

(1) 방법

· 발 전체를 3등분한 후, 앞으로 이동하면서 각 부분을 4초간 밟아주고, 반대발 들어주기(안 좋은 발부터 시작, 양발 교대로)

(2) 횟수

· 각 부위 1회

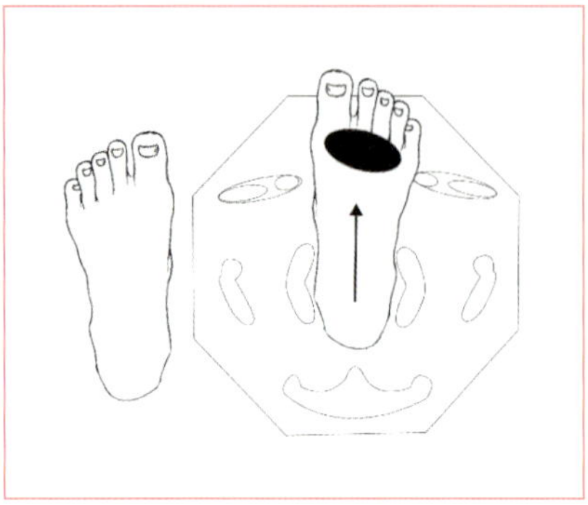

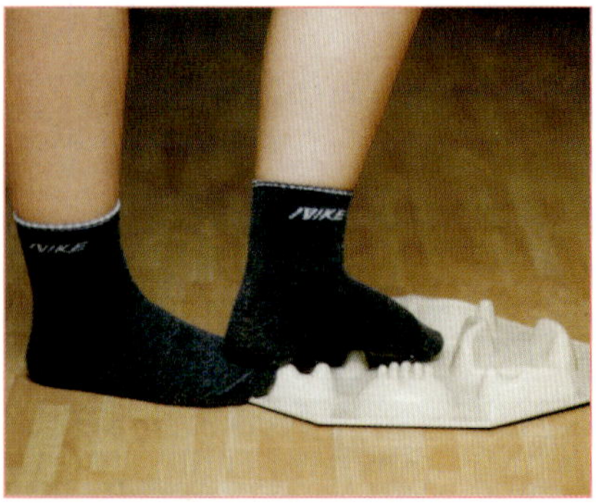

3) 용천

(1) 방법

· 양 무릎을 맞대고 용턴을 4초간 지그시 누른 후, 일어서면서 발뒤꿈치를 들고 4초간 머무르기(양발을 동시에 실시)

(2) 횟수

· 3회 반복

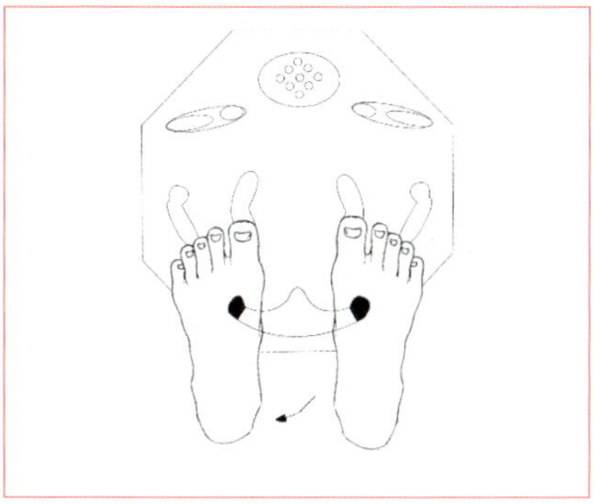
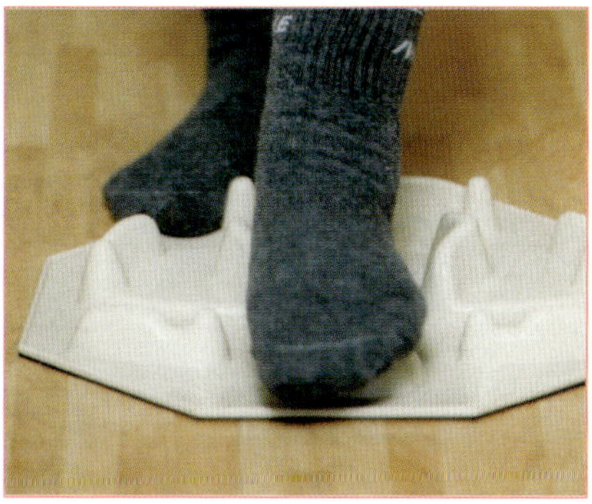

4) 소장, 대장, 생식선

(1) 방법

· 왼발과 오른발을 1스텝씩 걸어가면서 머리↔생식선 반사구까지 1초씩 앞→뒤→앞으로 걸어다니기(양발을 교대로 실시)

(2) 횟수

· 양발 1회

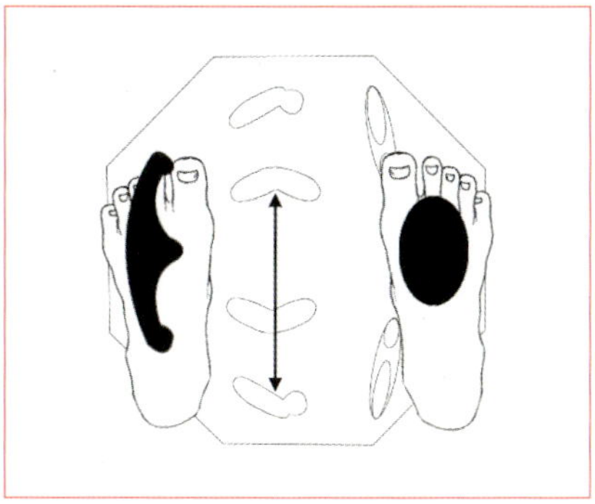
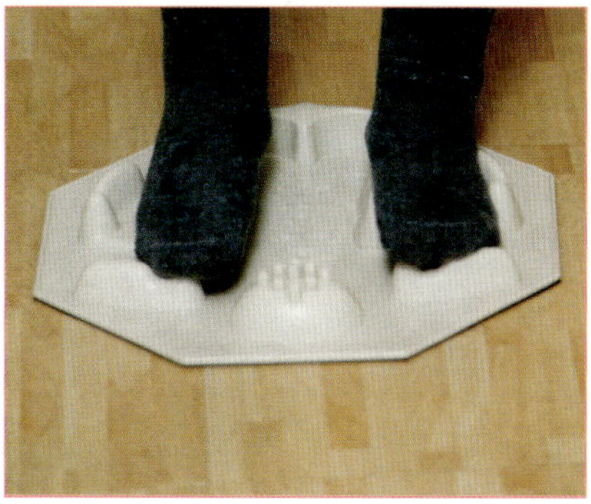

5) 당뇨

(1) 방법

· 발바닥 아치부위를 왼발과 오른발을 1스텝 씩 좌↔우로 바꿔가면서, 안쪽에서 바깥쪽으로 지그시 훑어 내리기(양발을 동시)

(2) 횟수

· 총 9회

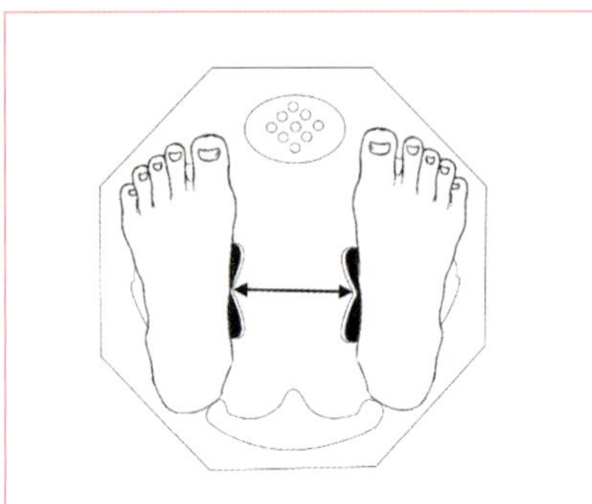

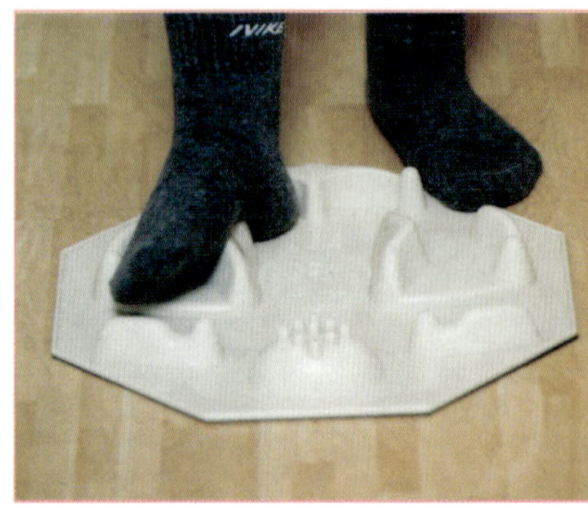

6) 뇌하수체

(1) 방법

· 뇌하수체를 발판 위에 놓고 엄지발가락 위를 반대편 발뒤꿈치로 4초간 지그시 누르면서 머무르기(양발을 교대로 실시)

(2) 횟수

· 3회 반복

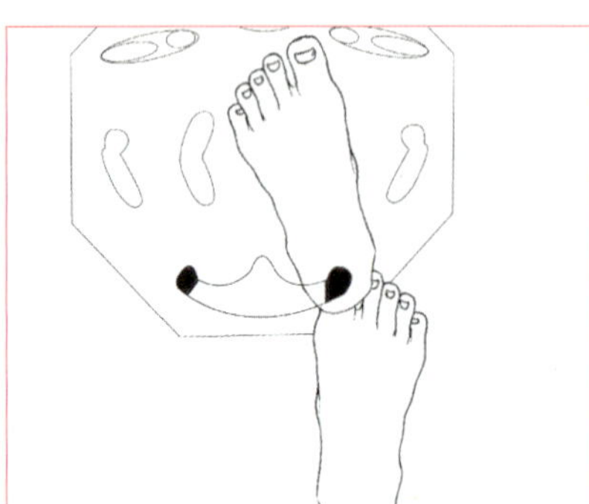

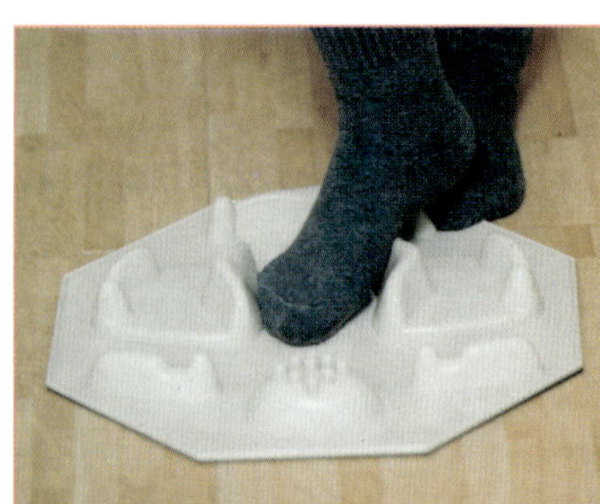

7) 엉치뼈

(1) 방법

· 발뒤꿈치를 3동작씩 연속으로 위에서 아래쪽으로 훑어 내리기(양발을 교대로 실시)

(2) 횟수

· 3회 반복

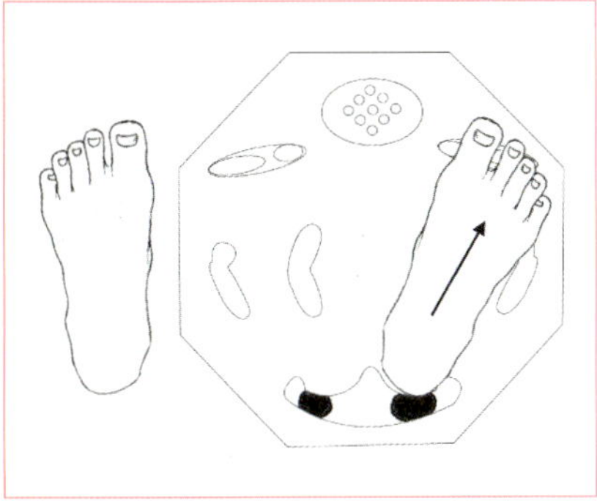
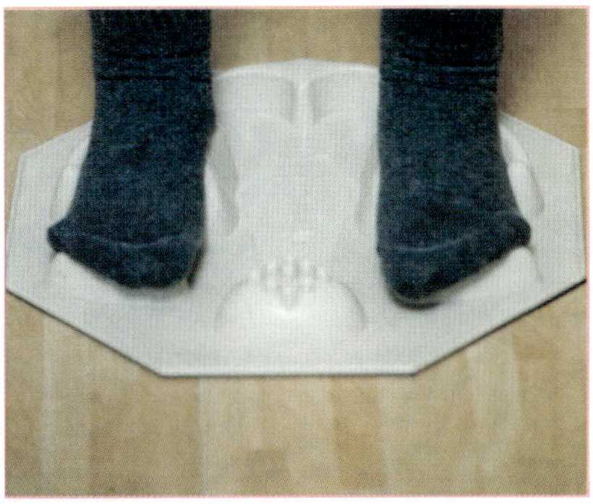

8) 소화기, 가스 배출

(1) 방법

· 왼발과 오른발을 1스텝씩 걸어가면서 머리↔생식선 반사구까지 1초씩 앞→뒤→앞으로 걸어다닌 후, 생식선 반사구에서 발가락을 들고 4초간 서 있기(양발을 동시 실시)

(2) 횟수

· 3회 왕복

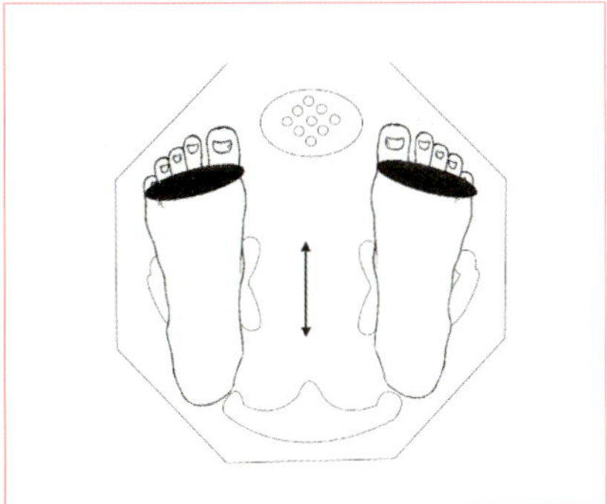
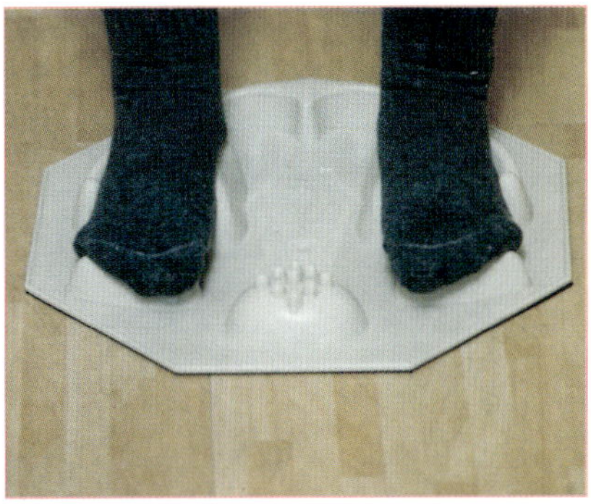

9) 눈 · 귀

(1) 방법

· 둘째 · 셋째 발가락(눈)→넷째 · 새끼발가락(귀)을 발판 위에 차례로 놓고, 반대편 발 뒤꿈치로 각 부위를 4초간 지그시 누르면서 머무르기(양발을 교대로 실시)

(2) 횟수

· 각 부위 3회

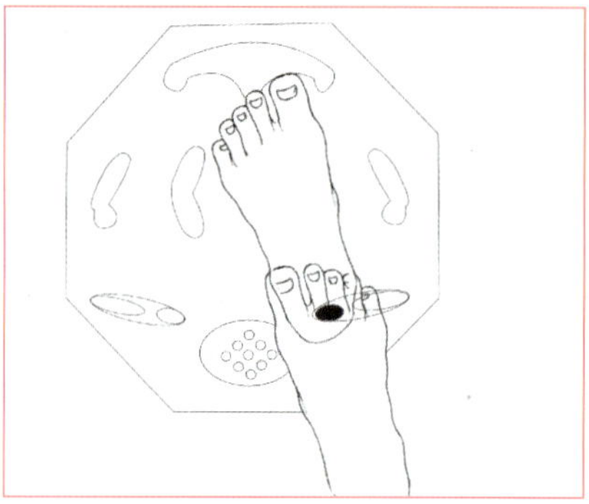

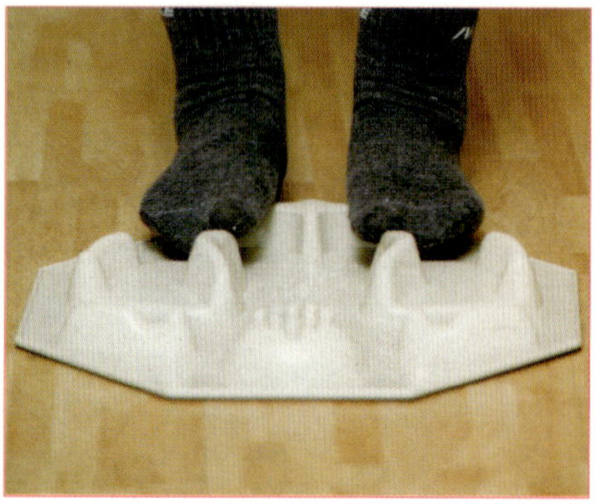

10) 림프

(1) 방법

· 엄지→새끼 발가락까지 발가락 사이사이를 차례로 벌려서 위→아래로 지그시 누르면서 벌려주기(양발을 교대로 실시)

(2) 횟수

· 각 부위 1회

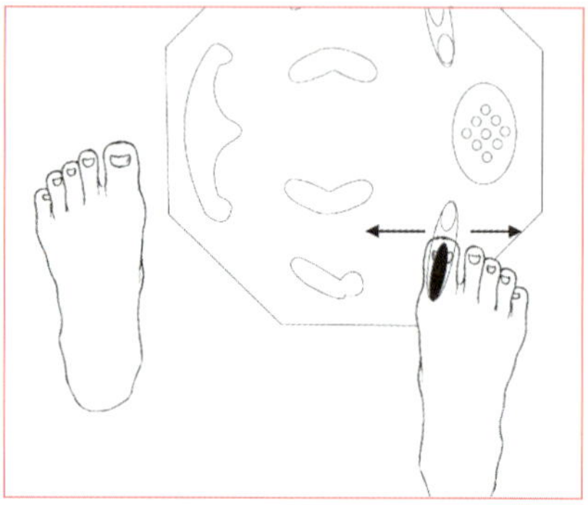

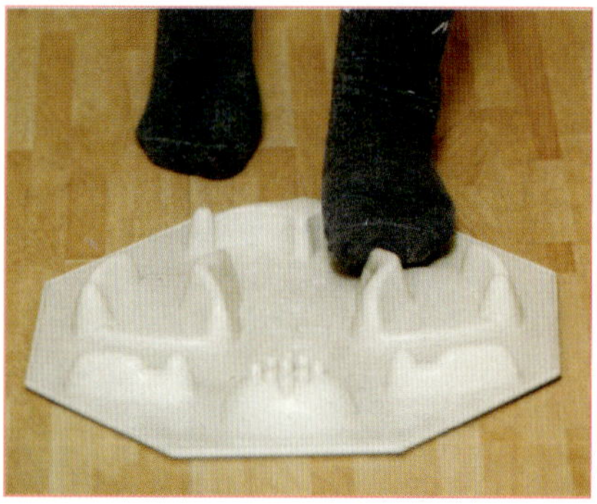

제8장 테이핑 요법
(Taping Therapy)

제8장 테이핑 요법 (Taping Therapy)

1. 테이핑의 역사

테이핑은 1920년 경에 탄생한 유럽의 정골요법에서 시작되었다고 할 수 있다. 특히 일본에서는 25년 전부터 침구사와 어깨관절이 탈구된 환자 치료법의 한 방법으로 카이로프락터로부터 발전되어 널리 사용되었으며 최근에는 정형외과 의사인 일본인 '아리가와'에 의해 정형의학적 개념의 새로운 테이핑 요법이 소개되어 사용되고 있다.

우리나라에서는 본격적으로 어강 선생이 1993년부터 3가지 방법의 일본식 테이핑을 종합하여 연구하였으며 현대의학과 동양의학의 이론을 대입한 새로운 테이핑법을 창안함으로써 내과적으로도 깊이 있는 연구를 하고 있다. 이후 물리치료사, 약사, 한의사, 의사 등 전문의료진들에게 테이핑을 알리는 계기를 마련하였다.

2. 테이핑 요법의 정의

1) 근육과 경혈의 밸런스 테이핑

약물처리가 전혀 없는 특별한 테이프을 피부에 부착시킴으로써 피부에 흐르는 전자기적인 흐름을 조절하는 자연의학이다. 피부를 통해 바로 밑의 근육이나 내장기에도 영향을 미친다. 테이핑은 자연치유 능력을 극대화시키며 각 개체가 갖는 느낌과 항상 일정한 안정을 추구하는 신체의 항상성을 존중하는 방법이다.

2) 테이핑의 기본적 기전

인체는 미세한 전자기적 흐름에 의해 안팎으로 조절되고 있다. 표피로부터 전류의 흐름을 촉진시키며 표피에 눌린 혈관을 원상회복시켜 혈액순환을 원할하게 하는 효과가 있다. 피부에 부착된 테이프는 붙어 있는 한 계속 작용을 하게 되어 지속효과라는 커다란 장점을 발휘한다.

항시로 움직이는 인체가 피부에 부착된 테이프에 의한 부담이 없이 근육의 수축, 이완을 자유스럽고 부드럽게 할 수 있다는 점은 테이핑 요법이 과학적으로도 손색이 없는 중요한 기전이라 하겠다.

3) 테이핑의 기타 기전

근육의 수축과 이완은 우선 림프순환과 혈액순환을 촉진한다. 근육은 힘을 발휘하여 관절을 움직이고 자세유지, 몸에 필요한 여러가지 당, 지방 등의 저장역할도 하지만 말초의 림프나 혈액이 다시 심장이나 중심으로 이동할 수 있도록 펌프 역할을 하기도 한다. 근육이 수축하는 힘에 의해 혈액이나 림프가 순환되는 것이므로 근력이 약해 진다거나 운동이 부족하면 여러가지 순환장애에 의한 질환이 생길 수 있다.

테이핑은 근육의 약화를 지지해 주며 혈관운동 반사에 의해 혈액순환이 증가되고 근육의 온도가 올라갈 수 있는 여러가지 물질이 혈관으로부터 분비되게 해 준다.

경혈이 반드시 침에 의해서만 자극되는 것은 아니며 격자 테이프는 경혈의 전자기적인 흐름에도 영향을 미치는 것으로 알려져 있다.

4) 탄력, 비탄력 테이핑의 원리

근육의 힘이 인간의 자연치유력과 관계가 있다는 정설에 의해 테이핑 요법의 연구가 시작된다. 피부에 특정한 자극을 가하면 생리학에서 말하는 감마운동반사에 의해 자극받는 피부 바로 밑에 있는 근육이 부드럽고 가벼운 생리적 수축을 일으키게 된다. 즉 근육의 최소단위인 근방추로부터의 퍼지모터반사(fuzzy motor reflect)가 발동되는 것이다.

피부의 특정한 자극이란 접촉, 두드림, 얼음 마사지, 화학물질로의 자극, 모공의 자극 등이며 테이프의 접착력에 의해서도 반사가 일어날 수 있다. 피부나 근육으로부터 내장기에도 영향을 미치고 반대로 내장관에서도 피부와 근육에 영향을 주는 기전을 생리학에서는 체성 내장기 반사궁 또는 내장기 체성 반사궁이라고 말한다.

테이핑은 이러한 이론적 배경을 이용하여 피부를 통해 근육이나 내장기관의 전자기적인 균형을 유지시켜 줌으로써 자연회복 능력을 극대화시키는 방법중 하나다.

(1) 순환이론

통증부위에 근육을 최대한 늘리고 테이프는 늘리지 않은 상태에서 붙이고 근육을 원상태로 하면 테이프를 붙인 곳에 주름이 생긴다. 테이핑에 의해 피부가 위로 들려지면 피부와 근육 사이에 공간이 생겨 혈액과 림프액의 순환이 증가하여 근육의 기능이 다시 살아나고 통증물질이 제거되 근육의 운동기능이 되살아나서 정상적인 활동을 할 수 있게 된다.

(2) 반사이론

우리 몸에는 곳곳에 내장기와 연결된 반사구가 밀집되 있고 우리 피부는 여러가지 반사기능을 가지고 있다. 테이핑의 물리적 자극은 지속적으로 관련기관에 반사작용을 가하며 세포를 활성화 시킨다. 테이프는 인체에 흐르는 전기적 반응을 조절하는 역할을 하며 내장반사와 근육반사, 신체의 신경반사로 치료효과를 가져온다.

(3) 평형이론

테이프 요법은 자율신경의 반사경로에 대한 조절을 함으로 신경적 증상까지 영향을 미쳐 인체에 모든 기관 신경계통 및 혈액, 세포, 림프액 등에 생기를 주어 약화된 기능을 강화시키고 활력을 준다.

(4) 관문조절설

피부에 부착된 테이프는 물리적 자극을 지속적으로 가하게 되어 이 자극은 통증을 전달하는 섬유보다 먼저 척수에 도달하여 통증의 전달을 억제하므로 통증을 못 느끼게 된다.

(5) 골지건 근방추설

근육에는 골지건과 근방추란 수용기가 있다. 골지건은 근육과 건의 수축을 막아주고 근방추는 근육의 확장을 막아준다.

두 수용기가 조절이 되지 않으면 근육긴장성조절, 자세조절, 신체평형조절이 되지 않는다. 테이핑은 골지건과 근망추의 조절에 중요한 역할을 한다.

(6) 퍼지모터 반사이론

인체에 어떤 물질을 붙이거나 자극하면 근육이 수축이완작용을 한다. 테이핑을 하면 퍼지모터반사에 의해 통증이 완화된다.

5) 테이핑의 기능

(1) 근육의 기능 정상화와 2차손상 예방 (Normalize muscle function)

옳지않은 자세나 운동 이상으로 인한 긴장된 근육을 원래 상태로 되돌리며 약해져 있는 근육을 강화시키는데 효과가 있다. 통증을 방치할 경우 주위의 다른 근육이 대신 작용을 하게 되므로 2차손상 혹은 만성질환으로 발전한다. 테이핑은 근육의 기능을 바로잡고 2차손상을 예방한다.

(2) 혈액 · 림프순환 증가 (Improvement of lymphatic & blood flow)

테이프가 피부를 들어올려 피부와 근육사이에 공간이 확장되어 혈액, 림프순환이 증가되고 국소에 고여있던 조직액이나 내출액 통증유발 물질의 배출을 용이하게 하며 각종 질환이 호전된다.

(3) 통증완화(Pain reduction & management)

피부와 근육을 활발하게함으로써 신경학적으로 통증을 억제한다. 즉 기계적 압박이나 여러가지 원인에 의해 감퇴되어 있는 신경기능의 회복에 도움을 준다.

(4) 어긋난 관절 정상화(Correction of the misaligment of joints)

근육이 긴장되어 관절이 어긋났을때 근육을 원상태로 되돌아오게 함으로 관절 어긋남을 예방 또는 정상화 되게한다.

(5) 외상

외상에 붙이면 상처가 빨리 치유되는데 도움이 된다(심한 상처, 고름은 예외).

타박상에는 내출혈이나 부기를 예방하는 효과가 있다(반창고 붙인 후 테이핑).

(6) 비만관리

테이프를 붙이면 근육운동이 부드러워지고 관절의 가동범위도 넓어지므로 보다 만족할 만한 운동량을 낼 수 있으며 소비 칼로리를 증가시켜 비만예방과 해소를 할 수 있다. 또한 항 중력근에 테이핑 함으로 지방을 분해하는데 도움을 준다(테이프 다이어트).

6) 테이핑의 용도

테이핑은 적용 범위가 넓어 사용방법에 따라 용도를 분류할 수 있다.

(1) 근육 테이핑

바르지 않는 자세로 인해 근육의 긴장, 피로, 스트레스 등으로 근막에 오는 손상을 근육의 수축과 이완에 문제가 생겨 통증이 생기거나 몸 움직임에 제한이 온다. 증세는 뒷목이 뻣뻣하고 어깨가 무겁고 허리 통증이 생기고 다리에 쥐가 난다. 근막통 증후근의 원인에서 오는 증세는 근육 테이핑을 함으로써 통증을 완화시키고 근육운동을 부드럽게 할 수 있다.

(2) 질환 테이핑

전문의사와 한의사들이 일반 질환이나 노약자, 임산부에게 보조 또는 주 치료로 사용하고 있다. 내과질환, 정형외과, 이비인후과, 비뇨기과, 안과, 산부인과, 치과, 통증클리닉 등에서 사용한다.

(3) 발질환과 발변형 테이핑

발반사요법 후 족저테이핑은 그 효과를 상승·지속시킨다. 테이핑 요법에서 족저테이핑은 발의 문제만이 아닌 여러 질환에 효과가 나타나고 있다.

① 족저 테이핑

- 발질환 : 발의 피로, 부종, 시리고 저린 발, 족저근막염, 굳은살, 갈라진 뒷꿈치 등
- 발의 변형 : 편평족, 외반모지, 횡아치 교정 등
- 그 외 증상 : 자율신경실조증, 불안초조, 감기, 불면증, 어지러움증, 냉증 등

② 종아리, 무릎, 허벅다리 테이핑

- 종아리 : 다리의 쥐, 정맥류, 다리부종, 발목염좌, 아킬레스건염, O형 다리
- 무릎 : 퇴행성 슬관절염, 슬개골건염, 무릎통증 등
- 허벅다리 : 슬개대퇴증후군, 허벅다리 신경통, 이상근증후근 등

(4) 미용 성형 테이핑

근육의 불균형을 잡기 위해 물리적 자극을 가한 후 효과를 지속시키기 위해 테이핑을 한다.

① 비만 테이핑 : 항중력근 테이핑, 허벅지, 복부, 겨드랑이, 윗팔, 얼굴, 목 등

② 미용 테이핑 : 얼굴주름, 바스트업, 힙업, 피부강화 등

(5) 경락 테이핑

한의학의 경혈이론에 따라 증상별로 해당 경혈에 테이핑한다. 내과질환과 근, 골격계 질환에 효과가 나타나 한의사들이 한방치료와 병행하고 있다.

(6) 발반사 테이핑

발반사 이론에 의한 테이핑 요법으로 발의 반사구에 테이핑 함으로 효과를 기대할 수 없으며 발반사 관리 후 족저테이핑은 테이프를 붙이고 있는한 지속적인 효과를 가져 올 수 있다.

7) 테이핑의 장, 단점

① 의료적 처방이 아닌 자연치유라는 관점에서 처방한다.

② 방법이 간단하고 누구나 쉽게 사용할 수 있다.

③ 즉효성이 있으며 지속적 효과가 유지된다.

④ 응용범위가 넓고 부작용이 적다.

⑤ 테이핑시 통증을 동반하지 않는다.

⑥ 피부가 약한 사람은 과잉반응이 나타날 수 있다.

⑦ 통증이 없다.

⑧ 경제적이다.

⑨ 쉽게 제거할 수 있다.

8) 테이핑의 적용

① 근, 골격계 질환에 전반적으로 사용

② 물리치료, 카이로 프락틱 · 반사용법, 수기요법, 주사요법 등과 병행

③ 수술을 요하지 않은 내과질환

④ 근골격계 수술후의 통증관리
⑤ 약물중독에 노출되기 쉬운 산모 노약자에게 사용
⑥ 성장 어린이(성장판)
⑦ 치료 및 예방을 위한 스포츠현장에서 사용
⑧ 레저 활동시
⑨ 비만 관리시

9) 주의사항

① 테이핑 전 피부를 깨끗이 한다.
② 근육은 늘이고 테이프는 늘이지 않고 붙인다(교정 테이프는 예외이다).
③ 알레르기 반응을 확인하고 테이핑 후 가렵거나 발작이 일어나면 즉시 제거한다.
④ 2~3일 붙이고 땐 후 하루 쉬고 다시 붙인다.
⑤ 목욕 후 마른 수건으로 닦고 드라이어로 말린다.
⑥ 운동 후 땀이 나면 즉시 테이프를 제거한다.
⑦ 테이프를 땔 때 피부를 반대쪽으로 밀면서 천천히 뗀다.

10) 테이프 종류와 형태

(1) 테이프의 종류

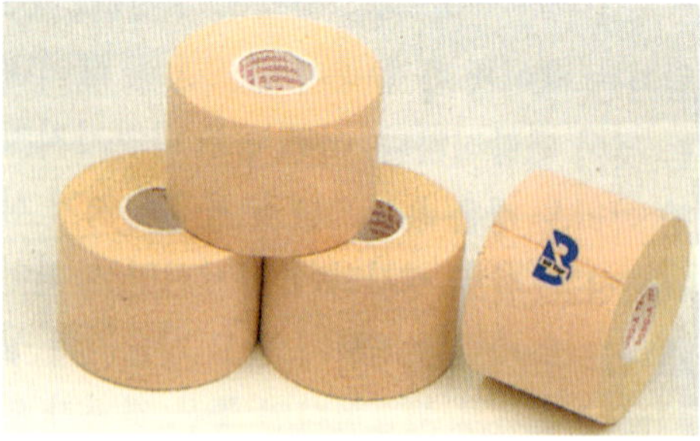
BB탄력 테잎

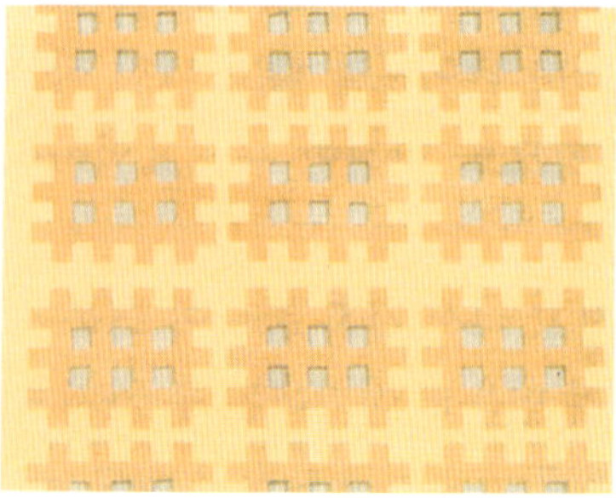
BB격자 테잎

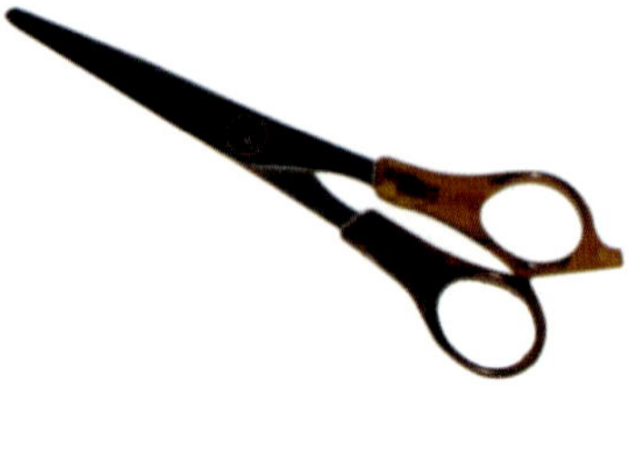

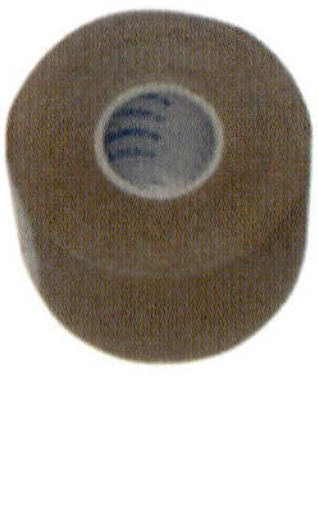

(2) 테이프의 형태

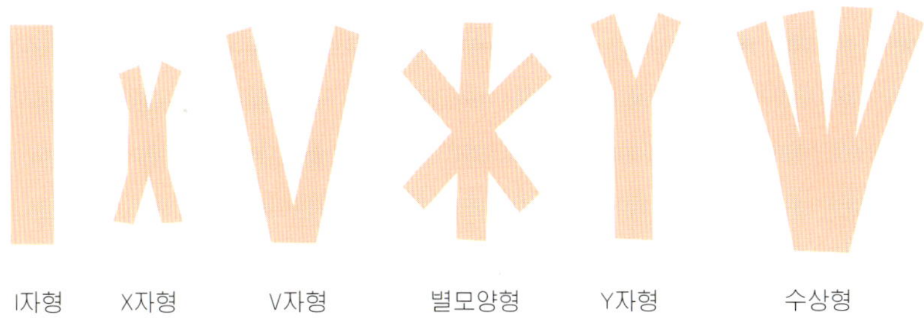

테이프를 잘라쓰는 방법의 여러형태

3. 족저 테이핑

1) 족저 테이핑 효과

발바닥에는 수많은 말초혈관이 밀집되어 있고, 자율신경도 많이 분포되어 있다. 발의 자율신경 부조화는 발의 혈액순환을 악화시키며, 이로인해 발의 피부와 근육이 약해져 유연성 상실로 피하의 림프액이 압박을 받아 혈액 순환이 어렵게 된다.

족저 테이핑은 약해진 피부와 근육을 보강시켜주고 유연성을 재생시켜 림프액과 혈액의 순환을 촉진한다. 또한 자율신경을 안정시키고, 긴장을 제거해 주며 발의 반사구를 자극시켜 발반사효과를 극대화시킨다. 또 발의 온도를 유지시키며 발바닥 수분방출을 억제한다. 족저 테이핑은 내장반사, 신경반사를 통해 족부반사 효과를 지속적으로 상승 유지시킨다. 대응반사구에 테이프를 가로 3㎝, 세로 3㎝ 잘라 붙이고 족저 테이핑을하면 효과를 극대화시킨다.

① 발바닥 피로, 부종, 물질, 습진, 무좀(발바닥)

장시간 서서 일을 하거나 많이 걷는 경우 발에 피로가 오며 심하면 발이 붓거나 물집이 생긴다. 발의 물집은 무좀의 원인이 되기도 한다. 피로한 발, 붓는 발에 테이핑은 즉시 효과가 나타나지만 물집, 습진, 무좀은 꾸준히 테이핑하면 효과를 기대할 수 있다.

② 시리고 저린발

발에 혈액순환 장애로 오는 증상에는 족저 테이핑 만으로 즉시 효과가 나타나지만 목, 허리디스크나 척추관 협착증, 이상근 증후군 등이 원인일 때는 해당부위 테이핑을 병행한다.

③ 족저 근막염(발 뒤꿈치 통증)

발바닥이나 발뒤꿈치가 아픈 증상을 말하는데 원인은 발바닥 제1근육통이 염증을 일으키거나 체중증가, 통풍, 관절염, 신경상처 등 여러가지다. 족저테이핑으로 통증이 감소되나 종골이 자라거나 골극이 생겨서 오는 통증에는 족저 테이핑을 한 후 통증이 있는 뒤꿈치에 솜을 댄 후 테이프로 감싸 준다.

④ 굳은살과 갈라진 뒤꿈치

굳은살은 각질층 표면이 딱딱해져 주로 보행시 발바닥이 닿는 부분 또는 발이 변형되어 가장 체중부담을 많이 받는 부분에 생긴다. 족저 테이핑은 수분증발을 억제하고 혈액순환 촉진으로 예방과 치료에 큰 효과를 기대할 수 있다. 부위가 넓으면 뒤꿈치 부분을 테이프로 감싸준다.

⑤ 다한증

다한증은 평상시에는 땀이 없다가 긴장하면 손과 발에 심한 땀이 나는데 이는 땀을 조절하는 교감신경의 과잉반응으로 발생한다. 족저 테이핑만으로도 효과가 있으나 손바닥 테이핑, 다리안쪽, 간경락 테이핑을 병행함으로써 자율신경의 흥분을 억제시켜 더 큰 효과를 기대할 수 있다. 수주일 또는 수개월 요할 때도 있으므로 꾸준해야 한다.

⑥ 냉병

정상기온인데도 손, 발끝, 허리 등이 차가워지는 상태를 말한다. 여성에게 압도적으로 많으며 자율신경과 호르몬 분비의 이상이 원인이다. 냉증은 효소의 작용을 억제하여 신진대사를 방해한다. 테이핑 즉시 곧 효과가 나타나는데 운동을 병행하면 상승효과가 있다. 족저 테이핑과 다리안쪽, 간경락 테이핑을 함으로써 림프액의 순환을 촉진시켜 신체조절을 원활하게 하고 냉방병 증상들을 완화시킬 수 있다.

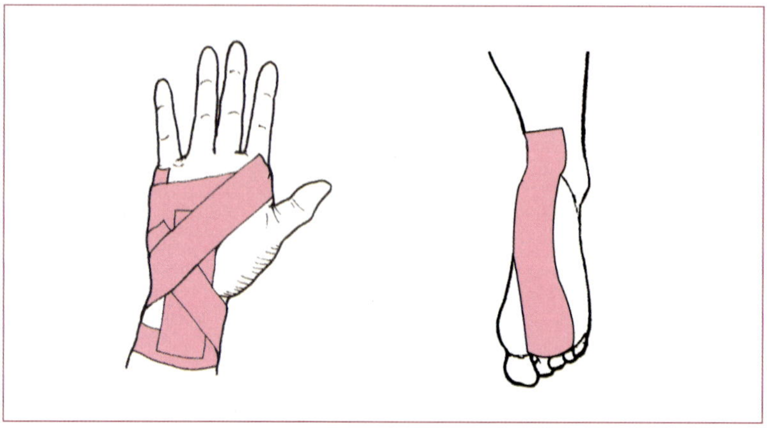

2) 족저 테이핑 방법

(1) 방법 1

① 형태 : 폭 5cm, 길이 25~30cm I자형

② 두번째 네번째 발가락 아래 중족골 골두 부분에 테이프를 붙이고 발가락 전체를 발등쪽으로 젖힌 다음 발뒤꿈치를 향해 아킬레스건까지 붙인다.

(2) 방법 2

① 형태 : 폭 5cm, 길이 15~20cm 수상형(기시부는 3cm)

② 엎드린 자세에서 무릎을 구부리고 테이프의 끝을(기시부 3cm) 뒤꿈치에 고정한다.

③ 수상형 테이프의 윗부분을 엄지발가락 쪽과 새끼발가락 쪽으로 당기면서 붙인다.

④ 중간부분 2개의 수상형 테이프는 적당한 간격으로 당기면서 붙인다.

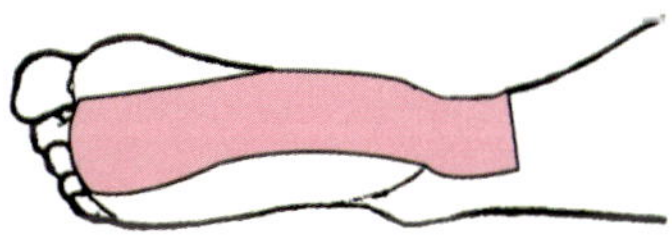

족저테이핑 방법 1

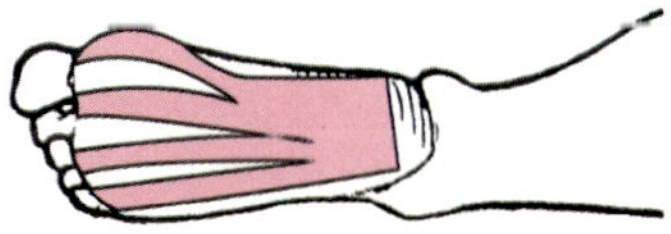

족저테이핑 방법 2

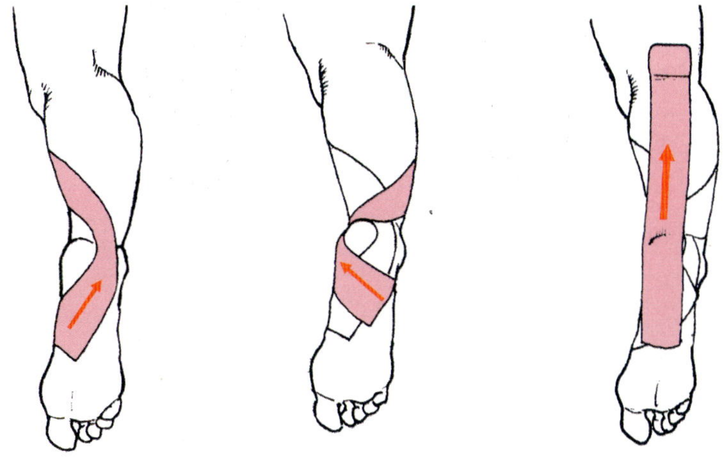

족저근막염

4. 발의 변형과 질환의 테이핑

1) 중족골 골두통(횡아치 교정)

정상보행을 하지않고 오래 걷거나 발의 앞부분에 체중이 실리는 하이힐을 신으면 걸을 때 발가락에 통증을 느낀다. 중족골 골두의 아치를 지탱하고 있는 인대가 늘어나 제 2, 3, 4 중족골 골두에 체중이 실려 아치가 무너지고 통증을 느끼게 된다.

▶ 테이핑 방법

- 형태 : 폭 5cm, 길이 20cm I자형, 폭 5cm, 길이 3.5cm I자형
- 발바닥 중앙에서(중족골 기준) 엄지와 새끼발가락 쪽으로 발가락을 발등쪽으로 제친 상태에서 당기면서 붙인다. 수주일 계속 붙이면 통증이 사라지고 굳은살도 유연해진다.
- 종골 뒷면에서 양쪽 중족골을 감싸며 중족골두쪽으로 붙인다.

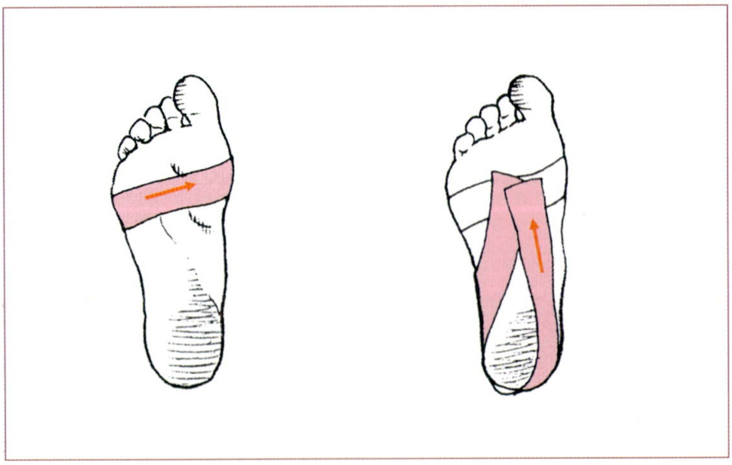

2) 편평족

내측 종아치가 없는 경우이며 선천성 후천성 모두 발바닥 종아치 부분이 얇고 편편하다. 체중이 가해졌을 때 생기는 경우를 유연성 평발이라고 하며 체중부하와 관계없이 생기는 것을 강직성 평발이라 한다. 족저 테이핑에 종아치 교정 테이핑을 병행하면 발바닥 아치를 보호하며 꾸준히 붙이면 원상태로 회복된다.

▶ 테이핑 방법

- 형태 : 폭 5㎝, 길이 40㎝ I자 테이프
- 평발은 가능하면 어릴 때부터 테이핑을 하고 운동을 시킴으로써 교정하는 것이 바람직하다.
- I자 테이프를 새끼발가락 연결부분 발등에 고정시키고 발등을 한번 감싼 다음 발뒤꿈치를 지나 내측 복사뼈까지 붙인다.

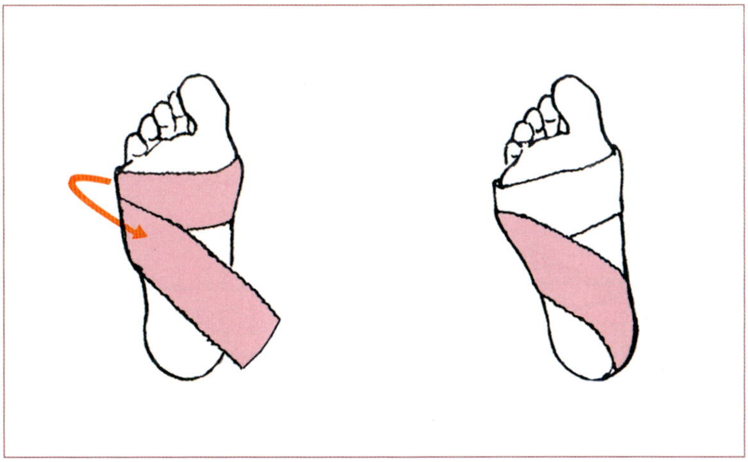

3) 외반무지

▶ 테이핑 방법

· 형태 : 폭 5㎝, 길이 25~30㎝ Y자형(기시부 3㎝)
　　　　폭 5㎝, 길이 15~20㎝ Y자형(기시부 5㎝)

· 짧은 테이프 Y자 기시부로 엄지 발가락을 감싼 다음 단무지굴근을 따라 뒤꿈치 중앙부위를 지나 새끼 발가락쪽까지 테이핑한다(①~③).

· 긴 테이프 기부는 부갑상선 반사구에 고정시키고 엄지쪽 Y자 테이프는 발가락 연결부분을 따라 새끼 발가락 연결부분에 붙이고 발등 부분쪽은 복사뼈를 향해 붙인다.

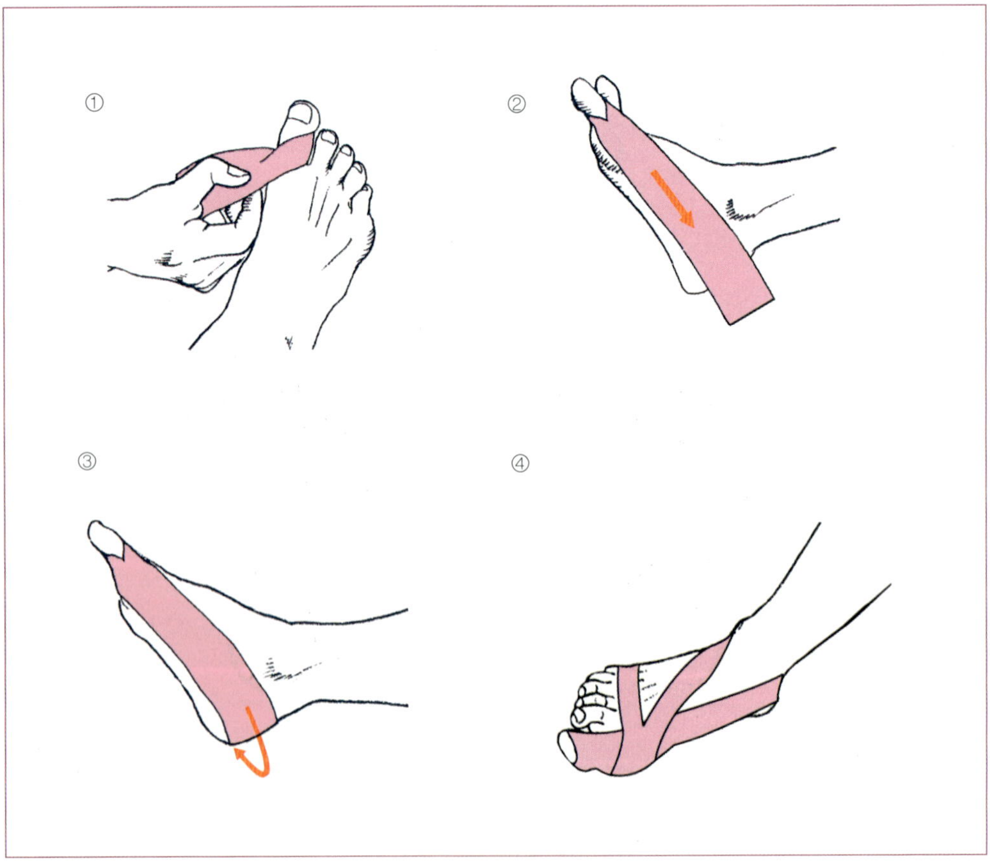

4) 강직성 굴지증

제1중족골 관절이 부분적 또는 완전히 강직되어 외반무지의 진행 또는 과잉부담으로 인한 변형성 관절증의 결과로 생긴다. 일정의 퇴행성 질환으로서 테이핑 요법은 외반무지 테이핑 방법과 동일하다.

5) 무지 경직

보행시 엄지발가락 과신전이 원인이 되어 엄지와 검지에 통증이 온다. 엄지 발가락이 제대로 움직이지 않으며 몸의 균형이 잘 잡히지 않는다. 발의 제3근육층인 단무지굴근에 테이핑한다.

▶ 테이핑 방법

- 형태 : 폭 2.5㎝, 길이 15~20㎝ Y자형(기시부 3㎝ Y자)
- 다리를 옆으로 무릎을 구부리고 발바닥이 위로 향하게 한 다음 기시부는 뒷꿈치 옆으로 고정시키고 엄지 발가락 밑을 중심으로 Y자 모양으로 테이프를 붙인다.

6) 다리부종(림프, 혈액 순환 장애)

▶ 테이핑 방법

- 형태 : 폭 5㎝, 길이 25~30㎝ 수상형(기시부 2~3㎝), 2개
- 엎드린 자세에서 발가락을 지지해서 종아리 근육을 최대한 늘리고 수상형 테이프의 기시부를 외측 복사뼈 위, 발목 바깥쪽에 고정시키고 수상형 테이프의 윗부분은 사선으로 간격을 맞추어 벌려서 붙인다.
- 반대쪽 테이프는 먼저 테이프와 엇갈리게 붙인다.

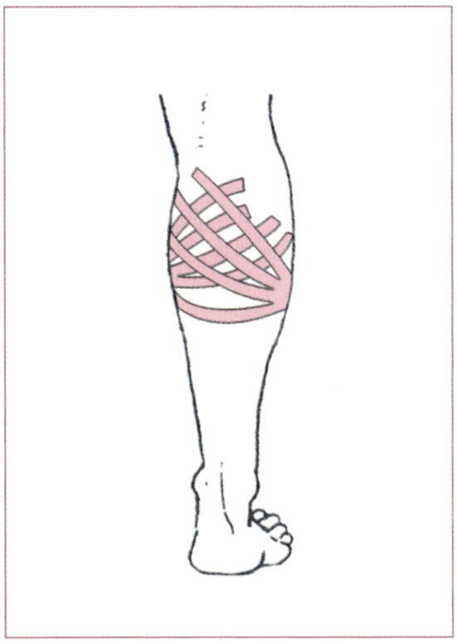

7) 정맥류

▶ 테이핑 방법

· 형태 : 폭 5cm, 길이 40cm Y자형 1개(기시부 5cm)
폭 5cm, 길이 20cm 수상형 1개

· 엎드린 자세에서 종아리 근육을 늘리고 Y자 기시부를 뒤꿈치에 붙인다.

· 발가락을 지지해서 아킬레스건을 늘리고 뒤꿈치와 아킬레스 건을 따라 붙이다가 비복근 아래에서 Y자로 벌려 장딴지 양쪽에 감싸듯 종아리를 붙인다.

· 수상형 테이프는 다리 내측에 기시부를 고정시키고 정맥류 부분을 감싸듯 적당한 간격으로 벌려 붙인다.

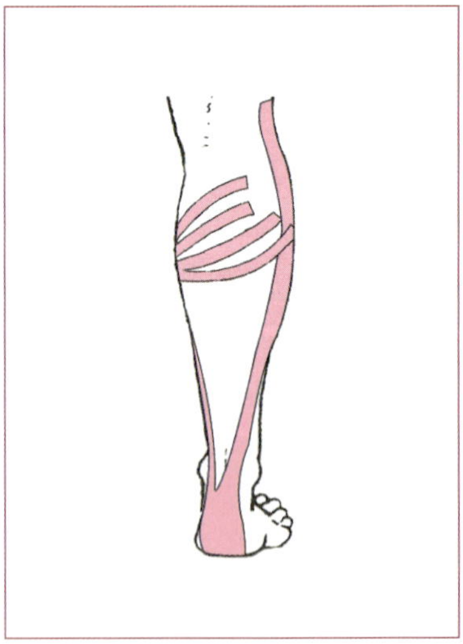

8) O형 다리

▶ 테이핑 방법

· 형태 : 폭 5cm, 길이 40cm I자형 1개
폭 5cm, 길이 15cm Y자형 1개

· 발끝을 펴고 I자 테이프 기시부를 바깥쪽 발 뒤꿈치에 고정시키고 외측복사뼈를 감싸며 무릎 바로 아래까지 붙인다.

· Y자 테이프 기시부를 아킬레스건 바깥쪽에 고정시키고 Y자 한쪽은 발등을 감싸며 제1중족골 밑을 향해 붙이고 다른 한쪽은 발목을 감으며 붙인다.

· 다리의 쥐(비복근)

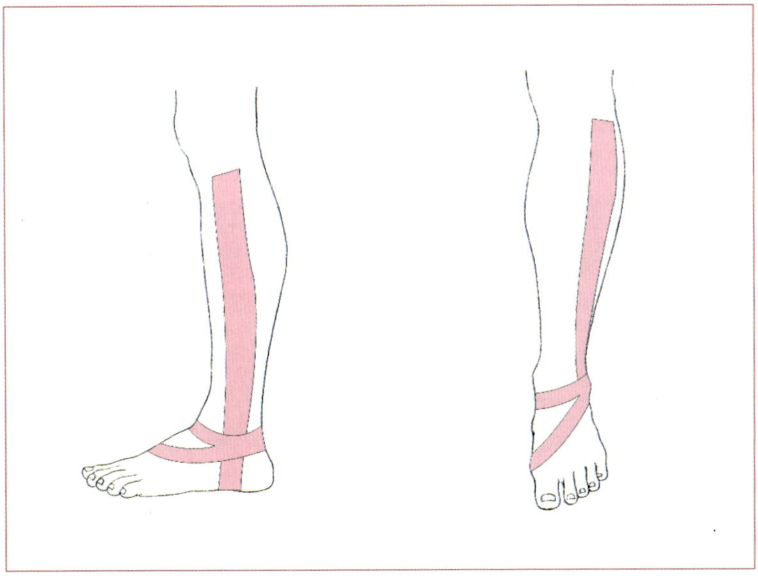

9) 망치 발가락

주로 두번째 발가락이 심하게 나타난다.

▶ 테이핑 방법

· 형태 : 폭 2.5cn, 길이 25cm I자형
폭 5cn, 길이 20cm 수상형(기시부 cm)

· 네발가락 Y자끝까지의 길이를 맞추어 발등이 당겨지게한 후 발목 위에 기시부를 정시키고 발가락을 구부리며 붙여나간다.

· 엄지발가락 등에 기시부를 고정시키고 발목을 약간 안쪽으로 비틀면서 정강이 외측부분에 붙인다.

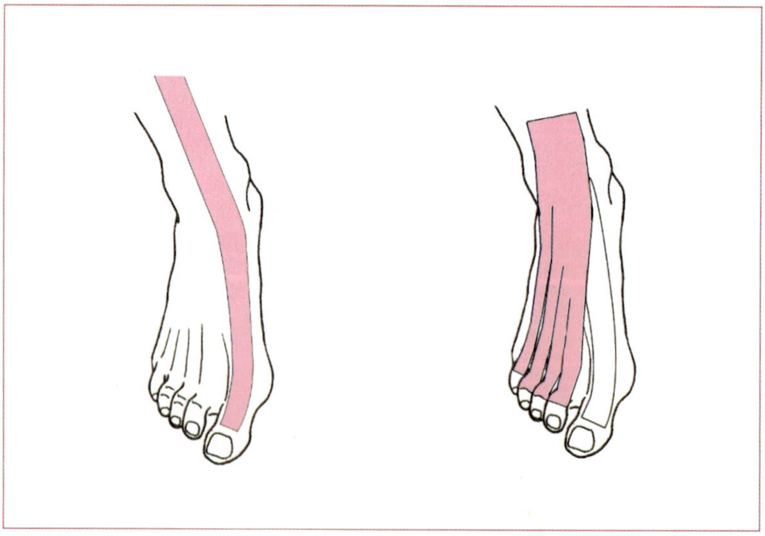

10) 발목 염좌

▶ 테이핑방법

· 형태 : 폭 5cm, 길이 30cm I자형 1개
폭 5cm, 길이 15cm I자형 1개
폭 5cm, 길이 50cm I자형 1개

· 다리를 똑바로 편 상태에서 발등 근육을 안쪽으로 구부려 15cm 테이프를 외측복사뼈 및 인대에 가로로 붙인다.

· 30cm 테이프의 기시부를 외측 복사뼈 아래에 고정시키고 비골근을 따라 무릎 아래까지 붙인다.

· 50cm 테이프 중간을 아킬레스건에 붙이고 발등쪽으로 X자가 되게 교체해서 붙인다.

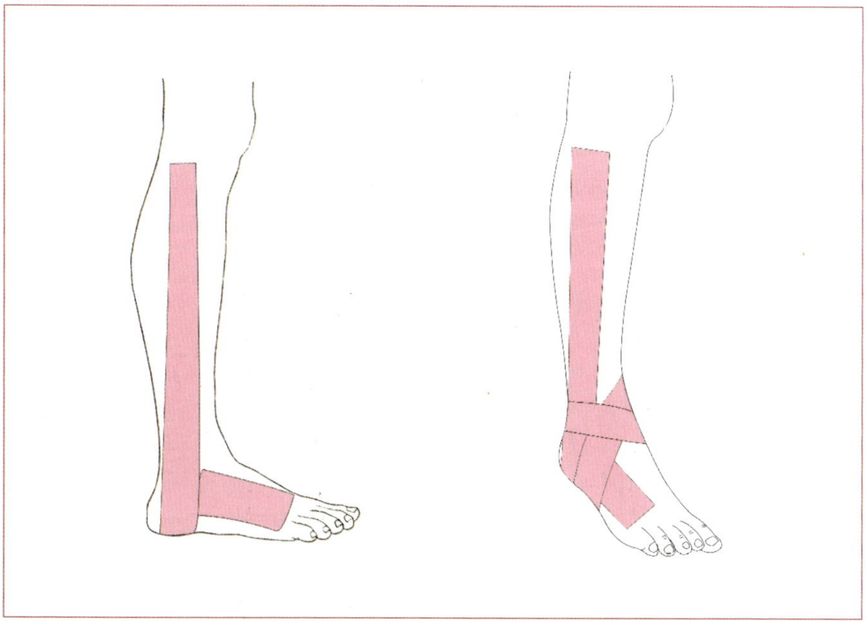

11) 발뒤꿈치 통증, 종골, 골극

① 자고 일어났을때 오래 앉았다 일어설 때 발뒤꿈치나 발바닥이 아픈 증상을 말한다. 발바닥에 세로로 이어져있는 근육(제1근육층)이 염증을 일으켜 나타나는 증상을 말한다.

② 체중증가와 발의 구조상 약함 때문에 흔히 통증이 온다. 정맥낭염에 염증이 생겨도 톤증이 온다. 이외에 통풍, 신경상처, 관절염 등도 관계가 있다.

 * 정맥낭염 : 종골 밑에 지방질이 없어져 충격을 방지하기 위해 Bursa(일종의 주머니)라는 쿠션이 생기는데 이것이 염증이 생기는 것이다.

③ 주로 노인에게 흔히 발생한다. 발뒤꿈치에 수분 및 교원질이 감소해서 신축성이 약해지는 퇴행성변화를 동반하는 경우가 있다.

▶ 테이핑방법

· 형태 : 폭 5cm, 길이 12~20cm 수상형
 폭 5cm, 길이 40cm Y자형 1개
 폭 5cm, 길이 15cm I자형 2개

· 수상형테이프는 족저테이프 방법 2와 같이한다.

· Y자형 테이프 기시부는 뒷꿈치에 고정시키고 아킬레스건을 지나 가자미근을 감싸듯이 양옆으로 붙인다.

· I자형 테이프를 양옆으로 뒤꿈치를 감싸며 붙인다(뒤꿈치 바닥과 뒤쪽에).

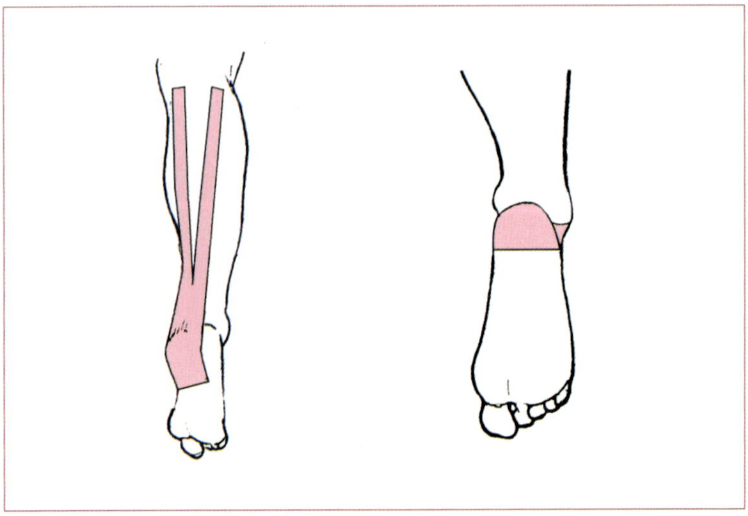

12) 굳은살, 갈라진 뒤꿈치

굳은살은 각질층 표면이 딱딱해져 주로 보행시발바닥이 닿는 부분이나 발이 변형되어 가장 체중부담을 많이 가하는 부분에 생긴다. 뒤꿈치 굳은살 부위에 테이핑은 수분증발을 억제하고 혈액순환 촉진으로 예방과 치료에 큰 효과를 기대 할 수 있다.

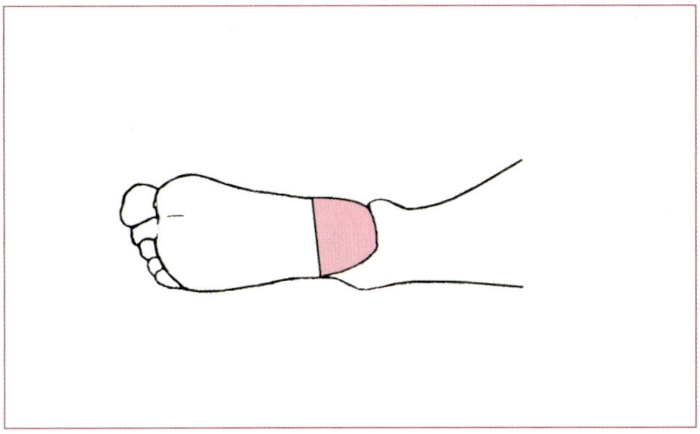

13) 다리의 쥐(상무시신근)

다리 앞쪽 중간부분에서 엄지발가락 발목 위부분까지 이어진 근육이다. 엄지발가락을 들어 올리면 발등에 통증이 있거나 걷기가 불편하고 다리에 쥐가 나기도 한다.

▶ **테이핑방법**

· 형태 : 폭 2.5cn, 길이 30cm I자형
· 발목을 곧게 펴고 엄지발가락 위에 고정시킨다.
· 다리의 약간 외측 옆쪽 근육이 솟아난 선을 따라 무릎 바깥쪽 아래까지 붙인다.

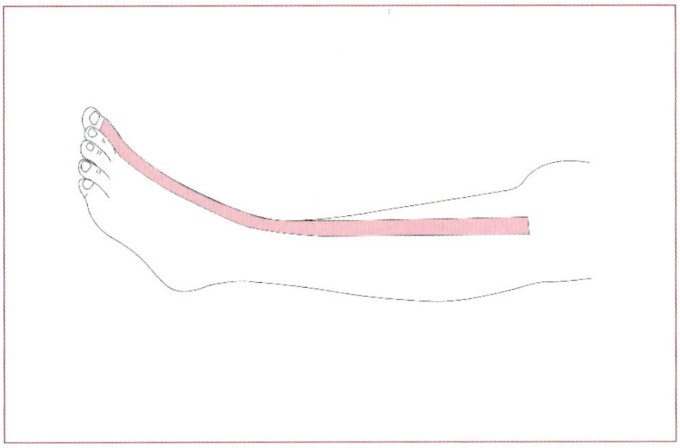

14) 다리의 쥐(비골근)

무릎에서 발목 윗부분까지 이어져 있으며 종아리 외측 측면에 위치한다.
발목을 안쪽으로 구부렸을때 다리 바깥쪽 측면에 통증이 온다.

▶ 테이핑방법

· 형태 : 폭 2.5cn, 길이 40cm I자형
· 앉은 자세에서 다리를 펴고 발목을 안쪽으로 구부린다. 새끼발가락 옆에 기시부를 고정시킨다.
· 외측 복사뼈 밑을 지나 무릎관절 옆까지 붙인다.

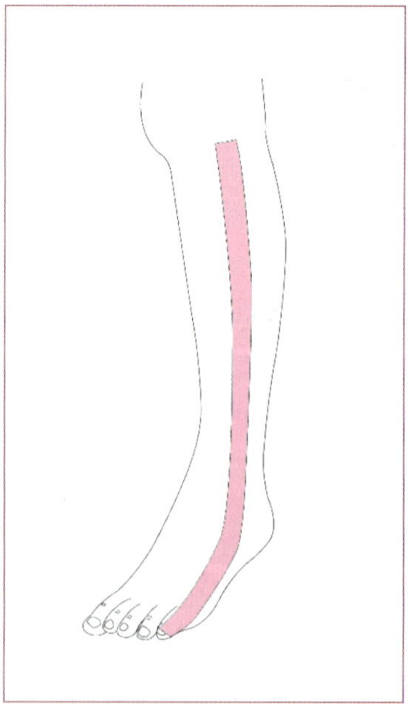

15) 다리의 쥐(비복근)

종아리 근육의 겉표면의 대부분을 차지한다. 이 근육은 발목의 저굴작용을 한다.

· 갑자기 운동을 하거나 굽 높은 신을 신고 장시간 보행시 근육 피로도 발생한다.

· 작용 : 족관절의 저측 굴곡 슬관절 굴곡보조

· 수면도중 갑자기 쥐가나면 통증은 다리 뒤쪽 오금부분에서 발바닥의 중앙까지 나타나며 빨리 걷거나 비탈길, 고르지 않은 길을 걸을때 통증이 심하다.

▶ 테이핑 방법

· 형태 : 폭 5cn, 길이 30cm Y자형(기시부 10cm)
　　　　폭 5cm, 길이 10cm I자형 2개

· 엎드려서 발목을 펴고 Y자 기부를 뒤꿈치에 고정한다.

· 발목을 구부리고 뒤꿈치와 아킬레스건을 따라 붙이다가 발복 위쪽에서 Y자로 벌려 장단지를 감싸듯 붙인다.

· I자 대이프를 근육 중간 부분에 위아래로 가로 테이핑한다.

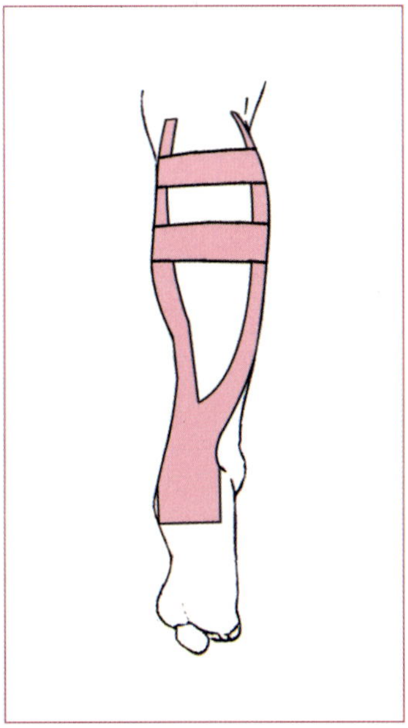

16) 발목 움직임 장애(전경골근)

무릎 앞쪽부터 발목의 윗부분까지 이어지는 다리의 앞쪽 근육으로 발목을 구부리거나 회전시키는 역할을 한다.

발목 앞쪽과 엄지발가락 등쪽이 아프거나 발목을 자주 삔다. 통증은 무릎아래부터 발목 앞쪽과 안쪽에 온다.

▶ 테이핑 방법

· 형태 : 폭 2.5cn, 길이 40cm I자형

· 발등 엄지와 검지 발가락 사이에 테이프 기시부를 고정시키고 발끝을 아래로 당겨 발목을 펴고 전경골근을 따라 무릎외측까지 붙인다.

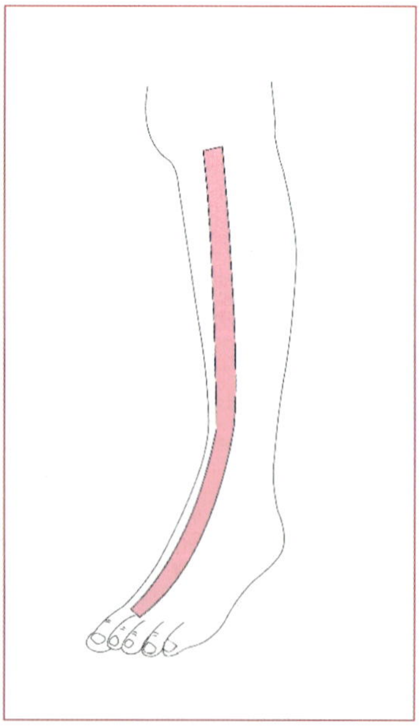

17) 아킬레스 건염

비복근과 가자미건이 모여 종골의 뒤쪽 위에 붙은 것으로 인대 중 가장 강하고 크다.

갑자기 격렬한 운동을 하면 이 부위가 붓고 통증이 온다. 종골과 발목이 아프고 뒷꿈치를 들고 설 수 없다.

▶ 테이핑방법

방법1

- 형태 : 폭 5cm, 길이 30cm I자형
- 발꿈치에서 기시부를 고정시키고 종아리 중앙을 따라 붙인다.

방법2

- 형태 : 폭 5cn, 길이 40cm Y자형(기부 10cm) 1개
  길이 10cm I자형 2개
- 비복근 테이핑을 한다.
- I자 테이프를 아킬레스 건위에 수직으로 붙인다.
- I자 테이프를 아킬레스 건위에 수평으로 붙인다.

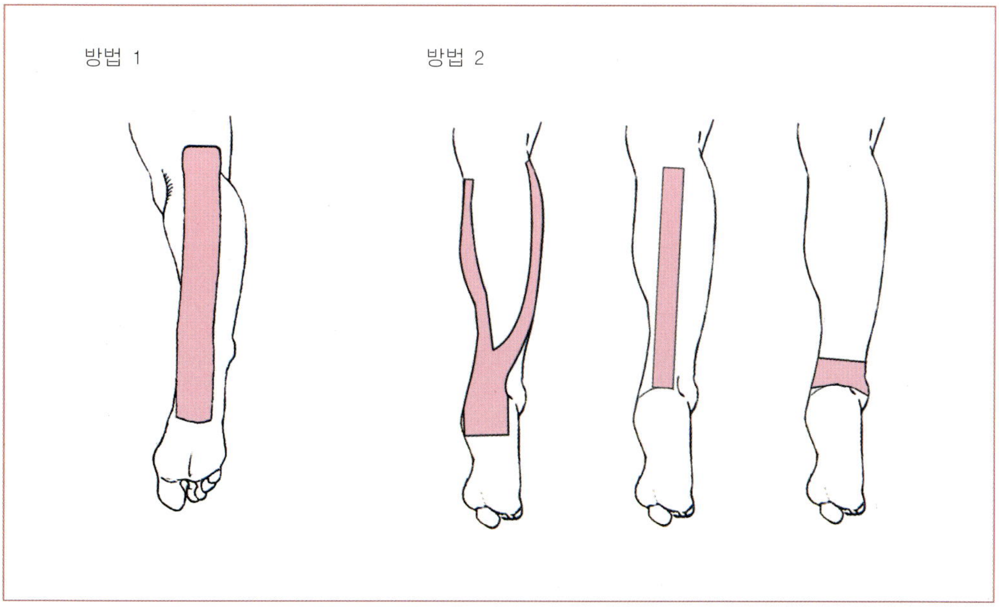

18) 퇴행성 슬관절염

슬관절염 대부분을 차지한다.

관절연골이 닳아 없어지면서 국소적인 퇴행성 변화가 나타나는 질환이다. 질환이 진행되 관절간격이 좁아지고 관절면에 날카로운 골극이 생기며 관절면 불규칙하게 된다. 퇴행성관절염은 관절연골의 퇴행성 변화때문에 발생한다. 외상병력이 없다.

▶ 테이핑 방법

· 형태 : 뒤쪽 : 길이 30~40cm Y자형 1개
앞쪽 : 폭 5cm 길이 10cm I자형 2개

뒤쪽(슬근)

· 엎드려서 Y자형 테이프 기시부를 대퇴이두근에 고정시킨다.
· Y자형 테이프는 무릎 뒤쪽 오목하게 들어간 부분을 향하여 양쪽으로 벌려 붙인다.

앞쪽(대퇴사두근)

· 앉아서 무릎을 구부리고 Y자형의 기시부를 대퇴사두근에 붙인다.
· Y자형 테이프 윗부분을 양쪽으로 교체하며 슬개골을 감싸듯 붙인다.
· Y자형(20cm) 기시부를 슬개골 아래 5cm 지점에 고정
· Y자형 윗부분을 슬개골을 감싸듯 붙임.
· 계단을 내려올 때 아픈경우는 무릎아래 쪽에 올라갈 때 아픈 경우는 무릎 위쪽에 I자 테이프를 수평으로 붙인다.

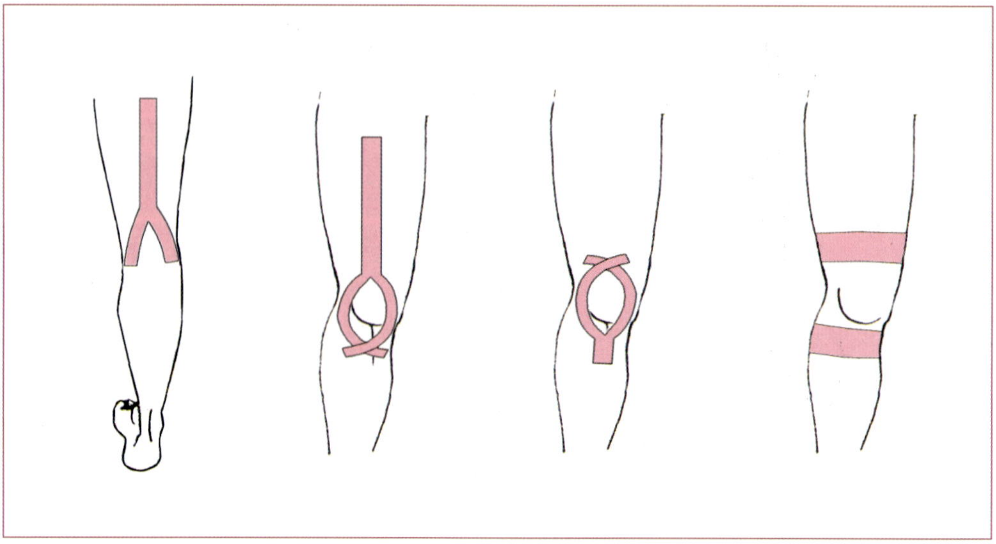

19) 슬개골 건염

주로 10, 20대 젊은 층에 많다. 동작이 많은 점프운동을 한 다음 무릎 하부가 아픈 경우, 무릎 부위가 많이 붓고 통증이 무릎 하부에 심하며 계단을 내려올 때 통증이 심하다.

▶ 테이핑 방법

· 형태 : 관절둘레 : 폭 5cm, 길이 30~40cm, I자형
　　　　　　　　폭 5cm, 길이 20cm, Y자형 각 1개
　　　　가로 : 폭 5cm, 길이 10cm, I자형

· 무릎을 구부리고 I자 테이프는 태퇴사두근을 지나서 제일 아픈 부위까지 지나서 붙인다.

· Y형 기시부를 무릎 하부에 고정시킨다.

· Y자형 윗부분은 슬개골을 감싸듯이 양쪽으로 교체하며 붙인다.

· 제일 아픈 무릎 아래에 I자형(10cm) 테이프를 수평으로 지나게 함.

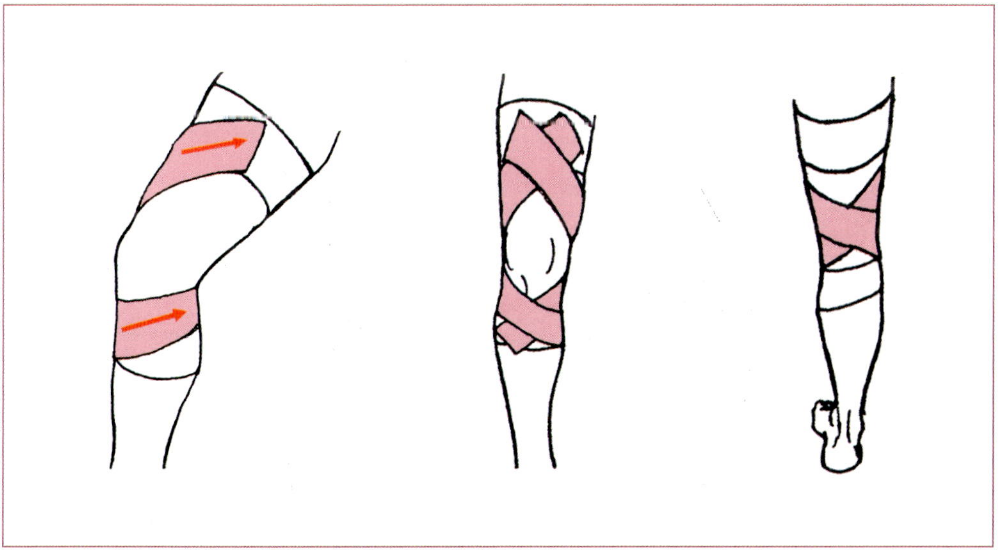

20) 슬개 대퇴 증후군

오래 걷거나 등산 후 장시간 운동을 한 후 무릎 부위가 아픈 경우, 슬개골 내측 관근이 약해져 통증이 생긴다.

▶ 테이핑 방법

· 형태 : 폭 5cm, 길이 40~50cm, I자형 1개
폭 5cm, 길이 20~25cm, Y자형 2개

· 옆으로 누워 무릎을 구부리고 I자형 테이프 기시부를 내측광근을 지나게 붙인다.

· Y자 테이프 기부를 슬개골 안쪽으로 가게 수평으로 고정시키고 Y자형 테이프의 윗부분을 벌려서 슬개골을 감싸며 양쪽으로 교체해 붙인다.

· Y자형 다른 1개를 슬개골을 감싸며 붙인다.

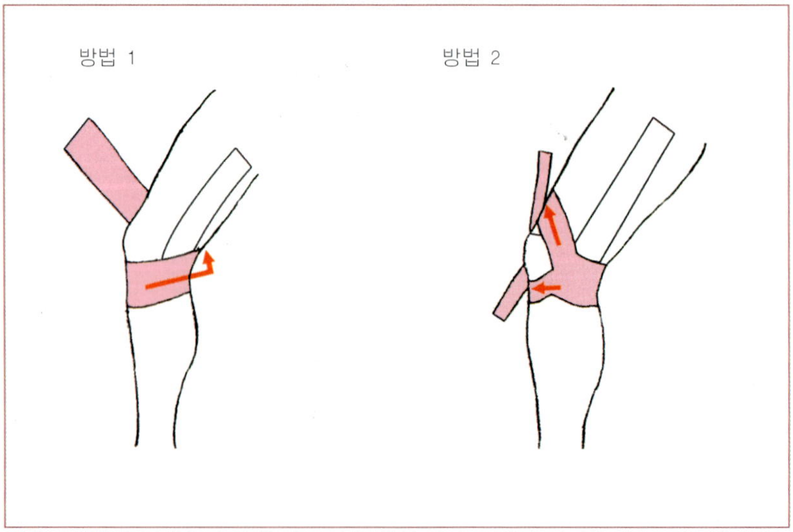

21) 이상근 증후군

이 근육 밑으로 엉덩이와 다리쪽으로 가는 둔근 신경과 좌골 신경이 지난다. 이상근이 긴장하거나 뭉쳐서 좌골 신경을 누르면 다리 뒤쪽 엉치가 저리고 발바닥까지 저리다. 허리 디스크가 아닌데도 같은 증상이 나타난다.

▶ 테이핑 방법

- 형태 : 폭 5cm, 길이 25cm, Y자형 1개
- 옆으로 누워서 다리를 위로 들게 한다.
- Y자 기시부를 꼬리뼈 조금 위에 붙인다.
- 무릎을 구부려 다리를 앞으로 내밀고 T자 윗 부분은 고관절을 향해 Y자로 벌려 엉덩이를 감싸듯 붙인다.

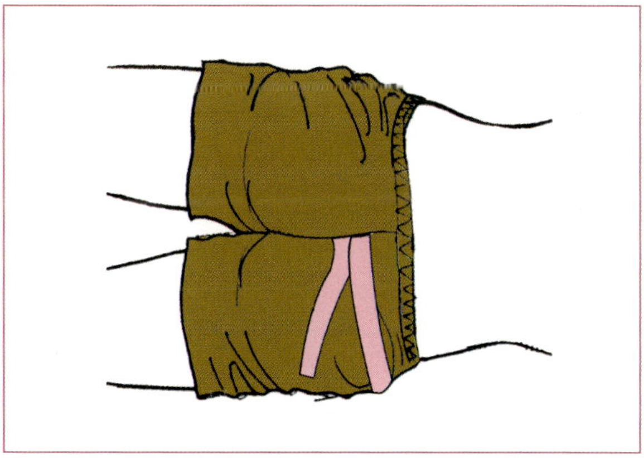

22) 무릎관절

▶ 테이핑 방법

· 형태 : 폭 5cm, 길이 30cm, I자형 1개
　　　　폭 5cm, 길이 25cm, I자형 1개

· 무릎을 구부리고 무릎 아래 뒤쪽에서 부터 감으며 무릎 위쪽으로 무릎둘레를 감싸며 붙인다.

· 반대로 교차되게 붙인다.

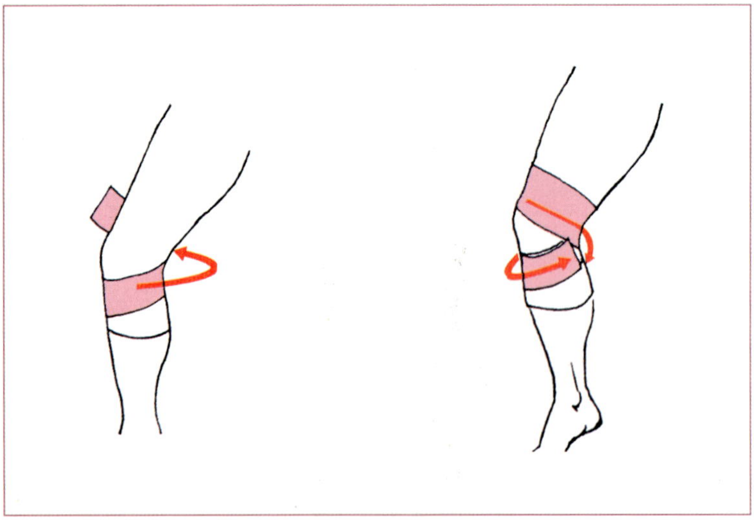

23) 허벅다리 통증

허리 3, 4번 디스크에 의해 허벅다리 앞쪽이 저리고 당긴다. 날씨가 습하거나 추운 날 육체적으로 일을 많이 하면 통증이 심하고 엎드려 무릎 구부리면 안쪽 통증이 있다.

▶ 테이핑 방법

· 형태 : 폭 5cm, 길이 30cm, I자형 3개
· 누워서 무릎을 구부리고 I자 테이프를 허벅다리 앞 중앙에 수직으로 붙인다.
· 양옆에도 테이프를 붙인다.

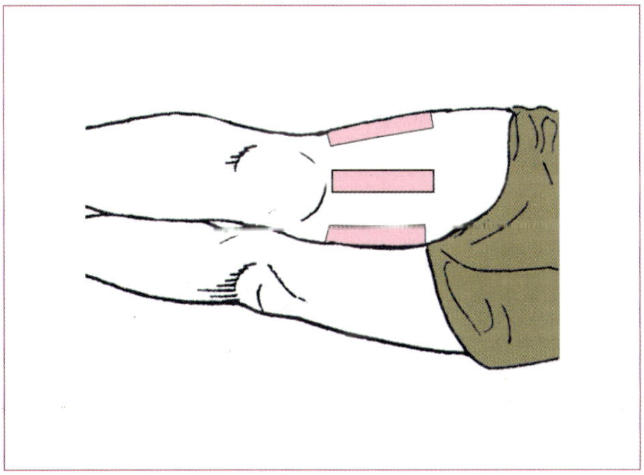

24) 퇴행성 고관절 염(무혈성 괴사)

진단

- 보행시 대퇴근막 장근이 아프다.
- 앙아위 자세에서 4자 자리를 하면 고관절 통이 온다.

▶ 테이핑 방법

- 형태 : 폭 5cm, 길이 30cm, I자형 1개, I자형 2개
- 옆으로 누워서 무릎을 45° 정도 구부리고 대퇴근막장근을 따라 붙인다.
- 대퇴골을 중심으로 I자형 테이프를 X자 모양으로 붙인다.

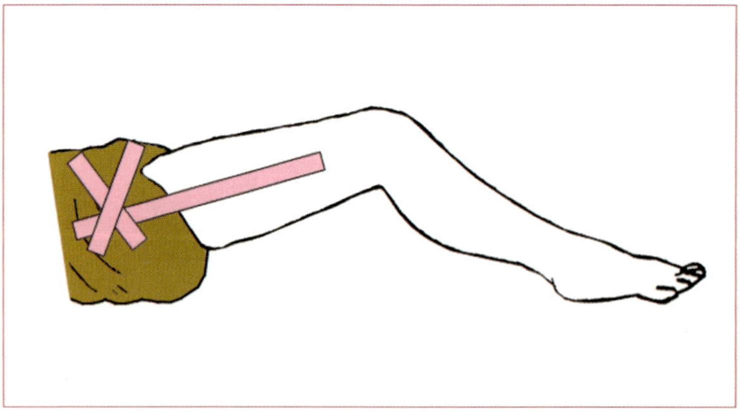

25) 박근(허벅지 안쪽에서 무릎까지 통증)

· 박근은 치골에서 허벅지 안쪽을 거쳐 무릎의 안쪽까지 이어지는 길고 가느다란 근육이다. 허벅지를 안쪽으로 회전시키고 종아리를 구부리는 기능을 한다. 요가나 태권도 등으로 다리를 심하게 벌리는 운동을 하면 통증이 온다.

▶ 테이핑 방법

· 형태: 폭 2.5cm, 길이 45cm, I자형 1개
· 허벅지 안쪽 위에 기시부를 고정시킨다.
· 안쪽 근육을 따라 붙이다가 무릎 아래로 감싸듯 붙인다.

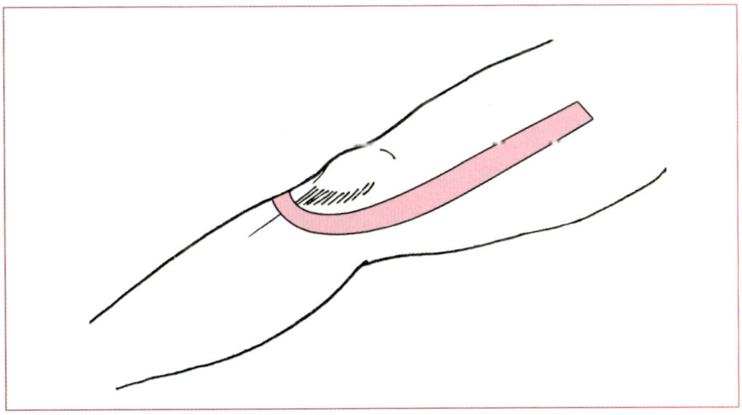

26) 내전근(허벅지 안쪽 통증)

치골에서 허벅지 안쪽으로 이어진 근육이다. 허벅지를 안쪽으로 회전시키고 종아리를 구부리게 한다. 장내전근, 단내전근, 대내전근, 3종이 있다.

격렬한 운동을 할 때, 무거운 것을 들 때, 고관절을 틀을 때 허벅지 안쪽에 통증이 온다.

▶ 테이핑 방법

- 형태 : 폭 5cm, 길이 30cm, I자형 2개(Y자형으로도 붙임)
- 무릎을 구부린다. 허벅지 안쪽 서혜부쪽에 테이프의 기시부를 고정시킨다.
- 무릎을 최대한 구부리고 무릎을 접은 상태에서 테이프를 붙인다.
- 내전근은 림프순환에 도움이 되고 생리통, 자궁후굴, 유주신, 감기, 불면증, 어지러움증, 이명 증세에 효과적이다.

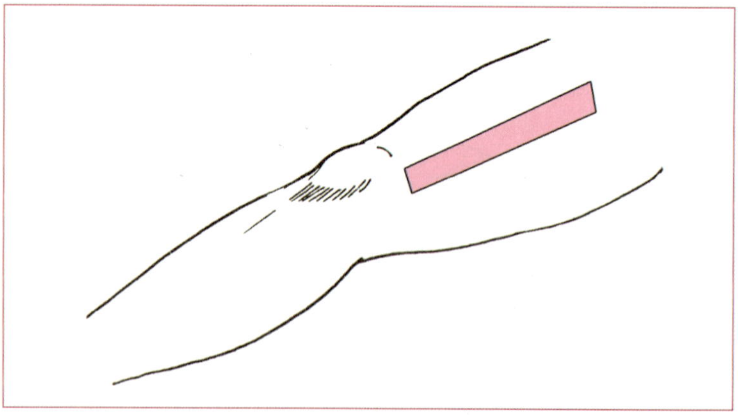

27) 좌골신경통

좌골신경은 제 4, 5 요추신경과 제 1, 2, 3 천추신경으로 구성되며 엉덩이를 통해 허벅지 뒤쪽으로 내려가 종아리를 지나 발끝까지 분포한다. 좌골신경통은 무릎 아래로 방사되는 통증을 말한다.

요추 이상과 내장 이상에서 발생되는 경우가 있는데 요추 이상의 경우는 한쪽 다리에서 통증이 오고 당뇨, 부인병 등 내장에서의 이상은 양쪽다리에서 통증이 생긴다.

▶ 테이핑 방법

- 형태 : 길이 30cm, I자형 4개
- 요추 좌우에 테이프를 붙인 다음 30~40°로 테이프를 X자로 붙이고, 그 위에 ankor와 수평으로 테이프를 붙인다.
- 다리에 통증이 있을 때는 장골에서 다리까지 테이프를 붙인다.

방법 1 방법 2

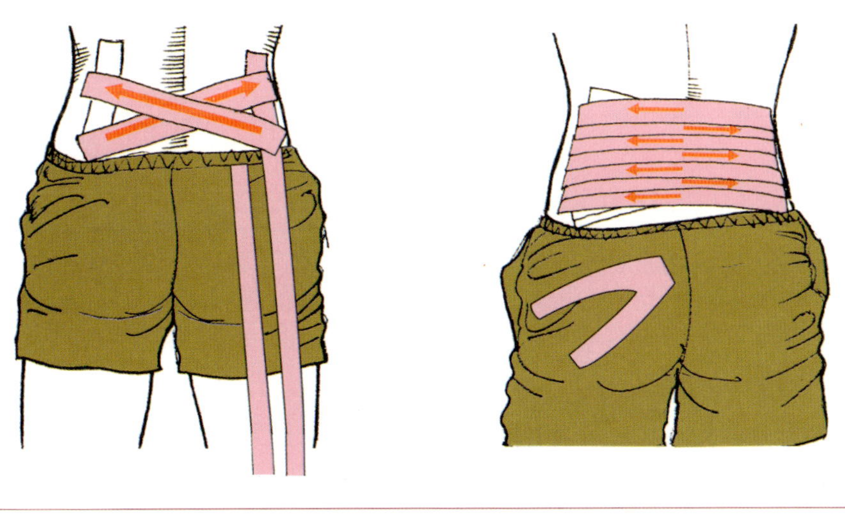

5. 다리의 근육

1) 대둔근

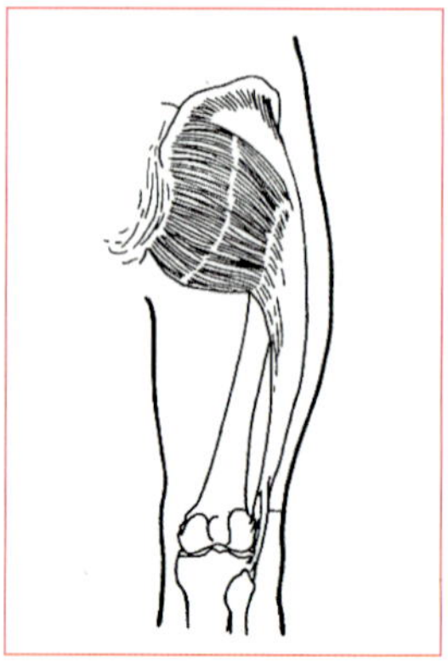

엉덩이 표면에 있는 넓은 사각형의 근육으로 무릎관절을 구부리거나 고관절을 펴는 기능을 한다. 계단을 오르내릴 때 사용되는 근육이다.

- 작용 : 고관절의 강한 신전, 고관절의 신전 상태에서 외회전
- 증세 : 허리를 구부리고 산을 오를 때 앉은 자세에서 일어날 때 통증이 온다.

2) 박근

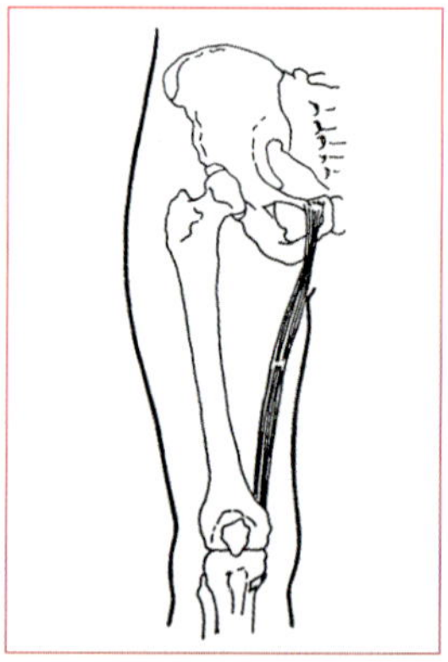

치골에서부터 허벅지 안쪽을 거쳐 무릎의 안쪽까지 이어지는 길쭉하고 가는 근육으로 허벅지를 안쪽으로 회전시키고 종아리를 구부리는 역할을 한다.

- 작용 : 고관절 내전, 슬관절 굴곡보조
- 증세 : 다리를 과도하게 벌리는 운동을 하고 나면 허벅지 안쪽이 쏘는 듯 아픔.
- 통증은 일정하게 나타나지만 다리를 모았을때나 걸을때에는 오히려 통증이 줄어든다.

3) 슬건근

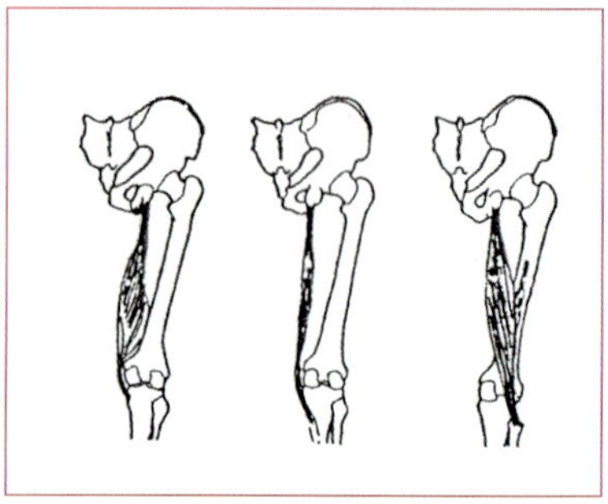

허벅지 대부분을 차지하는 근육으로 무릎을 구부리고 고관절을 신전시키는 기능을 한다.

- 대퇴이두근 :
  - 작용 : 고관절 신전, 슬관절 굴곡
  - 정지 : 경골과의 후내측면
  - 작용 : 고관절의 신전, 슬관절의 굴곡
- 반건양근 : 기시 : 좌골결절
  - 정지 : 경골의 전상부
  - 작용 : 고관절의 신전, 슬관절의 굴곡
- 증세 : 허리를 숙이거나 무릎을 펴려고 할 때 허벅지 뒤쪽이 당기고 통증이 온다. 엉덩이 주름이 생기는 곳에서 통증을 많이 일으키며 통증은 무릎 장딴지 까지도 확산되기도 한다.

4) 봉공근

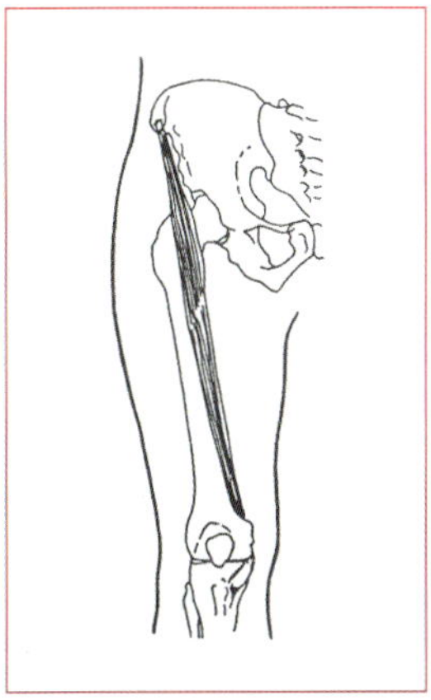

대퇴부 근으로부터 무릎 내측에 있는 긴 근육으로 대퇴의 굴곡, 내, 외전 하퇴의 굴곡 등을 한다. 인체에서 가장 긴 근육임.

- 기시 : 상전장굴극
- 정지 : 경골의 내측상부
- 작용 : 고관절의 굴곡, 외전, 외회선 보조, 슬관절의 굴곡, 내회전 보조
- 증세 : 내측 허벅지 통증(양반자세)

5) 내전근

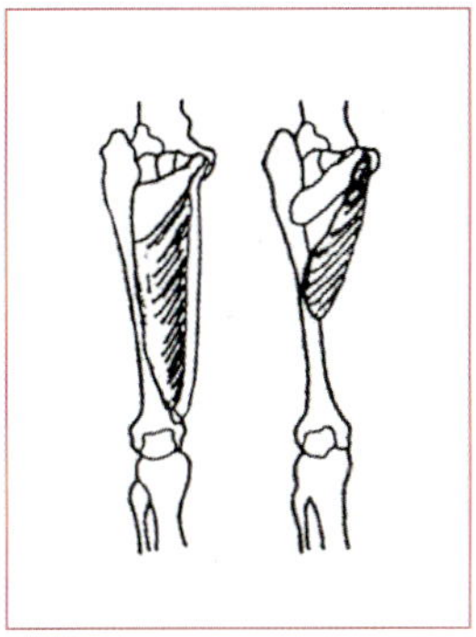

치골에서 허벅지 안쪽으로 이어진 근육으로 허벅지를 안쪽으로 회전시키고 종아리를 구부리는 데 관여 한다.

- 작용 : 고관절 내전, 굴곡과 내회전 보조
- 증세 : 무거운 것을 들 때 고관절을 비틀 때 허벅지 안쪽에 통증이 온다. 서혜부와 무릎의 앞쪽으로 통증이 이어진다.

6) 이상근

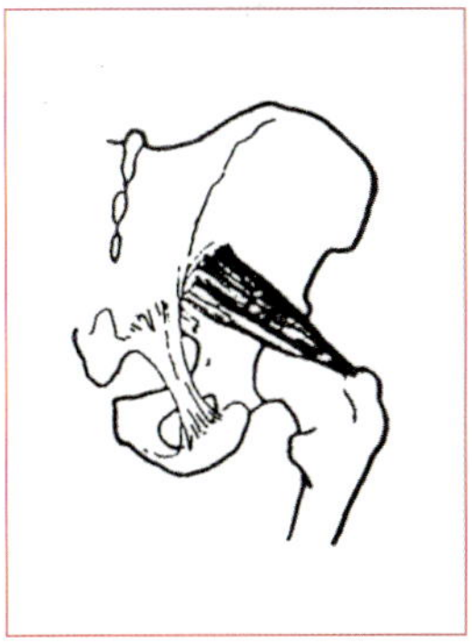

엉덩이 뒤쪽의 대둔근 속 깊은 곳에 위치하는 작은 근육으로 걸을 때 허벅지가 회전되는 것을 조절해 주고 고관절을 안정시킨다.

- 작용 : 고관절의 외회전
- 촉지 : 할 수 없다.
- 증세 : 양반다리 자세로 오래 앉거나 다리를 꼬고 앉았을 때 엉덩이 부위가 저리거나 통증이 심해지면 이상근을 검사해 본다.
- 좌골신경통의 원인 : 팔자 걸음을 걷는 사람의 이상근은 짧아져 있다. 이상근의 문제는 발바닥 저림으로 판단한다.
- 좌골신경통의 원인이 되고 이상근이 짧아지면 팔자걸음을 걷게된다. 이상근의 이상은 발바닥의 저린 증상으로 확인된다.

7) 대퇴사두근

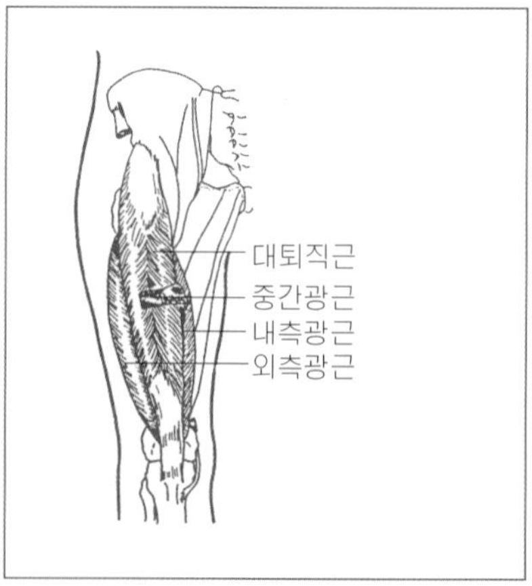

허벅지의 앞부분을 대부분 차지하는 근육으로서 있을 때 무릎이 꺽이는 것을 막고 걷거나 달릴 때 또는 일어설 때 무릎을 펴는 기능을 한다.

- 작용 : 슬관절 신전
- 증세 : 오래동안 쭈그리고 앉아서 일을 하다가 일어설 때 허벅지 앞쪽이 아프거나 무릎을 펴고 걷기가 힘들다. 이 근육이 약하면 무릎도 약해진다. 계단을 오를때도 무릎이 약해진 느낌이 든다.

8) 대퇴근막장근

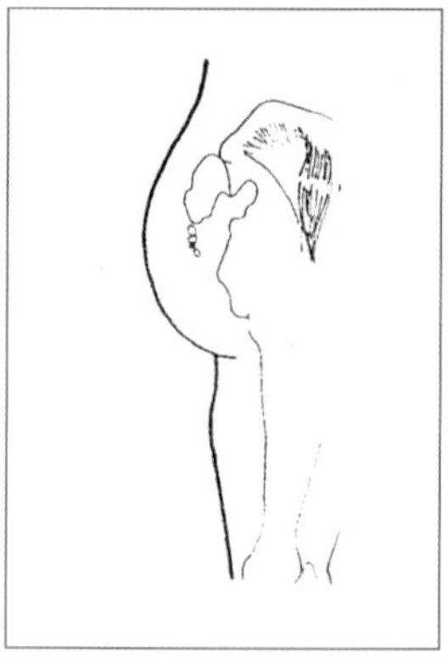

대퇴 상부에 있으며 하부는 장단지 인대에 옮겨서 무릎 외측까지 영향을 준다. 대퇴골의 굴곡, 외전, 무릎관절의 신전 등에 도움을 준다.

- 작용 : 보행시 신전된 슬관절이 무너지지 않도록 방지, 고관절의 외전보조, 내회전, 고관절 굴곡, 슬관절의 신전
- 증세 : 통증이 생기면 오래 서 있을 수 없고, 빠르게 걷지 못하며, 장경 인대염 등이 발생한다.

9) 비복근

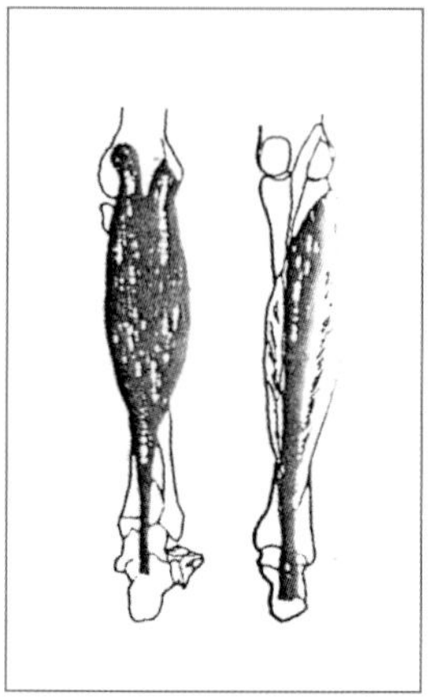

무릎 뒤쪽에서 아킬레스 건까지 이어지며 종아리 근육의 겉표면의 대부분을 차지한다. 수면중 갑자기 쥐가 나는 것은 이 부분이다.

- 작용 : 족관절의 저측 굴곡, 슬관절 굴곡 보조
- 증세 : 수면 중 갑자기 쥐가 난다.
- 다리 뒤쪽 오금부위에서 발바닥 족궁까지 연관되어 나타나며 빠른 속도로 걷거나 가파른 비탈길, 고르지 않은 바닥을 걸을때 통증이 심해진다.
- 이 근육으로 인한 경련은 급격한 운동이나 장시간 보험, 굽이 높은 신발을 장시간 신고 많이 걸었을때 근육의 피로에 의해 발생하는 경우가 대부분이다.

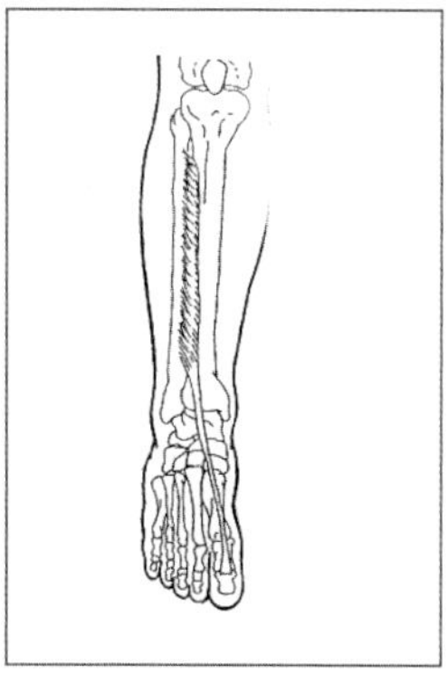

10) 장무지 신근

다리 앞쪽 중간 부분에서 발목 윗부분까지 이어진 근육이다.

・작용 : 무지신전, 발목의 배측 굴곡 보조

・증세 : 엄지 발가락을 들어 올렸을때 발등에 통증이 있거나 걷기가 불편하고 다리에 쥐가 난다.

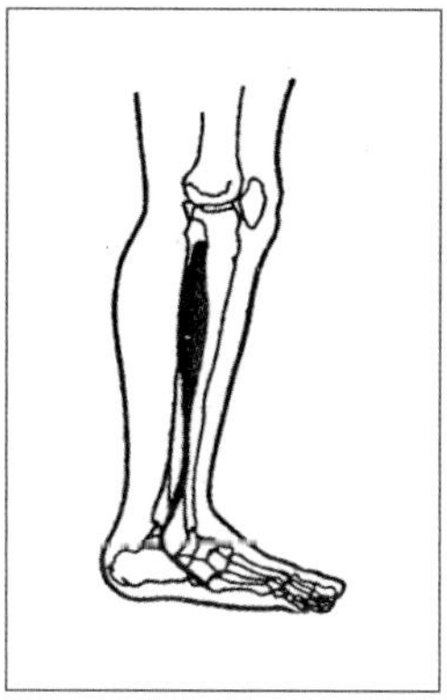

11) 비골근

무릎에서 발목의 윗부분까지 이어지며 종아리 바깥쪽 측면에 위치한다.

・증세 : 발목을 안쪽으로 구부렸을때 정가이 바깥쪽에 통증이 있다. 평발인 경우가 많다.

・단비골근

- 작용 : 발목의 외반, 저측굴곡 보조

・장비골근

- 작용 : 발목의 외반

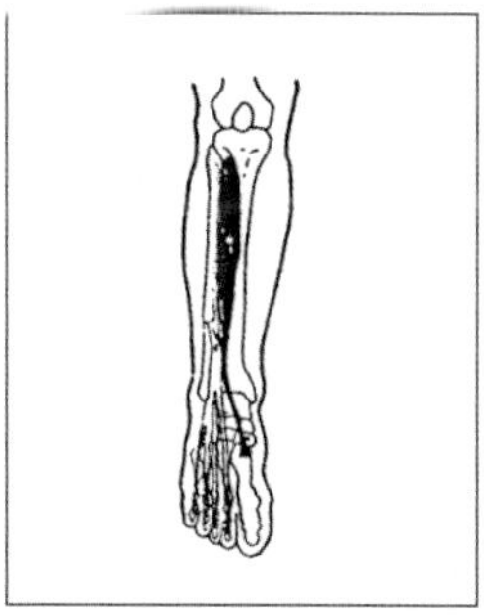

12) 전경골근

무릎 앞부터 발목의 윗부분까지 연결되는 다리 앞쪽 근육이다.

이 근육은 발목을 구부리거나 회전시키는 근육으로서 서있을때 자세 유지에는 관여하지 않는다.

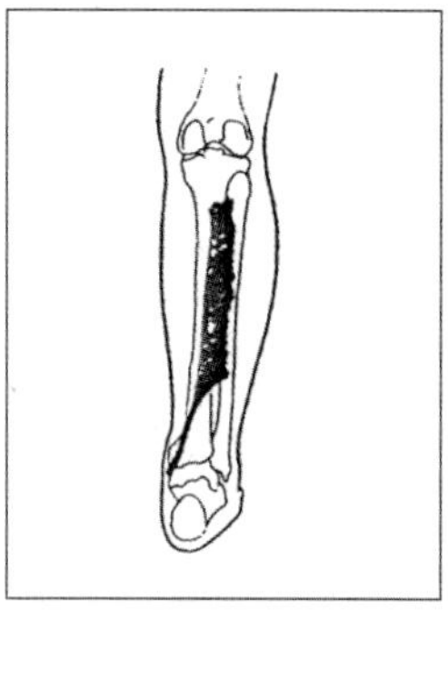

13) 후경골근

종아리 뒤쪽에 있는 근육으로 족부에 오는 충격을 완화시킨다.

・작용 : 족관절의 내반, 저측굴곡 보조

・증세 : 울퉁불퉁한 바닥길을 걸은 후 발목인대와 뒤꿈치에 통증을 유발, 점프를 반복하면 피로하게 되어 염증을 일으키기 쉽다.

14) 단무지굴근

엄지 발가락에서 발바닥으로 이어지는 짧은 근육으로 균형 잡는데 매우 중요하며 엄지 발가락을 구부리고 족궁 형성에 중요한 기능을 한다.

- 작용 : 무지의 중족지절 관절의 굴곡
- 증세 : 엄지 발가락 전체와 검지 발가락 안쪽에 나타난다.

15) 발의 제 1 근육층

- 무지 외전근
  - 작용 : 무지 중족 지절관절의 굴곡, 외전
- 단지굴근
  - 작용 : 제 2~5지 근위 지절 관절의 굴곡
- 소지 외전근
  - 작용 : 소지 중절골의 굴곡, 외전

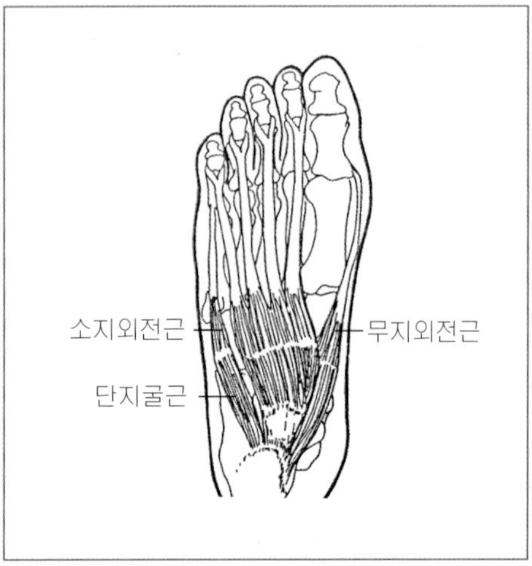

16) 발의 제 2 근육층

- 충양근
  - 작용 : 중족 지절관절 굴곡, 신전
- 족척방형근
  - 작용 : 원위 지절관절에서 장지굴근의 굴곡작용을 보조

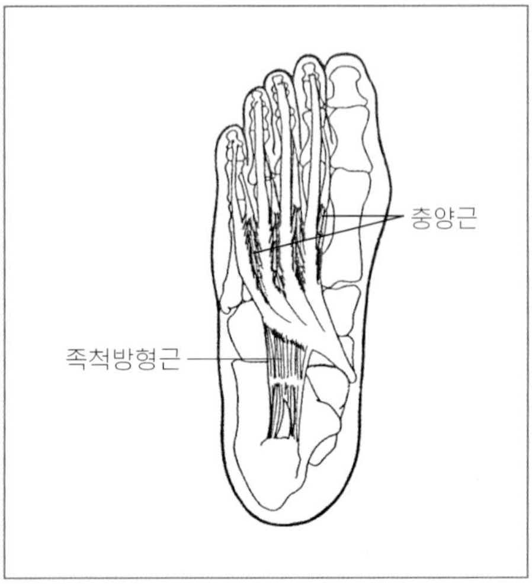

17) 발의 제 3 근육층

- 무지내전근
  - 작용 : 무지, 내전굴곡
- 단소지 굴근
  - 작용 : 중족 지절관절의 굴곡

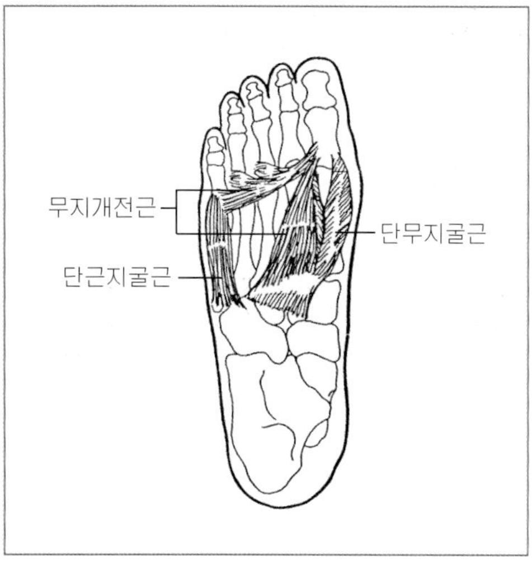

18) 발의 제 4 근육층

- 4개의 배측 골간근
- 3개의 저측 골간근
  - 작용 : 제 2~4지의 외전

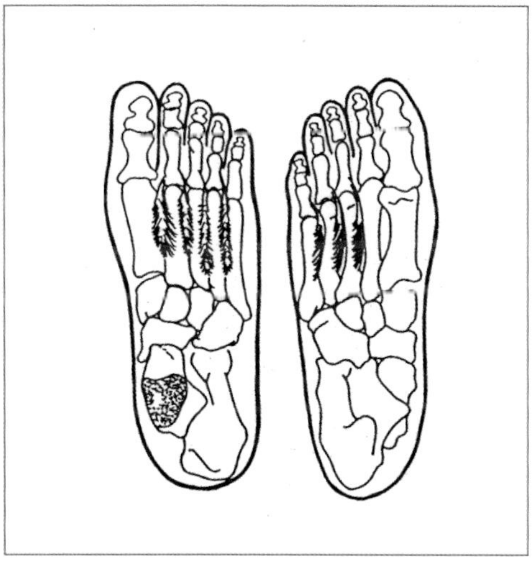

6. 발반사구에 붙이는 족저 테이핑

발바닥을 세로로 3등분 가로로 4등분하여 붙이는 방법이 있다.

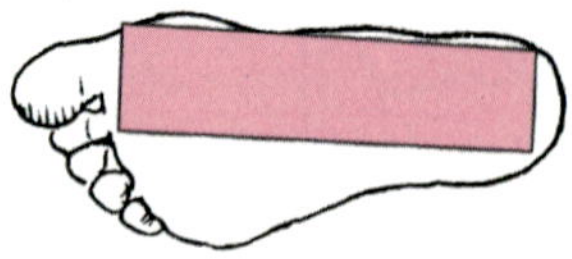

갑상선, 위, 췌장, 십이지장, 자궁, 전립선, 부갑상선, 경추, 흉추, 요추

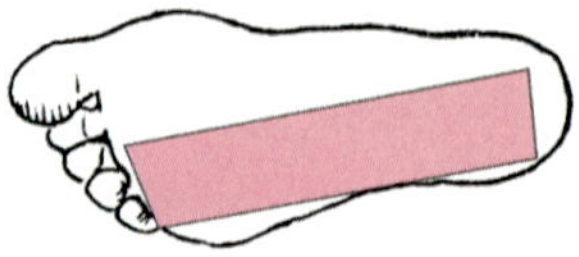

오른발(간, 담), 왼발(심장, 비장), 신장, 수뇨관

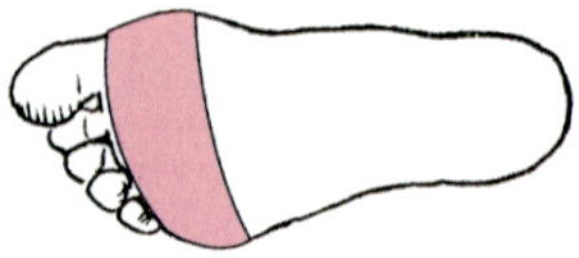

목, 눈, 귀, 승모근, 폐

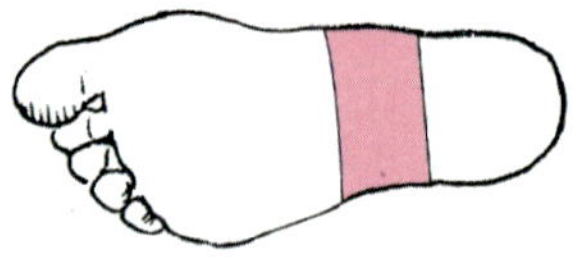

소장

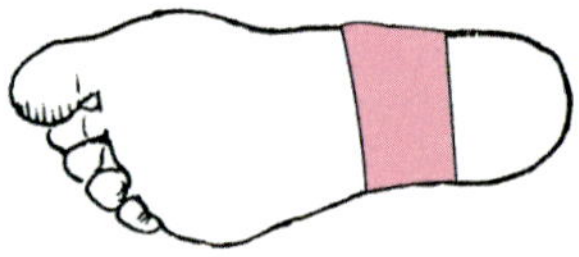

횡행결장, 방광, 오른발(맹장, 회맹변, 상행결장), 왼발(하행결장, 직장, 항문)

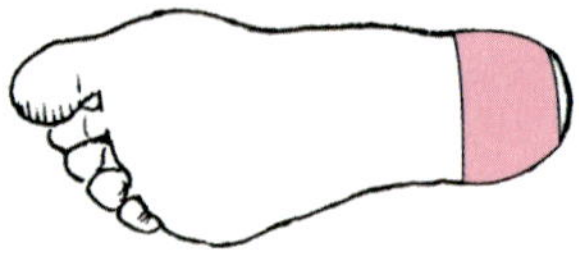

생식기

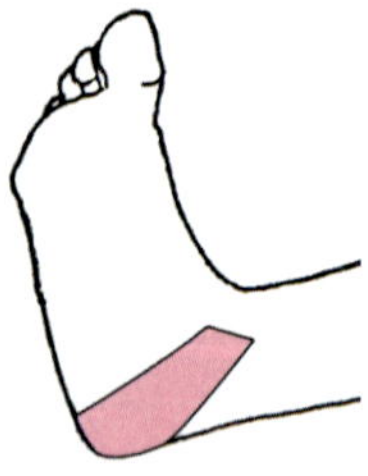

생식기, 요도, 고관절

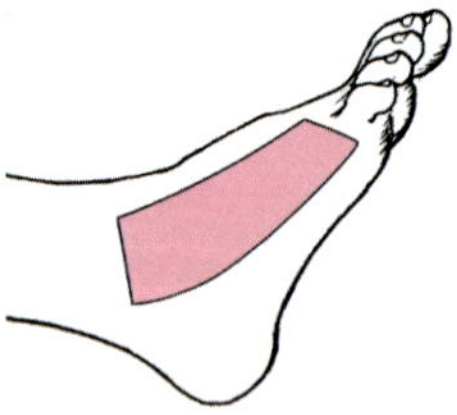

삼반규반, 흉부·상부림프선, 고관절

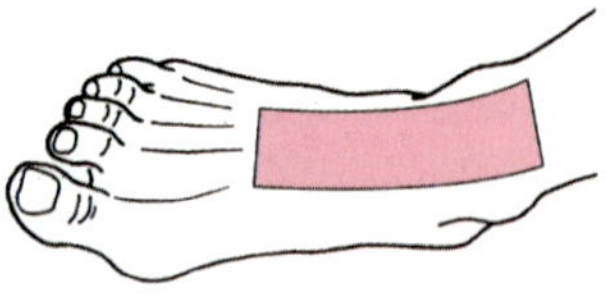

흉부림프선, 하부림프선, 성대, 횡격막, 서혜부 림프선

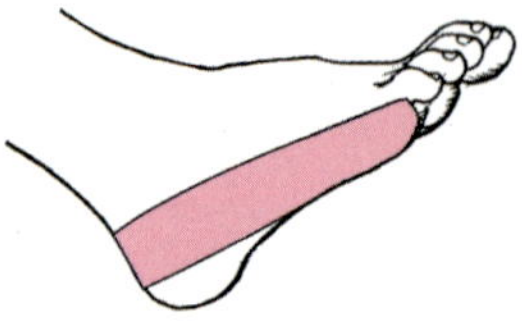

어깨, 팔관절, 슬관절, 자궁 전립선, 고관절

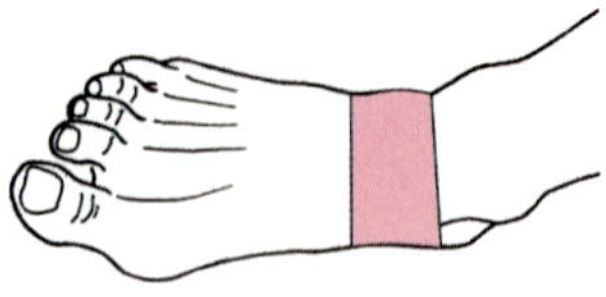

횡격막, 상하부 림프선, 늑골

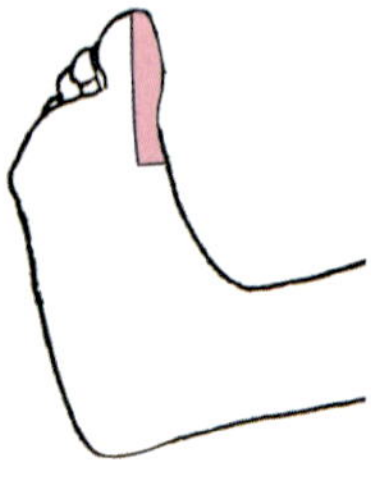

머리, 코, 목, 전두동, 부갑상선

7. 下肢 外 증상의 간편한 테이핑 요법

1) 코막힘과 비염

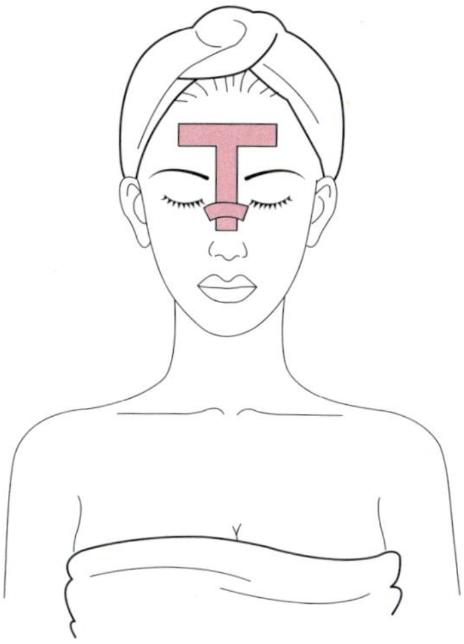

2) 코막힘, 충농증, 비염

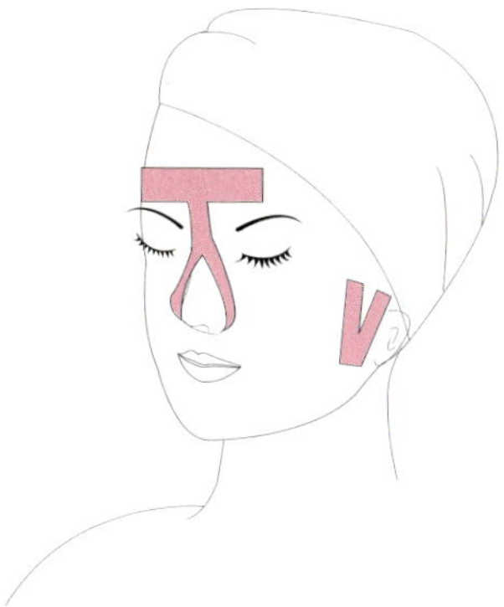

3) 눈의 피로, 시력저하

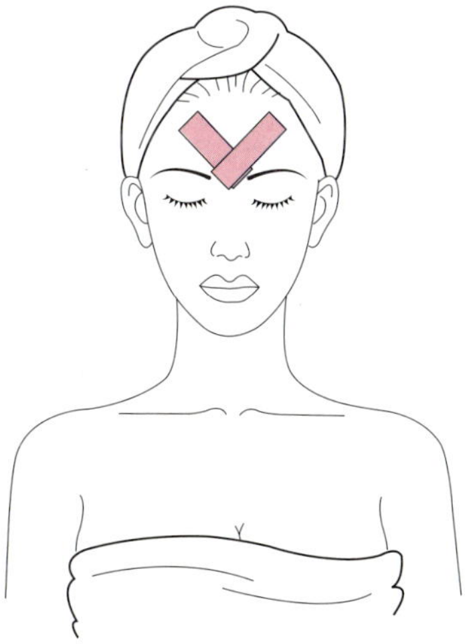

4) 두통, 눈의 피로

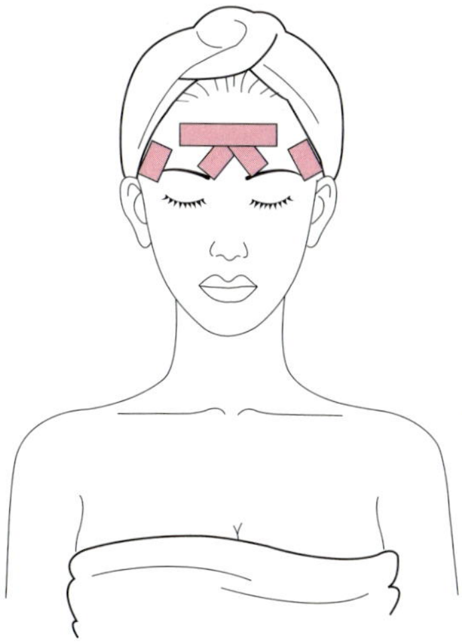

5) 뒷목과 어깨 통증

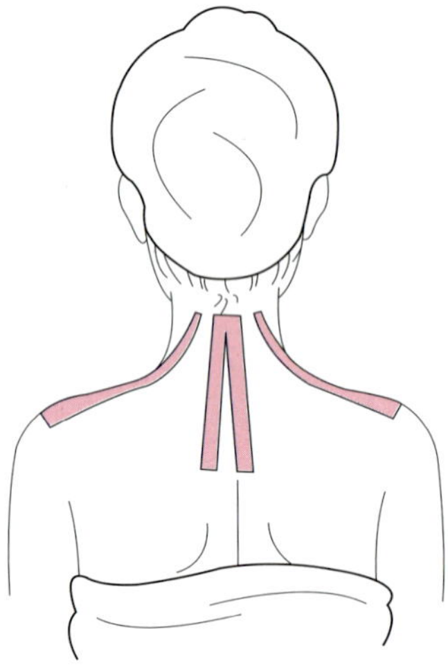

6) 뒷목 통증

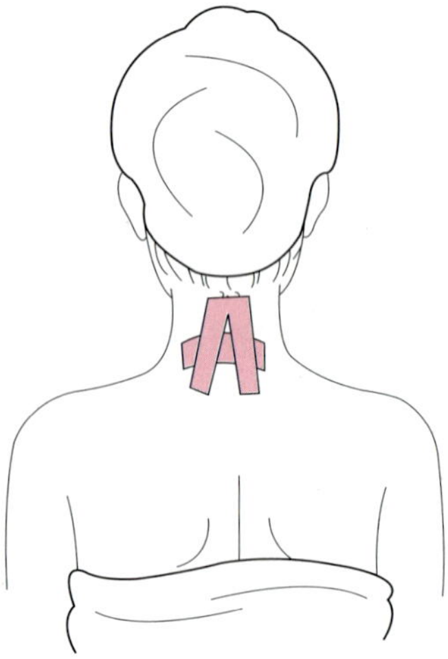

7) 어깨 통증

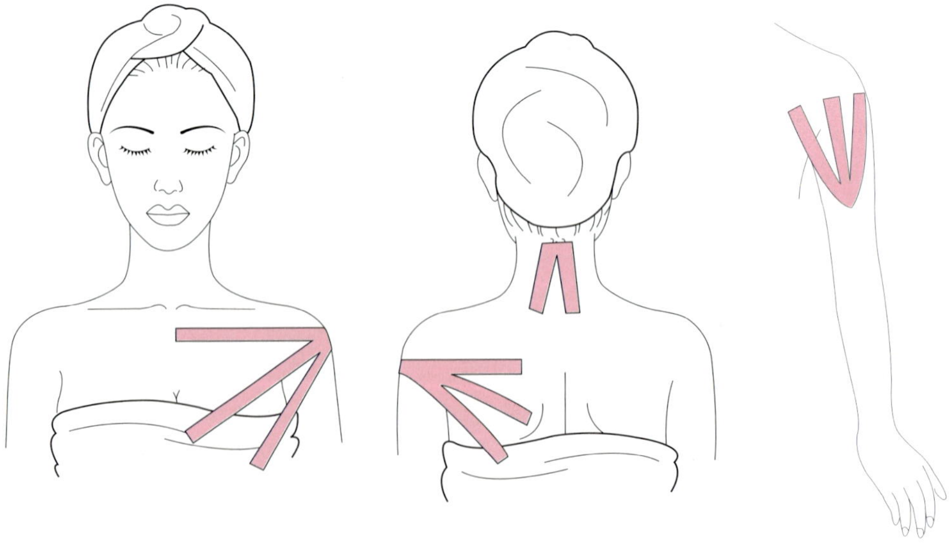

8) 어깨부위 통증

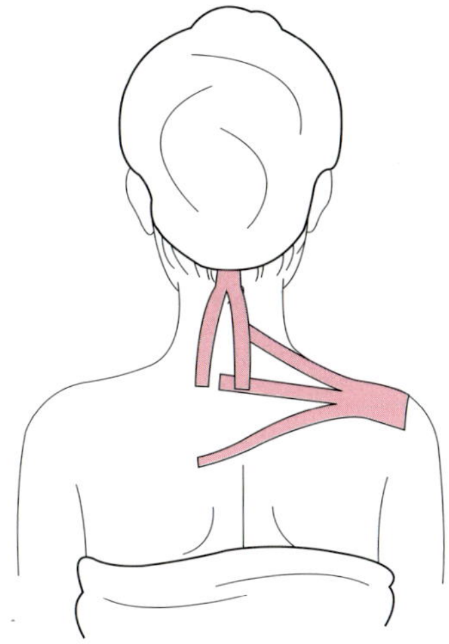

9) 견갑골 안쪽 통증

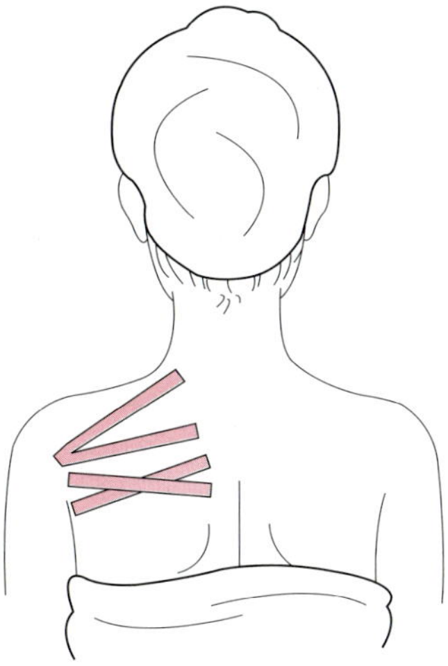

10) 오십견

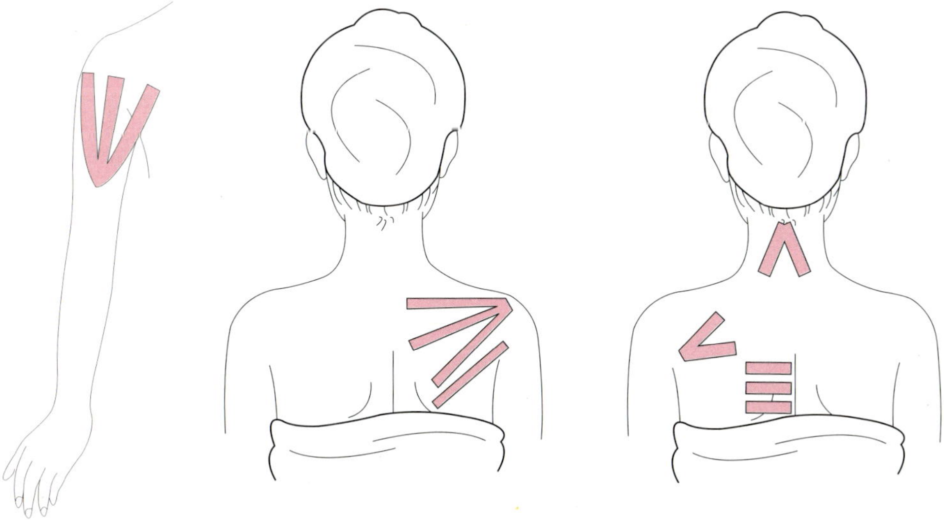

11) 기침으로 인한 통증

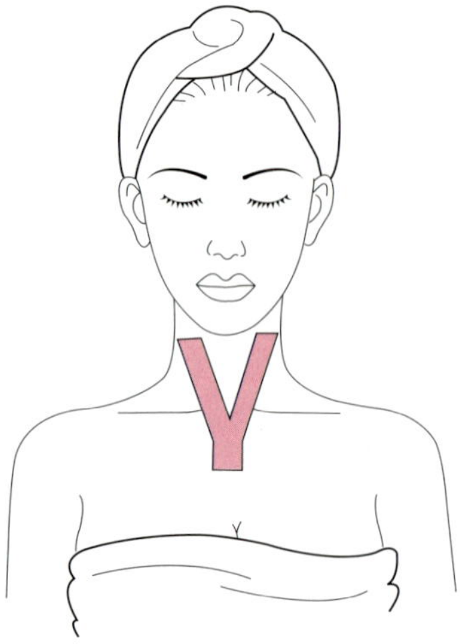

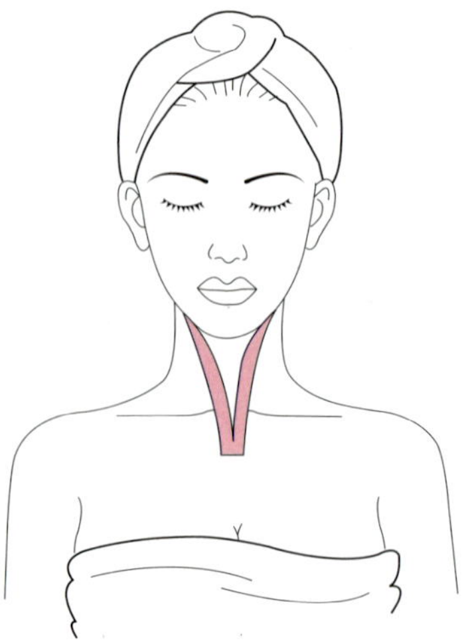

12) 기관지염

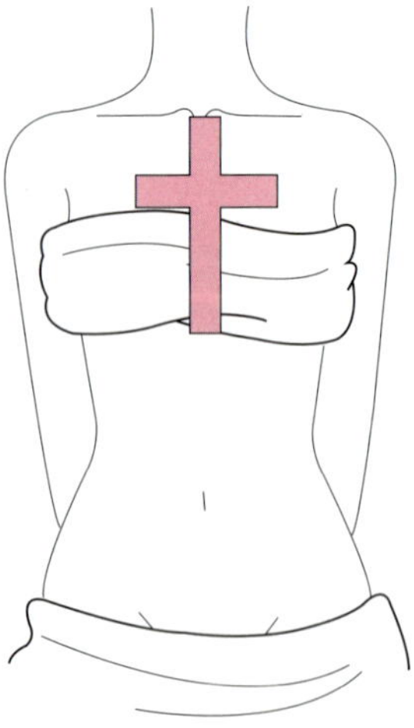

13) 편도선염

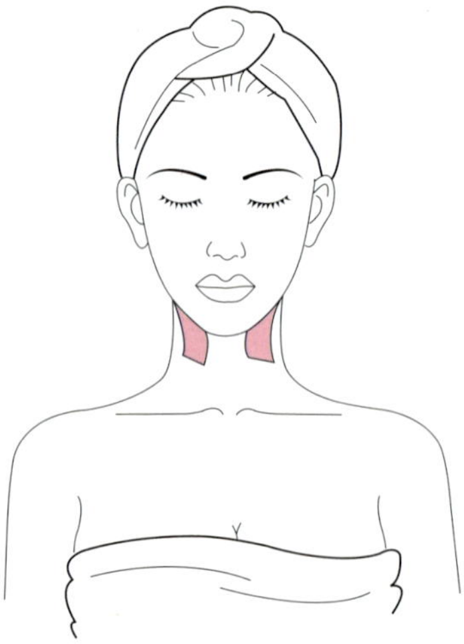

14) 천식

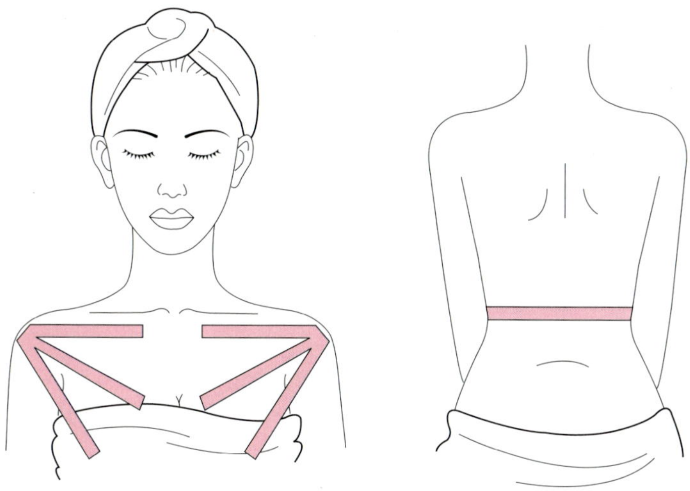

15) 소화안될 때

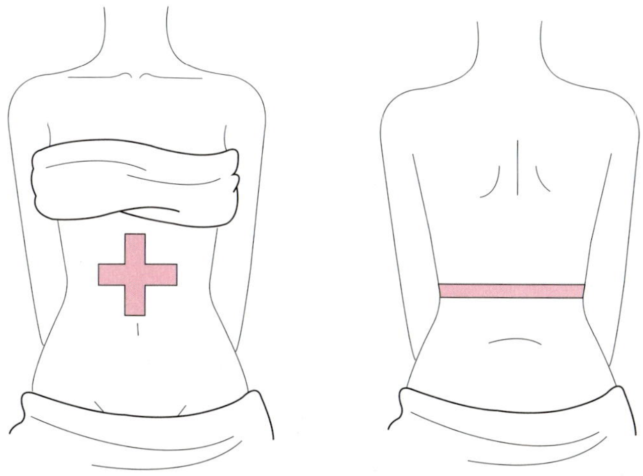

16) 변비

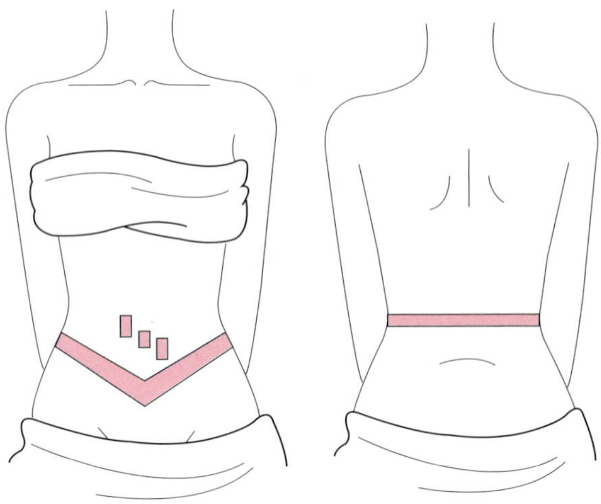

17) 위하수

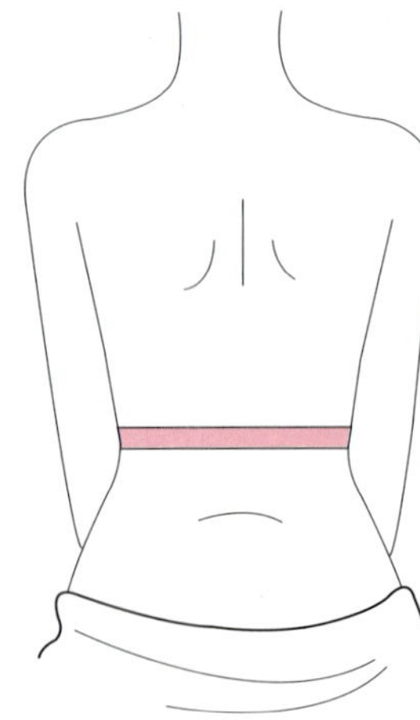

18) 이명

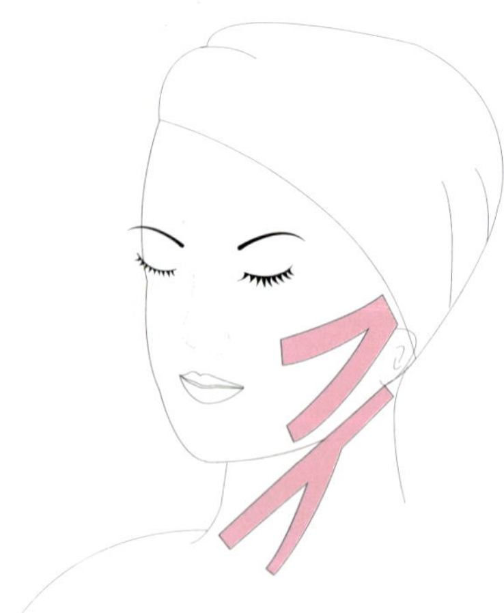

19) 방광염

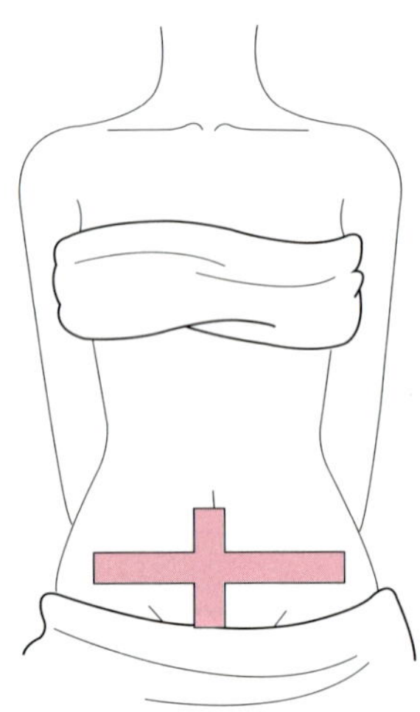

20) 생리통

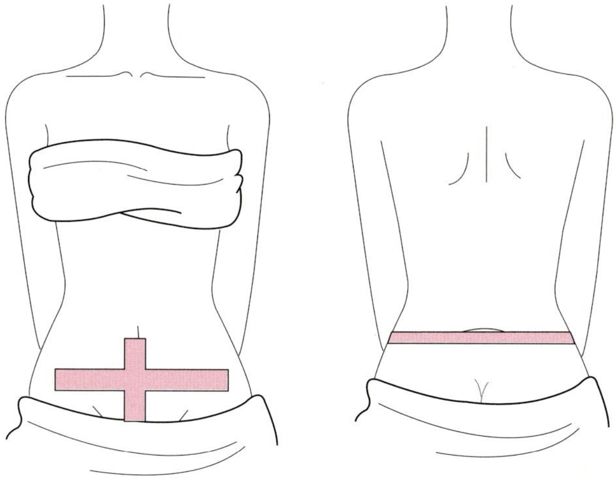

21) 윗배가 아플때

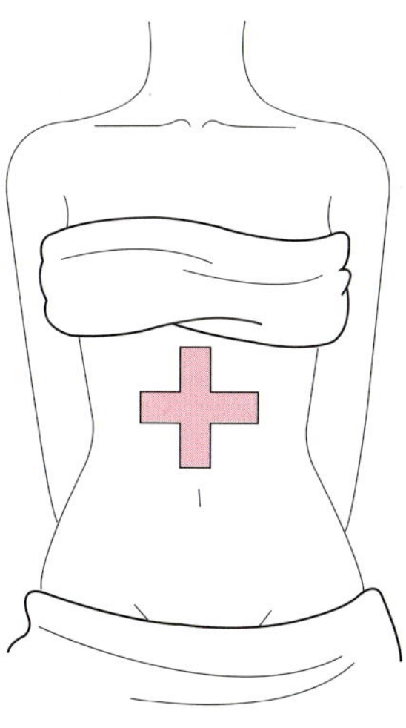

22) 아랫배가 아플때

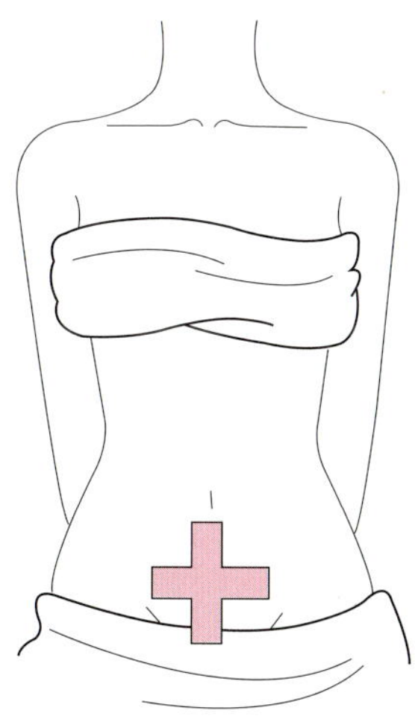

23) 팔꿈치 굽힐대 통증

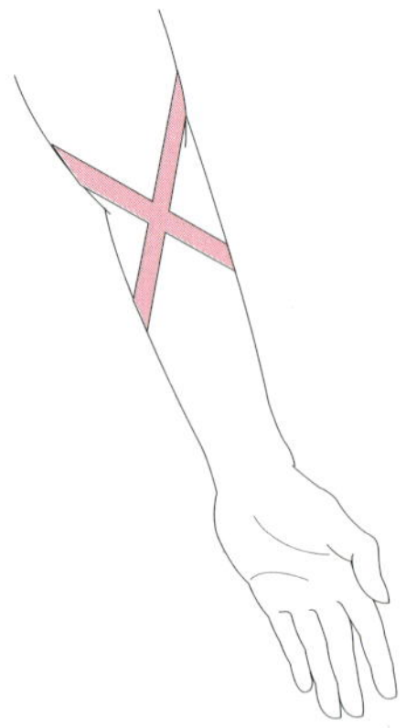

24) 팔꿈치 펼때 통증

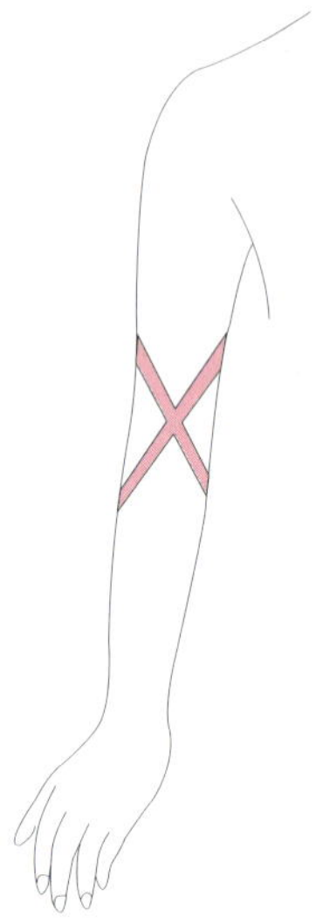

25) 엄지손가락 연결되는 부분 통증

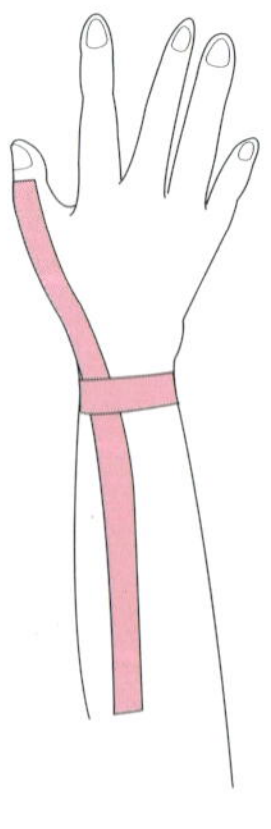

26) 손목통증, 손목 시릴 때

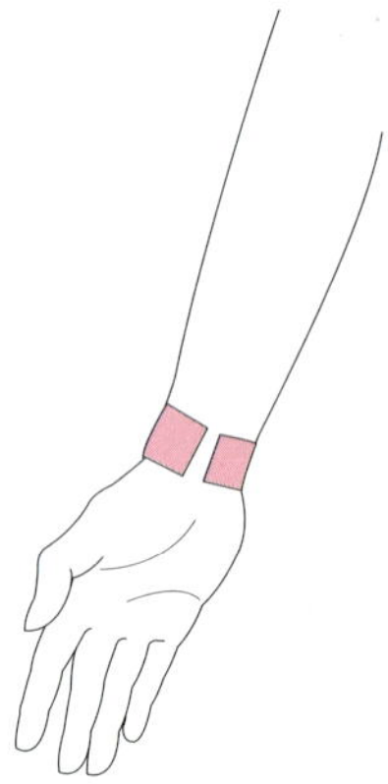

27) 팔꿈치 관절이상

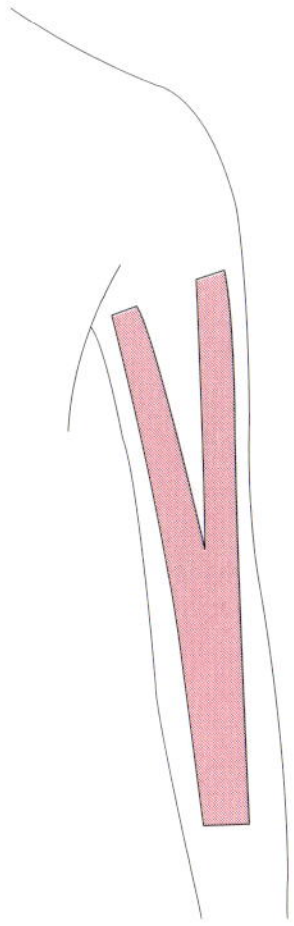

28) 어깨가 잘 어긋나는 경우

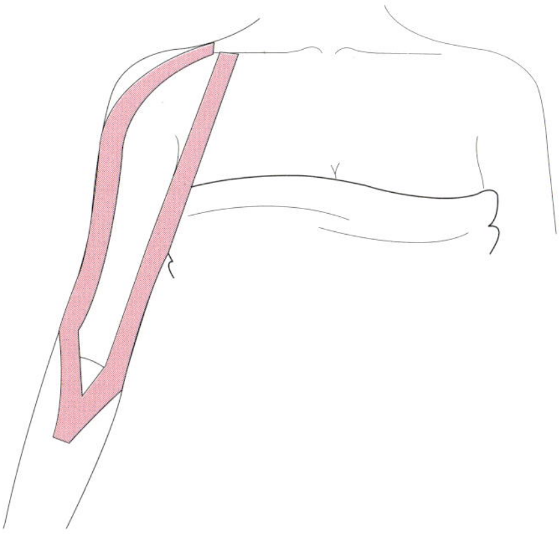

29) 손목등면에 혹

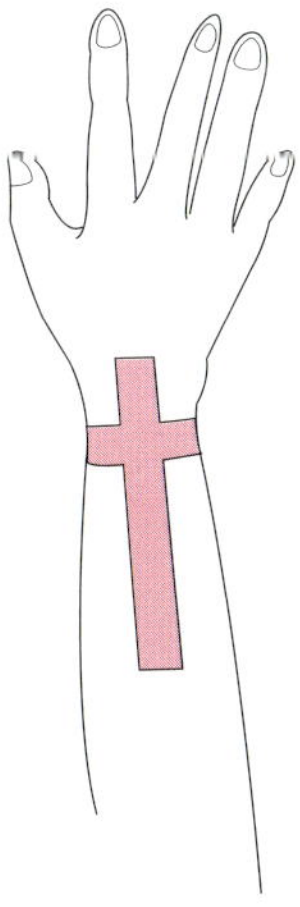

30) 손목 안쪽에 통증

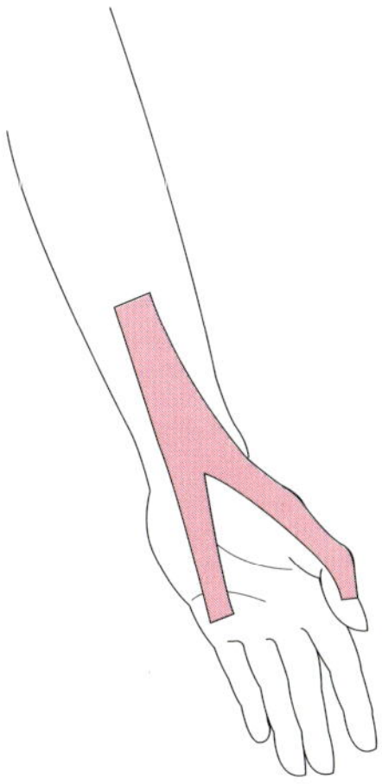

31) 손가락 류머티즘

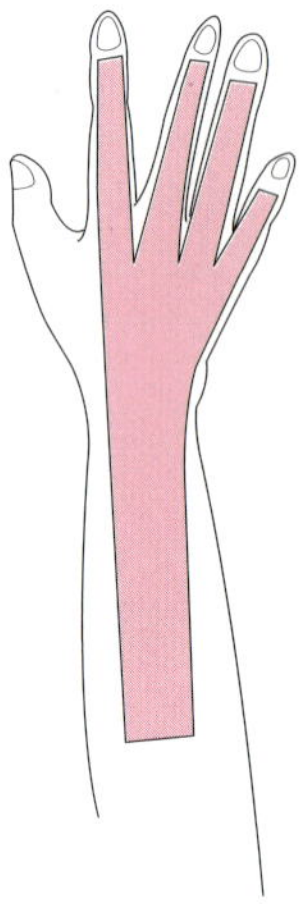

32) 발가락 류머티즘

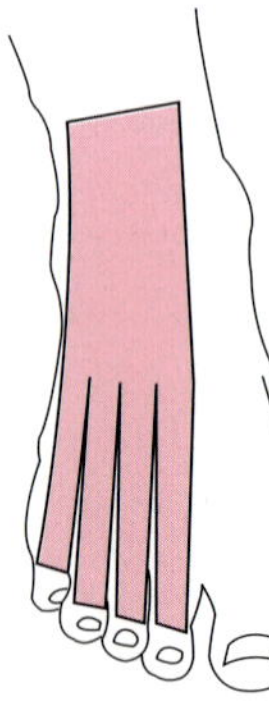

33) 아픈 손가락 류마티즘

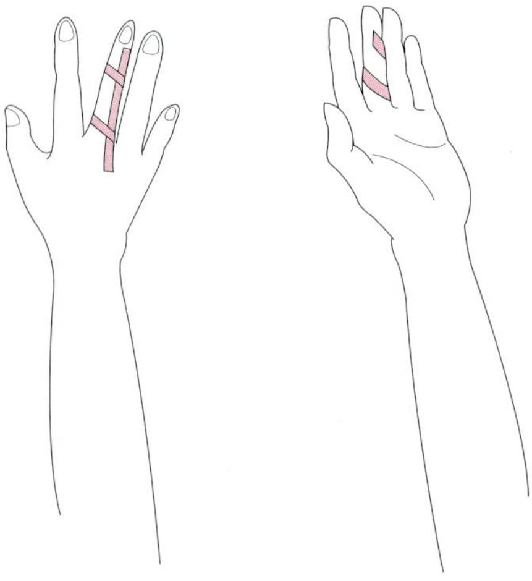

34) 손가락을 펼 수 없는 경우

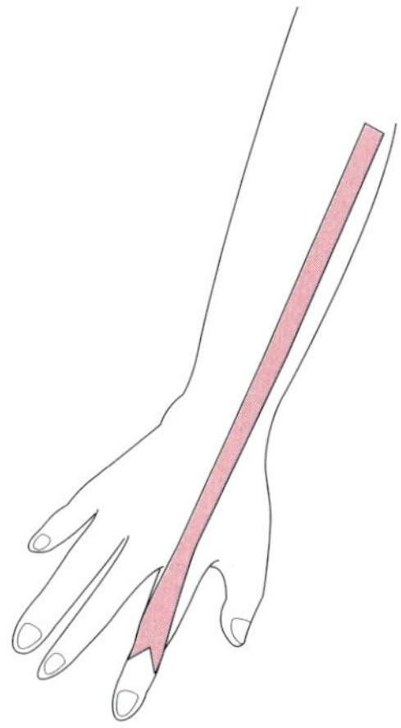

35) 골프 엘보우

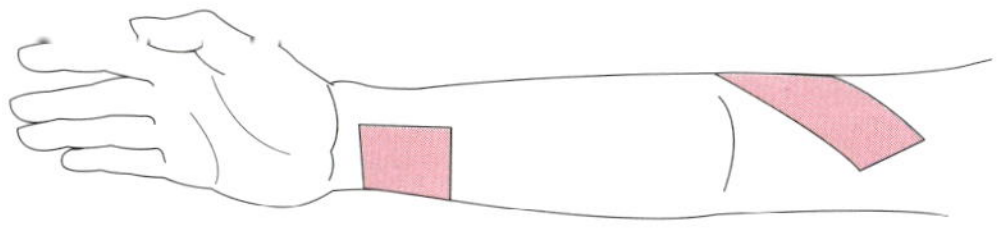

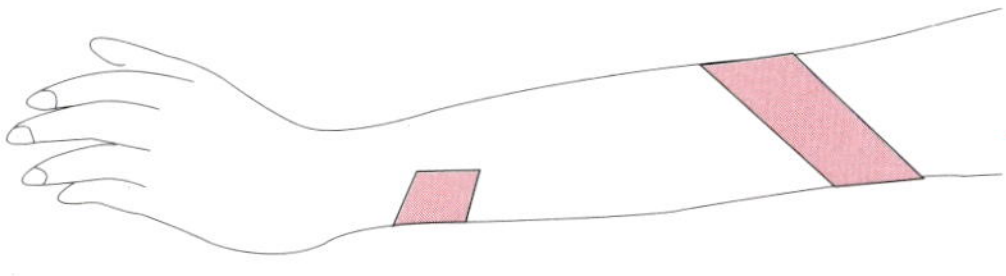

제9장 아로마테라피와 발관리 (Aromatherapy and Foot Care)

제9장 아로마테라피와 발관리 (Aromatherapy and Foot Care)

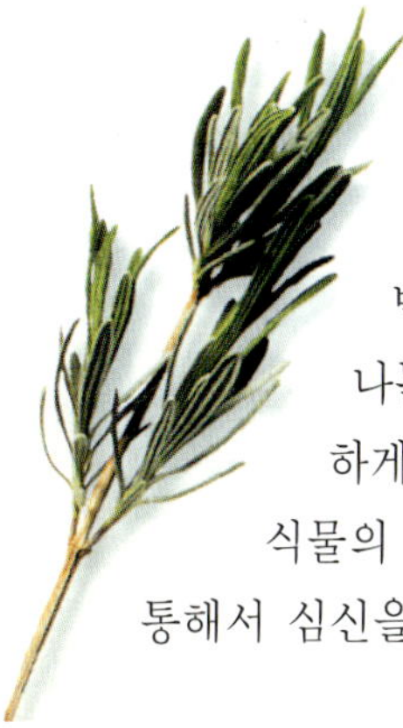

1. 아로마테라피의 정의

아로마테라피(arematherapy)는 Aroma(향기, 향)와 Therapy(치료, 요법)의 합성어로 방향(芳香)요법, 또는 향기(香氣)요법이라고도 하며 향기나는 식물에서 추출한 휘발성 향유인 에센셜오일을 이용하여 신체를 건강하게 하도록 흡입, 마사지, 목욕, 확산, 습포, 족욕 등의 방법을 통하여 각종 식물의 열매, 뿌리, 줄기, 잎, 꽃 등에서 추출한 향기 물질을 피부나, 호흡기를 통해서 심신을 건강하게 하는데 활용하는 요법이다.

2. 아로마테라피의 역사

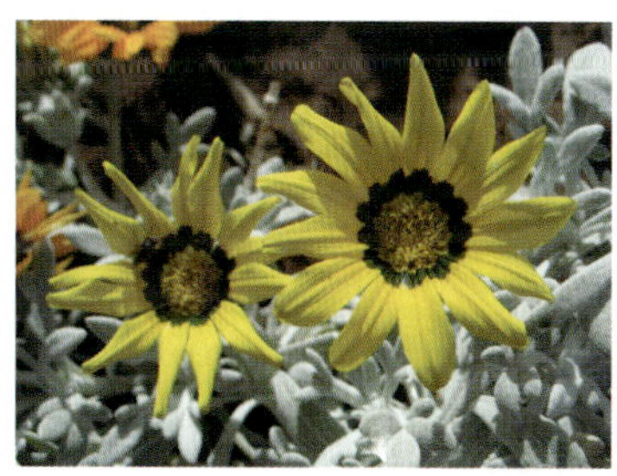

원시시대에는 식물의 잎이나 줄기를 짜서 즙을 내어 상처에 바르거나 태워서 주술 등에 활용하였다. 중국에서는 BC 2,800년경 "위대한 약초"라는 저술을 통해서 약초를 의학적으로 사용하는 것에 관하여 최초로 소개한 신능(Shen Nung)에 의해 350개의 약초가 소개되었고, 전국(戰國)에서 진한(秦漢)시대에 저술되었을 것으로 추정되는 저자미상의 한의학 최고(最古)의 원전인 황제내경(Yellow Emperor's Book of Intemal Medicne)에 의해서도 약용으로 사용된 다양한 식물들의 효능에 대하여 전해지고 있다. 인도에서는 약 5,000년전에 저술된 아유베딕(Ayuvedic)이라고 불리는 약학서에 따라 각종 식물과 그 식물에서 추출한 추출 성분들을 분류하여 자연의 조화에 맞는 방법으로 활용되기도 하였다.

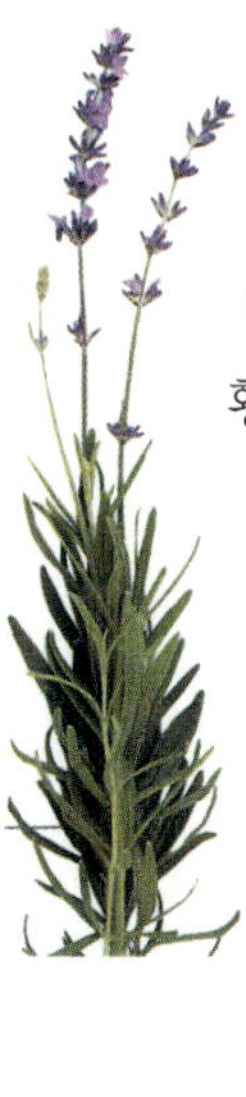

이집트인들은 기원전 5,000년경에 의학, 미용, 시체봉합, 종교적인 미이라를 만드는데 몰약(myrrh)을 방부제로 활용 하기도 하였고, 구전되는 이

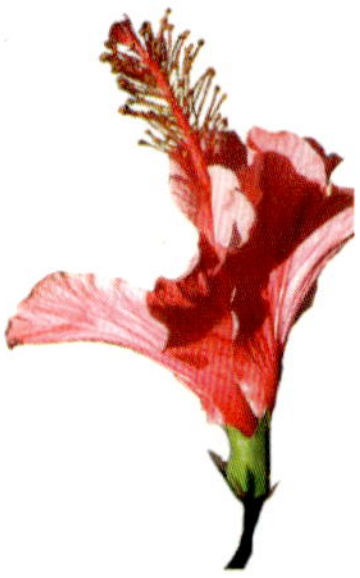
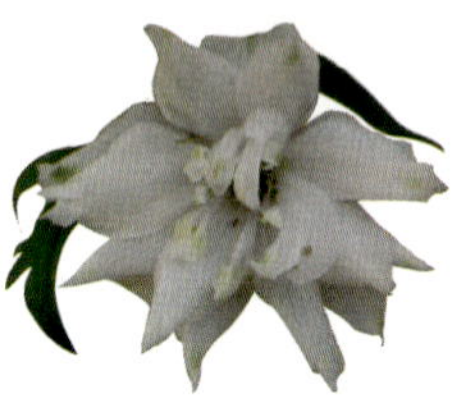
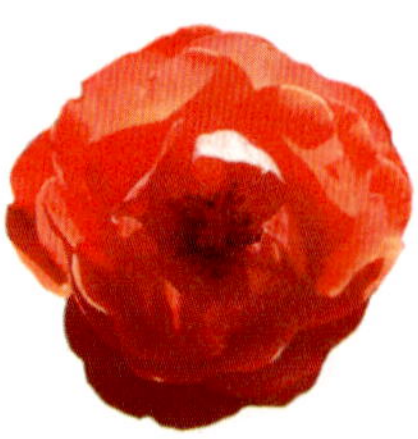
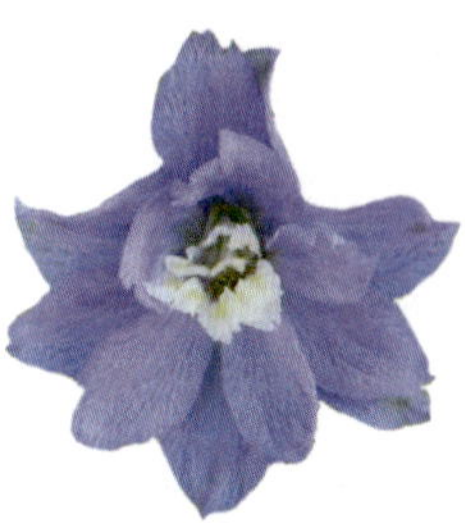
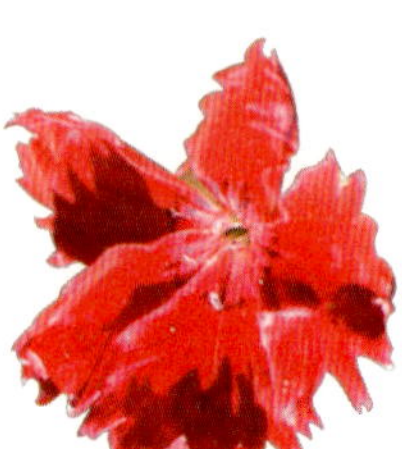

야기에 의하면 크레오파트라는 목욕할 때 말린 장미를 이용하여 목욕을 하였으며, 천하의 시저도 크레오파트라의 치마폭에서 정사를 다루었다고 한다. 일반적으로 크레오파트라를 떠올릴때 그녀의 콧대가 높았던 것이 아니냐고 말들을 하지만 정작 크레오파트라는 콧대가 높은 것이 아니라 코의 후각이 다른 사람보다 발달하여 향을 적절히 이용할 줄 아는 사람이였던 것으로 보인다.

그리스의 데오파라투스(Theophratus)는 BC 약 300년경에 식물학 탐구 "Enquiry into Plants"라는 책을 저술 했고 훗날 식물의 아버지라고 불리고 있다. 그는 자스민향이 낮보다는 밤에 향기가 더 강하다는 것을 발견하였다. 페다니오스(Pedanios)는 AD 100년경 인물이며 "De Materia Medica"를 저술한 것으로 유명하고 이 저서는 서양 약초 의학의 기초가 되는 저서로 당시 700여종의 식물이 소개되었다. 로마나 이집트는 그리스인들의 영향을 받고 이러한 식물들을 신체 부위나 목욕, 옷이나 침대 등에 향수적 목적으로 사용하였다.

중세시대 아랍의 물리학자인 아비체나(Avicenna)는 최초로 에센셜오일을 추출해내는 현대의 방법과 유사한 수증기 증류법을 발명하였다.

우리가 알고 있는 아로마테라피(Aromatherapy)는 1937년 르네 모리스 가타포제(Rene -Maurice Gattefosse)의 저서에서 처음 등장했다. 가타포제는 실험실에서 연구도중 자신의 손에 화상을 입게되자 우연히 찾아낸 라벤더오일통에 손을 담가본 결과 통증이 완화되고 화상을 입은 피부가 빨리 치유되는 것을 발견하고 라벤더오일 뿐만 아니라 다른 아로마오일에 대해서도 연구하여 그들도 라벤더오일과 마찬가지로 독특한 나름의 치유효과가 있다는 사실을 알게 되었다. 그 뒤 프랑스의 장발네(Jean Valnet)라는 의사가 제2차 세계대전 때 부상당한 병사들을 클로브(clove), 백리향(thyme), 카모마일(chamomile)등의 아로마오일로 치료하여 효과를 봄으로써 그 효능이 임상적으로 입증되기 시작했다. 그 후 장발네의 업적은 미용을 연구하던 마가렛 모리(Marguerite Maury)여사에 의해 이어졌는 데 그녀는 이 연구를 통해서 개인의 특성과 피부상태에 적합한 아로마오일을 이용해서 미용마사지를 시술하여 아로마오일이 당시의 다른 어떤 미용성분들보다 피부미용에 탁월한 효과가 있음을 확인 할 수 있게 하였다.

아로마는 저마다의 고유한 향과 각기 다른 독특한 생명력과 치유 능력을 갖고 있어서 오늘날 아로마테라피는 피부미용뿐만 아니라 많은 분야에 적용되고 있으며 사람들의 신체건강과 감정 치유을 향상시키는 대체요법의 한 분야로도 활용되고 있다.

3. 에센셜오일

1) 에센셜오일의 특성

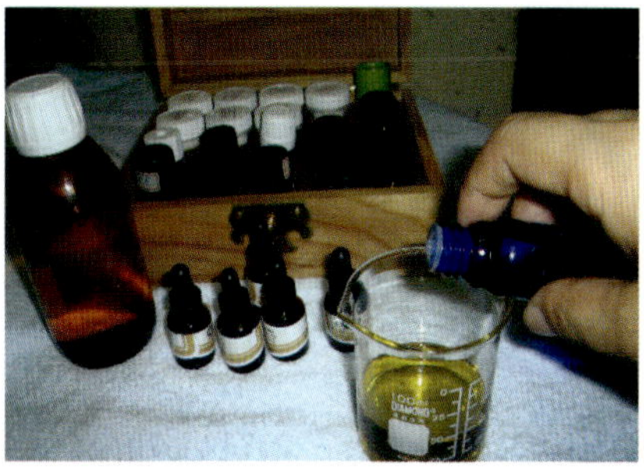

에센셜오일은 식물의 꽃, 줄기, 열매, 뿌리, 잎 등에서 추출한 휘발성이거나 인화성이 있는 물질로 독성이 매우 강한 것부터 약한 것까지 그 성질이 다양하다.

어떤 에센셜오일들은 임산부나 어린이들에게 사용하는 것이 안전하지 못하고 암환자들에게는 금기로 되어 있는 것도 있다. 에센셜오일은 피부를 통하거나 호흡기를 거쳐 폐를 통해 체내로 흡수되는데 이들은 서로가 보충될 수 있다.

2) 에센셜오일의 추출법

에센셜오일을 얻기위해 해당하는 식물들을 추출하는 부위는 꽃이나 잎, 열매, 나무, 씨, 과일, 잎에서 추출하며, 추출하는 원산지, 채취시기, 추출온도, 추출식물의 성장조건, 추출시간, 건조 방법 등에 따라 추출량이 다르므로 에센셜오일의 가격이 조금씩 다르기도 하다.

(1) 추출방법

① 수증기 증류법(Steam distillation)

식물원료에 수증기를 쐬어 가열한 후 오일 샘에 포함되어 있는 성분을 증기로 추출하여 이 증기를 다시 냉각하면 수분상태가 된다. 이 과정에서 에센셜오일이 얻어지는 것으로 수분보다 비중이 낮아 가장 위에 소량으로 존재한다. 제일 많이 사용하는 방법이고 경제적인 방법이며 많은 양을 짧은 시간에 추출할 수 있다.

② 압착법(Expression)

식물의 껍질을 압축하는 방법으로 껍질을 압축하면 에센셜오일과 주스가 혼합된 액이 추출되며, 어느정도 시간이 경과되면 에센셜오일은 가장 위층으로 분리된다. 주로 레몬(Lemon), 오렌지(Orange), 버가못(Bergamot), 그 외 다른 감귤류와 같은 에센셜오일을 추출하는 데 사용된다.

③ 용매추출법(Extraction)

식물원료를 적당한 용제에 적신 후, 용제와 오일을 분리한다. 이 방법은 특정한 온도에서 증류하여 오일만을 응축시킨 화학적, 물리적 방법이다. 이렇게 채취한 오일은 증발하지 못한 무거운 분자들이 남아있어 순수한 에센셜오일로 추출되지 않기 때문에 피부에 직접 바르는 스킨케어나 마사지에는 적합하지 않다. 주로 향수 등에 사용되며 이때 얻어지는 오일을 앱솔루트(Absolute)라고 한다. 로즈(Rose), 네롤리(Neroli) 등에 널리 적용되며 자스민(Jasmine), 허니써클(Honey suckle) 등은 이 방법만으로 오일을 얻고 있다.

3) 에센셜오일의 사용방법

(1) 확산법(Vaporization)

일반적으로 쓰여지는 가장 간단한 방법으로 아로마램프나, 공기청정기, 스프레이 등을 사용해 장소에 구애받지 않고 에센셜오일을 확산하는 방법을 말한다. 아로마램프에 물을 넣고 램프의 크기에 따라서 에센셜오일 1~6방울을 떨어뜨려서 서서히 증발시킴으로서 불면증, 호흡기관장애, 피로할 때 등에 사용되어지며, 조명도 조절하여 신혼방이나, 환자가 있는 방에서 많이 활용되어지고 있다.

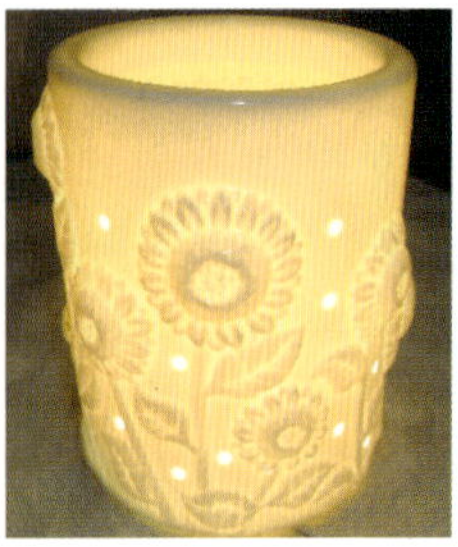
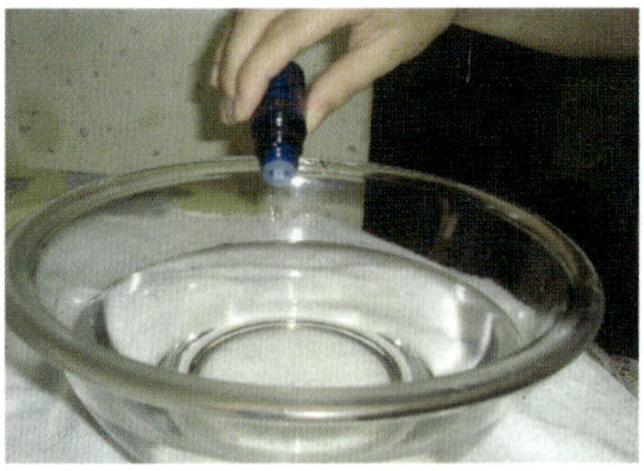

(2) 흡입법(Inhalation)

구강과 코를 통해 에센셜오일을 흡입하는 방법으로 기분전환, 정신집중, 심신의 안정 등에 효과가 있으며 단시간 내에 순환계의 혈액공급에 영향을 주어 효과가 빠르다. 잠자기전에는 로즈(Rose), 샌달우드(Sandalwood), 네롤리(Neroli)가 있으며 유카립투스(Eucalyptus), 레몬(Lemon), 진저(Ginger)는 기침, 감기에 효과적이며 흡입법은 건식흡입법과 습식흡입법이 있다.

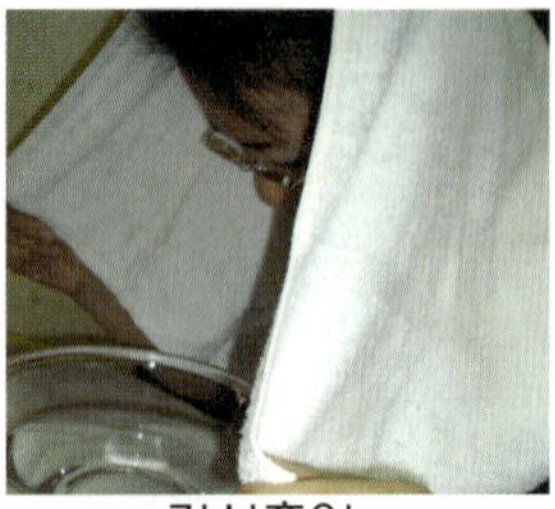
건식흡입

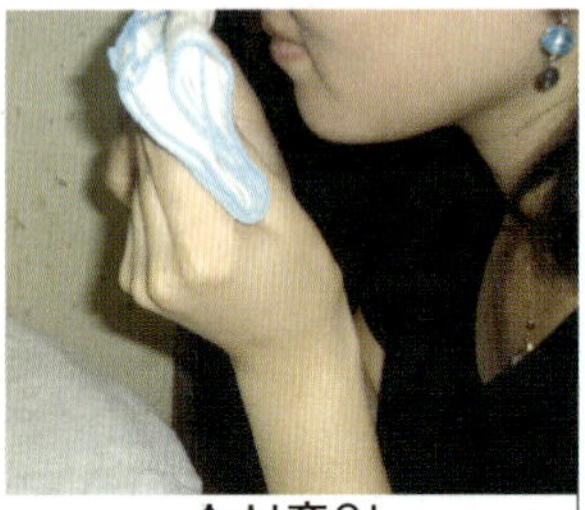
습식흡입

(3) 목욕법(Bath)

비어있는 욕조나 흐르는 물에 에센셜오일을 떨어뜨리면 목욕을 하기 전에 미리 증발되어버리므로 욕조에 물을 가득 넣고 에센셜오일을 5~8방울 떨어뜨린 후 잘 섞는다. 스트레스, 휴식, 수면 등 혈액순환 개선을 위해서는 미지근한 물 37~38℃에 약 20분 정도 몸을 담그는 것이 좋고 근육통, 관절염, 신경통 환자의 경우 39~40℃ 정도가 적당하다.

◆ 확산, 흡입, 목욕요법시 활용되는 에센셜오일 ◆

· 확산법에 의하는 경우
- 식욕억제시 활용방법 : 파출리(Patchouli), 쥬니퍼(Juniper)를 각각 1방울씩의 비율로 블랜딩.
- 봄철 알레르기 방지 : 유카립투스(Eucalyptus), 라벤더(Lavender), 레몬(Lemon) 중에서 선택한 오일 1방울과 파인(Pine) 1방울씩의 비율로 블랜딩.
- 금연을 원할 때 : 버가못(Bergamot), 레몬그레스(Lemongrass)를 각각 1방울씩의 비율로 블랜딩.
- 감기증상인 경우: 유카립투스, 버가못, 라벤더, 티트리(Teatree) 중 2가지를 각각 1방울씩의 비율로 블랜딩.
- 기침이 날 때 : 유카립투스, 로즈마리(Rosemary), 마조람(Marjoram), 라벤더 중 1가지만 1~2방울 블랜딩.

· 흡입법에 의하는 경우
- 콧물, 코막힘 시 : 습식흡입이 경우 페퍼민트(Peppermint), 유카립투스, 라벤더 중 1방울을, 건식흡입의 경우 램프의 크기에 따라 1~6방울 블랜딩.
  기침이 심하거나 천식인 환자는 흡입법을 삼가 하도록 한다.

· 목욕법에 의하는 경우
- 만성 피로 : 버가못, 로즈마리, 페파민트, 파인중 2가지를 각각 3방울씩의 비율로 블랜딩
- 음주로 인한 숙취 : 페파민트, 라임(Lime), 라벤더, 레몬 중 2가지를 각각 2방울씩의 비율로 블랜딩

(4) 족욕법(Foot bath)

무좀, 갈라진 발 뒷꿈치, 다리 신경통, 근육통 등에는 따뜻한 물에 에센셜오일을 2~6방울을 떨어뜨리고 약 20분간 발을 담가주며, 에센셜오일로는 페파민트, 티트리, 라벤더, 진저(Ginger) 등을 사용하고 사과식초 또는 목욕용 소금을 함께 희석해서 사용해도 무방하다.

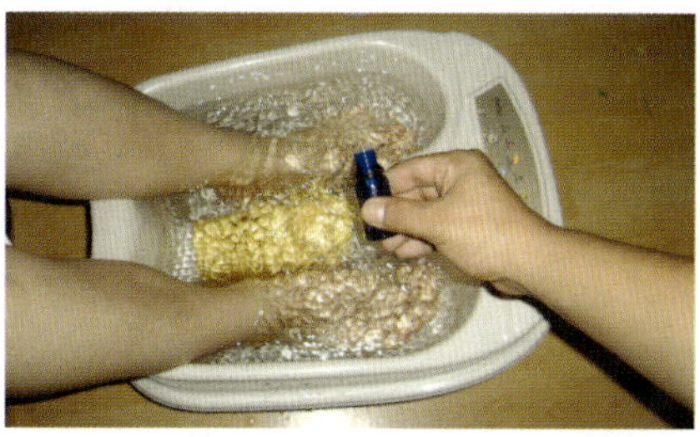

① 따뜻한 물의 족욕

족욕은 36~42° 정도의 온도를 유지해주면 동맥을 확장시키며 혈액순환을 촉진시켜 혈액순환 장애를 가진 사람에게 도움이 되며 정맥류, 고혈압 증상이 있는 사람은 이 족욕법을 사용해서는 안되며 환자가 아닌 사람은 누구나 사용해도 된다.

② 차가운 물의 족욕

족욕은 15~18° 정도의 온도를 유지해주면 찬물로 인하여 동맥이 수축되었다가 점차 확장 되므로 혈액순환을 높여주어서 혈관의 기능을 향상시켜 준다. 피곤한발, 냄새나는발, 정맥류가 있는 사람에게 활용하여도 무방하다.

(5) 습포법(Compress)

통증이 있는 부위에 에센셜오일을 희석시킨 후 수건에 적셔 원하는 부위에 찜질하는 방법으로 타박상, 삔데, 부어오른데, 근육통증, 멍든 곳 등에 사용하면 일시적인 효과를 볼 수 있다. 5방울의 에센셜오일을 10ml 로션 또는 캐리어오일(Carrier oil)에 섞어서 가볍게 적정 부위에 바르고 따뜻한 압박붕대 또는 차가운 붕대를 30분에서 2시간 감고 있으면 효과가 상승된다.

(6) 마사지(Massage)

식물성오일(캐리어오일)에 희석하여 사용하는 방법으로 생리적, 심리적 효과를 함께 볼 수 있다. 라벤더, 티트리 등을 제외한 원액은 반드시 캐리어오일을 희석해서 사용하여야 한다.

마사지 할때에는 연령에 따라서 에센셜오일의 양을 조절해 주어여 하며 3세 미만의 아기는 실시하지 않도록 한다.

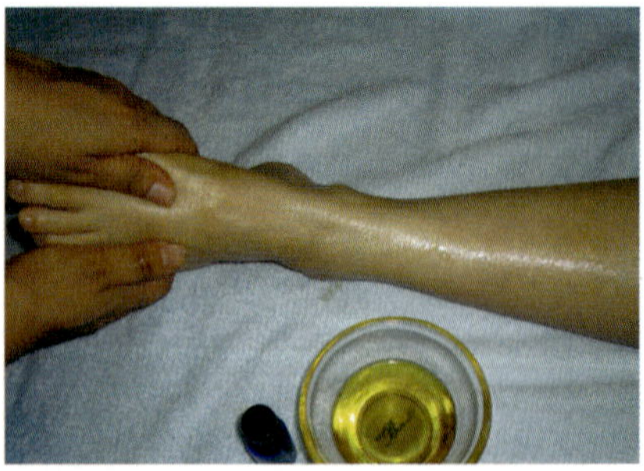

4. 발관리를 위한 아로마오일 블랜딩

1) 발이 갈라질때 블랜딩

발에 각질이 생겨서 갈라지거나, 거칠게 되어지는 발에 네롤리, 티트리, 카모마일(Chamomile) 각 1방울을 알로에 베라(Aloe vera) 50ml, 호호바(Jojoba) 50ml에 블랜딩해서 사용해도 되고 발크림에 섞어서 사용하여도 효과적이다.

2) 발이 피로할 때 블랜딩

장시간 서있거나 혈액순환이 되지 않거나 편평족인 경우 다른 사람들 보다 더 쉽게 발에 피로감이 생길 수 있으므로, 로즈마리, 라벤더 각각 4방울 정도를 호호바 캐리어오일 20ml에 섞어서 발마사지를 해준다.

3) 발에 정맥류가 있을 때 블랜딩

혈액순환장애로 혈액순환 속도가 느린 정맥에 혈액이 정체되고 혈관이 이완되고 지속적인 정맥 팽창이 나타나는 경우로써 임산부, 서서 일하는 사람들에게서 나타나며 발관리시에는 정맥류가 심한 경우에는 발마사지를 하지 않도록 해야 하며, 에센셜오일로는 사이프러스(Cypress), 로즈마리, 쥬니퍼 베리(Juniper berry), 레몬 등으로 하반신 목욕을 하여도 되지만, 정맥류가 심하지 않은 경우에는 캐리어오일 50ml에 라벤더 3방울, 사이프러스 5방울, 제라늄(Geranium) 5방울을 블랜딩 하여 마사지를 약하게 해준다. 이때 에센셜오일은 캐리어오일에 2%정도만 희석해서 블랜딩 해준다.

4) 발에 관절통이 있을 때 블랜딩

관절통은 관절부위에 통증이 있는 것으로 원인은 여러 가지가 있다. 과도한 체중, 운동, 무용, 심한운동, 류마티스성 관절 등이 그의 예이다. 불편감과 독성 성분을 배출하기 위해서 캐리어오일 50ml에 라벤더 8방울, 마조람 8방울, 로즈마리 7방울을 희석하여 마사지 해주고 에센셜오일은 캐리어오일의 3%정도만 희석해서 블랜딩해준다.

5) 발에 무좀이 있을 때 블랜딩

전염성 곰팡이 질환으로 발에 생기며 통풍이 되지 않는 신발이나, 장시간 서있는 사람, 발에 땀이 많이 나는 사람들에게 흔히 나타나는 증상으로 청결과 통풍이 잘되도록 해주고, 무좀은 기온이 따뜻한 여름에 가장 심하게 나타나며, 겨울엔 주춤하는 현상이 있고 피부 부위에 번식한 무좀은 발톱 및 손톱에까지 번질 수 있다.

호호바오일 25ml에 펜넬(Fennel) 3방울, 그레이프프루트(Grapefruit) 3방울 캐롯씨드(Carrot seed) 3방울을 희석해서 마사지 해준다. 족욕은 따뜻한 물에 소금 1컵을 넣고 티트리 5방울을 넣어 족욕을 하며, 시간은 10~20분 정도해 주며 발전용 크림 25ml에 티트리 3방울, 라벤더 3방울, 미르(Myrrh) 3방울을 희석해서 피부에 도포해준다.

6) 발톱에 무좀이 있을 때 블랜딩

발톱 무좀은 무좀부위를 파일로 정리를 해준 다음 라벤더 2방울과 미르 2방울을 알콜에 용해해서 바르거나 티트리 원액을 면봉에다 묻혀서 발라준다.

7) 발과 다리에 혈액, 림프, 순환촉진을 위한 블랜딩

혈액순환이 되지 않거나 림프의 흐름이 원활하지 않으면 쉽게 다리에 긴장이 오고 다리 자체가 묵직한 느낌의 동통이 나타나기도 한다. 스윗트아몬드(Sweet almond) 캐리어오일 50ml, 클라리세이지(Clary-Sage) 5방울, 쥬니퍼베리 3방울, 진저 2방울을 희석해서 마사지 해준다.

8) 허벅지와 다리 비만이 있을때 블랜딩

비만한 여성의 대퇴부와 엉덩이, 팔뚝, 넓적다리에서 많이 발견되는 셀룰라이트는 노폐물, 지방, 수분이 조직에 과도하게 축적되어 나타나는 현상이다. 이를 제거하기 위해서 마사지를 시술하는 경우에는 심장보다 조금 높게 다리를 올려주어서 다리에 무리를 주지 않도록 해주고 노폐물 제거와 이뇨 효과 및 체지방 제거에 효과적인 오일을 사용해야 하므로 호호바 캐리어오일 30ml에 쥬니퍼베리 6방울, 펜넬 3방울, 그레이프프루트 5방울, 사이프러스 5방울을 희석해서 마사지 해준다.

찾아보기

INDEX

참고문헌

1. 김명숙, 피부관리학-이론과 실제-, 현문사, 2003
2. 김수자 외8인, 발관리학-이론 및 실기-, 고문사, 2002
3. 밸런스 테이핑 요법, 어강 저, 그린케어
4. 성모병원 당뇨교실
5. 이애순 외3인, 아로마테라피, 현문사, 2003
6. 오홍근 외16인, 피부미용인을 위한 아로마테라피, 훈민사, 2002
7. 조성준, 향기치료의 기적, 우석 2000
8. 최경임 외2인, 아로마미용학, 뷰티프라자, 2000
9. 하병조, 아로마테라피, 수문사, 2000
10. 하혜정 외2인, 제인벅클의 임상아로마테라피, 현문사, 2003
11. 한국아로마협회번역/Julia Lawless 저, 아로마 에센셜오일 백과사전, 현문사, 2002
12. 한선희 외4인, 여성건강과 아로마테라피, 현문사, 2002
13. A hisyory of herbs and herbalism, Rose,J , American herbalism. Freedom, 1992
14. The complete illustrated guide to Aromatherapy, Julia Lawless, Element, 1997
15. The energetics of Western herbs, Vols 1 and 2, Holmes, P, Nat Trop, 1989

<저자소개>

김수자 : 수원여자대학 교수
김정혜 : 수원여자대학 교수
이수경 : 수원여자대학 교수
김교숙 : 수원여자대학 겸임교수
곽경희 : 전주기전대학 외래교수

발정맥마사지와 족부반사학

2006년 3월 20일 초판발행
2010년 3월 10일 개정판발행

지은이 : 김수자, 김정혜, 이수경, 김교숙, 곽경희
펴낸이 : 이상태
펴낸곳 : 청구문화사
주 소 : 120-831 서울특별시 서대문구 연희 1동 436-1
전 화 : 02-332-0541(代) 팩스 : 02-337-9577
등 록 : 1990년 11월 2일 제9-247호

가격 30,000원

ISBN 978-89-5616-368-0 93590